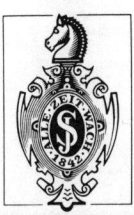

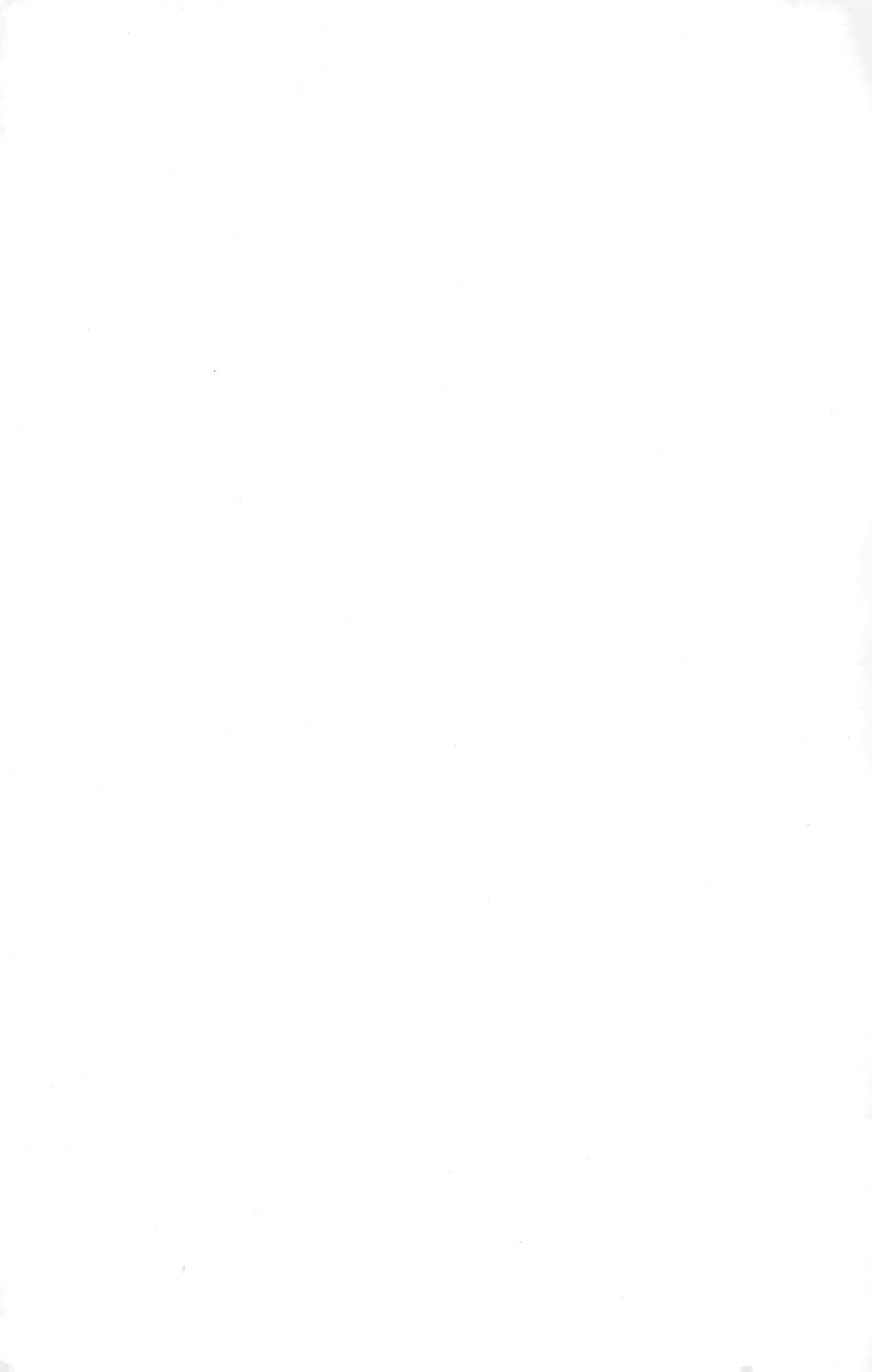

R. Rossi   B. Gorgaß   F. W. Ahnefeld

Die Rettungs-sanitäterprüfung

Fragen · Themen · Aufgaben

Unter Mitarbeit von
W. Birkholz   G. Dobler   A. Rossi

Mit 11 Abbildungen

Zweite, überarbeitete Auflage

Springer-Verlag
Berlin Heidelberg New York
London Paris Tokyo
Hong Kong Barcelona
Budapest

Dr. Rolando Rossi
Universitätsklinik für Anästhesiologie
Sektion Notfallmedizin
Klinikum der Universität Ulm
Prittwitzstraße 43, W-7900 Ulm, FRG

Dr. Bodo Gorgaß
Abteilung für Anästhesie und Intensivmedizin
St.-Lukas-Klinik
Schwanenstraße 132, W-5650 Solingen-Ohligs, FRG

Prof. Dr. Friedrich Wilhelm Ahnefeld
Universitätsklinik für Anästhesiologie
Abteilung Klinische Anästhesiologie
Klinikum der Universität Ulm
Steinhövelstraße 9, W-7900 Ulm, FRG

ISBN 3-540-53837-2 Springer-Verlag Berlin Heidelberg New York

ISBN 3-540-17248-3 1. Auflage Springer-Verlag Berlin Heidelberg New York

CIP-Kurztitelaufnahme der Deutschen Bibliothek
Rossi, Rolando: Die Rettungssanitäterprüfung: Fragen, Themen, Aufgaben /
R. Rossi; B. Gorgass; F. W. Ahnefeld. Unter Mitarb. von W. Birkholz ...
- 2., überarb. Aufl. - Berlin; Heidelberg; New York; London; Paris; Tokyo; Hong Kong;
Barcelona; Budapest: Springer, 1991.
ISBN 3-540-53837-2
NE: Gorgass, Bodo:; Ahnefeld, Friedrich W.:

Dieses Werk ist urheberrechtlich geschützt. Die dadurch begründeten Rechte, insbesondere die der Übersetzung, des Nachdrucks, des Vortrags, der Entnahme von Abbildungen und Tabellen, der Funksendung, der Mikroverfilmung oder der Vervielfältigung auf anderen Wegen und der Speicherung in Datenverarbeitungsanlagen, bleiben, auch bei nur auszugsweiser Verwertung, vorbehalten. Eine Vervielfältigung dieses Werkes oder von Teilen dieses Werkes ist auch im Einzelfall nur in den Grenzen der gesetzlichen Bestimmungen des Urheberrechtsgesetzes der Bundesrepublik Deutschland vom 9. September 1965 in der jeweils geltenden Fassung zulässig. Sie ist grundsätzlich vergütungspflichtig. Zuwiderhandlungen unterliegen den Strafbestimmungen des Urheberrechtsgesetzes.

© Springer-Verlag Berlin Heidelberg 1987, 1991
Printed in Germany

Die Wiedergabe von Gebrauchsnamen, Handelsnamen, Warenbezeichnungen usw. in diesem Werk berechtigt auch ohne besondere Kennzeichnung nicht zu der Annahme, daß solche Namen im Sinne der Warenzeichen- und Markenschutz-Gesetzgebung als frei zu betrachten wären und daher von jedermann benutzt werden dürften.

Satz, Druck und Bindearbeiten: Appl, Wemding
19/3140-543210

Vorwort zur zweiten Auflage

Die große Nachfrage und das Erscheinen der zweiten Auflage des Partnerbuches Gorgaß/Ahnefeld: **Rettungsassistent und Rettungssanitäter** geben uns die Möglichkeit der Überarbeitung und Aktualisierung unserer Zusammenstellung von Prüfungsfragen, Themen und Aufgaben.
Die Aufteilung des Stoffes erfolgte entsprechend den Prüfungsbedingungen für zukünftige Rettungsassistenten und Rettungssanitäter in drei Abschnitte. Die vorliegende Fragensammlung wendet sich deshalb an alle im Rettungs- und Notarztdienst eingesetzten Mitarbeiter.
Die veränderte Ausbildungsstruktur machte eine Modifikation des Titels notwendig. Eine strikte Trennung der Lehr- und Prüfungsinhalte zwischen Rettungsassistenten und Rettungssanitäter erscheint uns zumindest in absehbarer Zukunft weder möglich noch sinnvoll. Wir haben aus diesem Grund im Text die Bezeichnung **Rettungsassistent/Rettungssanitäter** gewählt.
Bei der Gestaltung des Buches **Die Rettungssanitäterprüfung** bestand für die Autoren die Schwierigkeit vor allem darin, daß die Ausbildungs- und Prüfungsinhalte für das inzwischen etablierte Berufsbild nur in Ansätzen vorhanden waren; so muß heute festgestellt werden, daß diese Fragensammlung nur als Versuch der Erfassung der Fragen und Aufgaben für den theoretischen, mündlichen und praktischen Teil der zukünftigen Prüfung für Rettungsassistenten/Rettungssanitäter gelten kann.
Die Diskussionen und Kontroversen über die Aus- und Weiterbildung des Personals im Rettungsdienst haben eine inzwischen mehrere Jahrzehnte zurückreichende Geschichte. Die seinerseits geschaffene 520-Stunden-Ausbildung zum Rettungssanitäter sollte nur als eine Zwischenstufe dienen. Sie wird aber nun als fester Bestandteil in der Hierarchie des Rettungsdienstes erhalten bleiben. Damit ergibt sich auch in Zukunft die Notwendigkeit der Ausbildung dieses Personenkreises, dem wir mit dem vorliegenden Buch eine Hilfestellung bei der Vorbereitung der Prüfung geben wollen. Mit der Inkraftsetzung des Rettungsassistentengesetzes ist die Struktur der Rettungsdienste in eine neue Phase getreten. Es bleibt festzustellen, daß die vorliegende Lösung nur als ein Kompromiß zwischen den weitergehenden Erfordernissen einer modernen Not-

fallmedizin und dem gegenwärtig Erreichbaren ist. Zum gegenwärtigen Zeitpunkt liegen noch keine Erfahrungen in der Gestaltung und Durchführung dieser Lehrgänge und Prüfungen vor. Die erarbeiteten Lernzielkataloge lassen aber bereits erkennen, daß die im ersten halben Jahr zu absolvierende theoretische Ausbildung kaum alle notwendigen Kenntnisse wird vermitteln können. Vor allem bleibt zu befürchten, daß das vorrangig notwendige Verständnis für komplexe medizinische Sachverhalte nur ansatzweise erreicht werden kann. Gerade aus diesen Gründen aber scheint uns die Bereitstellung einer Fragen-, Themen- und Aufgabensammlung für unterrichtsbegleitende Zwecke und für die intensive Prüfungsvorbereitung besonders wichtig.

Die Autoren sind sich darüber im klaren, daß mit einer theoretischen Fragensammlung nicht das umfassende Wissen eines praktischen Berufes vollständig und sachgerecht erfaßt werden kann. Ob in der Ausbildung im Krankenhaus diese Lücken befriedigend geschlossen werden können, bleibt abzuwarten. Die von uns aufgeführten Aufgaben und Themen sollen vielmehr als Anhaltspunkt für persönliches Erarbeiten, Nachlesen und Diskutieren dienen. Aus diesem Grunde haben wir immer wieder realitätsnahe Abläufe und Zusammenhänge aufgeführt, die ein systematisches Lernen erleichtern sollen.

Auch in der neuen Version des Buches kann es bei einigen Fragen durchaus unterschiedliche Meinungen über die Exaktheit einer Antwort geben. Nicht zuletzt entstehen bei einem interdisziplinären Arbeitsgebiet mit ständig zunehmenden Aufgabenstellungen wie der Notfallmedizin immer wieder Differenzen über die optimale Einschätzung und Vorgehensweise. Wir haben versucht, Lösungen vorzugeben, die auf einem allgemein akzeptierten Standard basieren, ohne jedoch besonders wichtigen Fragen auszuweichen. Gerade aus diesen Gründen bitten wir unsere Leser wieder um kritische Stellungnahmen, damit wir eine möglichst breite Grundlage erhalten. Wir hoffen, daß auch dieses Buch, ähnlich wie sein Vorgänger, die Vertiefung des im Unterricht erarbeiteten Stoffes ermöglichen und eine gezielte Vorbereitung auf die Prüfung erleichtern und verbessern kann.

Anmerkung: Aus technischen Gründen haben wir, abweichend von der offiziellen Bezeichnung „Rettungsassistentin und Rettungsassistent", in diesem Buch nur die letztere Form gewählt, betrachten sie jedoch als „geschlechtsneutral". Wir möchten sogar im Gegenteil Frauen aufgrund unserer positiven Erfahrungen ermutigen, im Rettungsdienst tätig zu sein.

Ulm/Solingen, im April 1991   DIE AUTOREN

Vorwort zur ersten Auflage

Als vor 6 Jahren das Lehrbuch *Der Rettungssanitäter* im Springer-Verlag erschien, haben wir im Vorwort darauf hingewiesen, daß die Bearbeitung bzw. Abgrenzung des für erforderlich gehaltenen Lehrstoffes besondere Schwierigkeiten bereitete. Da (wie heute noch) das Gesetz über das Berufsbild für den Rettungssanitäter fehlte, konnten wir uns nicht an der zu einem Berufsbild gehörenden Ausbildungs- und Prüfungsordnung orientieren. Wir wählten damals den einzig möglichen Kompromiß und stellten den Lehrstoff dar, den wir für eine den notfallmedizinischen Erfordernissen entsprechende Ausbildung als notwendig erachteten. Dieser sollte nicht nur in der „520-Stunden-Ausbildung", sondern auch in der Fortbildung gelehrt werden. Das Buch wurde außerdem so konzipiert, daß es nicht nur als Lehrbuch, sondern auch als Nachschlagewerk Verwendung finden konnte.

Inzwischen liegt ein Entwurf für das nach wie vor angestrebte Gesetz zur Ausbildung zum Rettungssanitäter vor. Das Schicksal dieses Entwurfes und damit auch der Zeitpunkt der Realisierung sind nach wie vor völlig offen. Vor allem fehlen noch Festlegungen für die Ausbildungs- und Prüfungsordnung, die ja erst den Umfang des Stoffes, damit aber auch die entscheidenden Tätigkeitsmerkmale – also die für den Rettungssanitäter zu fordernden Kenntnisse und Fähigkeiten – festschreiben.

Die mit dem „520-Stunden-Konzept" erreichte fachliche Qualifikation ist in Abhängigkeit von der Güte der Ausbildung, besonders auch der Fortbildung unterschiedlich. Die Prüfung als Kontrolle des erreichten Wissens und der Befähigung für die vorgesehene Tätigkeit wird unterschiedlich gehandhabt.

Für den Rettungssanitäter ist es schwer, sich selbst zu beurteilen und festzustellen, was er für seine eigenständige und assistierende Tätigkeit bei der Versorgung von Notfallpatienten können sollte und was er tatsächlich kann. Er ist verunsichert, welche Maßnahmen und Methoden er im Rahmen der „Notkompetenz" einsetzen darf oder muß. Alle diese Probleme könnten nur durch eine verbindliche Ausbildungs- und Prüfungsordnung gelöst werden.

Besondere Schwierigkeiten bestehen für den Prüfer, aber auch für den Rettungssanitäter, beim Abfragen des Wissens, ob in der Prüfung oder auch zur Wiederholung und Selbstkontrolle.

Mehr als ein Jahrzehnt haben sich die Autoren mit der Entwicklung und Durchführung von Lehrkonzepten für den Rettungssanitäter befaßt und entsprechende Erfahrungen in der Ausbildung und bei Prüfungen gesammelt. Basierend auf diesen Erfahrungen schien es uns wünschenswert, eine Aufgabensammlung zu erarbeiten, die die heute übliche Aufteilung der Rettungssanitäterprüfung in 3 Abschnitte berücksichtigt.

Im **1. Teil** des Buches sind **Fragen** für die schriftliche Prüfung dargestellt, mit denen das notwendige medizinische bzw. technische Detailwissen mittels sog. Mehrfachauswahlfragen geprüft werden kann. Die einzelnen Aufgaben sind so abgefaßt, daß jeweils nur eine Antwort als richtig gewertet werden kann. Dies hat aus unserer Sicht den Vorteil, daß systematisch alle angebotenen Lösungen zu prüfen und als richtig oder falsch zu beurteilen sind. Einige Fragen sind leicht zu beantworten, erscheinen als banal, andere dagegen sind schwierig und werden vielleicht als zu speziell angesehen. Eine solche Fragensammlung muß aber unterschiedliche Schwierigkeitsgrade aufweisen, um sicherzustellen, daß einerseits das absolut notwendige Basiswissen beherrscht und andererseits gleichzeitig der Anreiz gegeben wird, vorhandene Lücken zu erkennen und damit die fachliche Qualifikation ständig zu erweitern.

Die gleichen Voraussetzungen gelten auch für den **2. Teil** des Buches, in dem **Themen** für die mündliche Prüfung zusammengestellt sind. Hier werden systematisch die praxis- und prüfungsrelevanten Themenbereiche der Anatomie und Physiologie sowie der Erstdiagnostik und Behandlung von Störungen der Vitalfunktionen abgefragt.

Der abschließende **3. Teil** enthält die **Aufgaben** für die praktische Prüfung. Zur Erleichterung der Wiederholung und zur Kontrolle bei der praktischen Durchführung sind in schematisierter Form die wichtigsten notfallmedizinischen Maßnahmen enthalten.

Zusätzlich sind jedem Abschnitt Hinweise für die Prüfung vorangestellt.

Grundsätzlich sind wir uns der Problematik von Fragensammlungen durchaus bewußt, insbesondere dann, wenn es darum geht, bei einem praxisorientierten Beruf die Kenntnisse und Fähigkeiten in einem relativ starren Prüfungsmuster zu erfassen. Diese Nachteile gelten v.a. für den theoretischen Teil der Prüfung; hier könnte sich der Prüfling darauf beschränken, eine systematische Erarbeitung des Stoffes durch „Auswendiglernen" zu ersetzen. Eine solche Fragensammlung kann daher nicht einen systematischen, didaktisch gut aufgearbeiteten Unterricht oder auch ein entsprechendes Selbststudium ersetzen.

Ganz anders liegen die Verhältnisse jedoch für die mündliche und praktische Prüfung. Hier wird der Prüfling gezwungen, eigenständig erarbeitetes Wissen einzubringen, also Kenntnisse und Fähigkeiten nachzuweisen. Im Lösungsteil haben wir daher auf entsprechende Lehrbuchkapitel hingewiesen. Auch an dieser Stelle muß betont werden, daß Fragen selbstverständlich die entscheidenden praktischen Übungen oder die praktische Tätigkeit nicht ersetzen können oder sollen. Bei richtiger Handhabung erscheint uns aber die notwendige Selbstkontrolle möglich.

Nicht unerwähnt bleiben soll, daß es in der interdisziplinären Aufgabenstellung der Notfallmedizin trotz einer in den letzten Jahren erreichten Systematisierung und weitgehenden Übereinstimmung nach wie vor Meinungsverschiedenheiten gibt. Als Grundlage für die hier ausgewählten Antworten haben wir die Ergebnisse eines interdisziplinären Workshops verwendet, bei dem 40 in der Notfallmedizin erfahrene und sachkompetente Ärzte aller medizinischen Fachdisziplinen mitgearbeitet haben. Wir zweifeln nicht daran, daß sich dennoch begründete Beanstandungen oder bessere Alternativen in Einzelfragen ergeben können. Wir haben daher an alle Lehrenden und Lernenden die Bitte, uns kritische Rückmeldungen zu geben, da wir nur in einem Dialog die angestrebten weiteren Verbesserungen und Ergänzungen erreichen können.

Wir hoffen, daß dieses Buch in ähnlicher Weise wie das Lehrbuch *Der Rettungssanitäter* die hier begründeten und genannten Zielsetzungen erreicht, insbesondere
- die Vorbereitung zur Prüfung erleichtert,
- den Prüfungserfolg sichert und
- die einmal erworbenen Kenntnisse und Fähigkeiten zu festigen und auch zu verbessern hilft.

Unser besonderer Dank gilt vielen Kollegen und Rettungssanitätern, die uns mit Rat und Tat bei der Erstellung und Bearbeitung der Fragensammlung behilflich waren, die sich aber auch für die „Prüfung" der Fragensammlungen zur Verfügung stellten.

Zu danken haben wir Frau E. Sauer und Frau I. Baumgärtner, die die umfangreichen Schreibarbeiten übernommen haben. Unser Dank gilt schließlich dem Springer-Verlag für die Unterstützung dieses Vorhabens und die Publikation des Buches.

Ulm/Solingen, im März 1987   DIE AUTOREN

Inhaltsverzeichnis

Teil I   Fragen – für die theoretische Prüfung

Vorbemerkungen		3
Kapitel 1	Funktionen des modernen Rettungsdienstes	5
Kapitel 2	Aufgabenbereiche des Rettungsassistenten/Rettungssanitäters	6
Kapitel 3	Rechtsfragen	10
Kapitel 4	Notfallpatient	12
Kapitel 5	Vitalfunktionen	14
Kapitel 6	Regelkreise mit direktem Einfluß auf die Vitalfunktionen	40
Kapitel 7	Verfahren zur Behandlung von Notfallpatienten	45
Kapitel 8	Fahrzeuge des Rettungsdienstes	58
Kapitel 9	Medizinische Probleme des Patiententransports	61
Kapitel 10	Organisation und Einsatztaktik	63
Kapitel 11	Kreislaufstillstand und Wiederbelebung	67
Kapitel 12	Störungen der Atmung	74
Kapitel 13	Störungen des Herz-Kreislauf-Systems	84
Kapitel 14	Störungen des Bewußtseins	96
Kapitel 15	Störungen des Wasser- und Elektrolythaushalts	102
Kapitel 16	Störungen des Wärmehaushalts	104
Kapitel 17	Störungen des Stoffwechsels	110
Kapitel 18	Störungen des Säuren-Basen-Haushalts	114
Kapitel 19	Traumatologische Notfälle	116
Kapitel 20	Besondere lebensbedrohliche Situationen	135
Kapitel 21	Vergiftungen	154
Kapitel 22	Medikamente (einschl. *Kapitel 23–31* in „*Rettungsassistent und Rettungssanitäter*")	163
Anhang	Terminologie	172

Teil II   Mündliche Themen

Vorbemerkungen 177
Kapitel 1   Funktionen des modernen Rettungsdienstes . . . 178
Kapitel 2   Aufgabenbereiche des
              Rettungsassistenten/Rettungssanitäters 179
Kapitel 3   Rechtsfragen 180
Kapitel 4   Notfallpatient 181
Kapitel 5   Vitalfunktionen (einschl. *Kapitel 7, 11, 12, 13* in
              „*Rettungsassistent und Rettungssanitäter*") 182
Kapitel 6   Regelkreise mit direktem Einfluß auf die Vital-
              funktionen (einschl. *Kapitel 14–18* in
              „*Rettungsassistent und Rettungssanitäter*") 203
Kapitel 8   Fahrzeuge des Rettungsdienstes 209
Kapitel 9   Medizinische Probleme des Patiententransportes 210
Kapitel 10 Organisation und Einsatztaktik 211
Kapitel 19 Traumatologische Notfälle 212
Kapitel 20 Besondere lebensbedrohliche Situationen 217
Kapitel 21 Vergiftungen 220

Teil III   Aufgaben – für die praktische Prüfung

Vorbemerkungen 223
Abschnitt 1   Rettung 224
Abschnitt 2   Lagerung 227
Abschnitt 3   Freimachen der Atemwege 230
Abschnitt 4   Freihalten der Atemwege 236
Abschnitt 5   Beatmung 242
Abschnitt 6   Maßnahmen bei Herz-Kreislauf-Störungen . . . 249
Abschnitt 7   Maßnahmen bei Verletzungen 265
Abschnitt 8   Magensonde – Magenspülung 270
Abschnitt 9   Gerätekunde 273

Anhang

Bewertungsschlüssel 279

Lösungen

Teil I   Fragen – für die theoretische Prüfung 280
Teil II   Mündliche Themen 286

Teil I
Fragen –
für die theoretische Prüfung

Vorbemerkungen

Die Fragen sind, entsprechend der Gliederung des Lehrbuches: Gorgaß/Ahnefeld: ***Rettungsassistent und Rettungssanitäter*** in insgesamt 22 Kapitel unterteilt. Bei Verständnisproblemen bzw. Fehlern in der Beantwortung sollten die entsprechenden Kapitel noch einmal nachgelesen und durchgearbeitet werden, um vorhandene Lücken zu schließen. Überschneidungen und Wiederholungen sind bewußt belassen worden. Einzelne Teilaspekte, welche im Lehrbuch nicht ausführlich dargestellt sind, wurden trotzdem, wenn sie praktische Bedeutung haben, in den Fragen mit angesprochen.

Zur Vermeidung von technischen Problemen bei der Beantwortung sind in der vorliegenden Zusammenstellung die Fragen so abgefaßt, daß jeweils nur eine Lösung (a, b, c, d oder e) richtig ist. Dies schließt aber nicht aus, daß bei „Ihrer" Prüfung ein anderes Lösungsschema zur Anwendung kommt.

Neben reinen Textfragen wurden auch Zuordnungsaufgaben, welche zum größten Teil auf Abbildungen aus dem genannten Lehrbuch basieren, mit aufgenommen.

Wichtige Hinweise für die (Ihre!) schriftliche Prüfung

1. Bevor Sie mit der Beantwortung der Fragen beginnen, sollten Sie sich einen Überblick über den Gesamtprüfungsumfang verschaffen.

2. Arbeiten Sie nach Ihrem persönlichen Vorgehensschema, das Sie während der Prüfungsvorbereitung erprobt haben.

3. Beachten Sie bei jeder Frage das gültige Beantwortungsmuster.
    - Welche der Antworten ist *richtig?* oder
    - Welche der Antworten ist *falsch?*

   Außerdem: Kombination: z. B. a und b sind richtig oder falsch.

   Vorsicht: Wenn auch in der vorliegenden Fragenzusammenstellung stets nur eine Lösung richtig ist, können bei Ihrer Prüfung evtl. trotzdem einmal keine oder mehrere der angebotenen Antworten anzukreuzen sein.

4. In jedem Fall: „Beißen" Sie sich nicht an einer einzelnen, schwierigen Frage fest, sondern schließen Sie eventuell nur einzelne Antworten aus. Kennzeichnen Sie die Frage und stellen Sie solche Fragen für spätere Durchgänge zurück.

5. Lassen Sie aber zuletzt keine Frage unbeantwortet, sondern entscheiden Sie sich stets für eine Antwort.

Die Fallbeschreibungen sind weniger auf das Abfragen von Einzelwissen abgestimmt, sondern sollten vor allem zeigen, daß überlegtes, systematisches Vorgehen wichtigste Voraussetzung einer guten notfallmedizinischen Versorgung ist. Nur wenn die Zeichen einer Krankheit bzw. Verletzung richtig erfaßt, die Erstmaßnahmen und die Weiterbehandlung fachgerecht und umfassend durchgeführt werden, ist das Bestmögliche getan worden.

Abschließend noch eine Empfehlung:

Sammeln Sie *vor* Ihrer Prüfung ausreichende Erfahrungen im Umgang mit Mehrfachauswahlfragen. So wird der eine zunächst alle Fragen einmal durchlesen und dann erst mit der Beantwortung beginnen. Ein anderer wird es als günstiger ansehen, bereits beim ersten „Sichten" einfache Fragen zu erledigen, um sich später auf schwierige Fragen zu konzentrieren.

Die vorliegende Fragensammlung bietet Ihnen ausreichende Möglichkeiten, auch unter Zeitdruck (z. B. 30 Fragen in 45 oder 60 Minuten), zu üben.

Kapitel 1
Funktionen des modernen Rettungsdienstes

1.1 Unter der **Rettungskette** versteht man

    a) veraltetes Hilfsmittel zur Behandlung von Unfallopfern;
    b) Zusammenschluß aller Hilfsorganisationen zum Rettungsdienst;
    c) Zusammenarbeit von Polizei, Feuerwehr und Rettungsdienst am Unfallort;
    d) lückenlose Folge von Maßnahmen zur Sicherung des Überlebens von Notfallpatienten;
    e) zum Abdrängen von Schaulustigen mitgeführtes Instrument.

1.2 Wann wurde der Vorläufer des heutigen Notarztwagens *(Clinomobil)* von Bauer und Frey eingeführt?

    a) Um 1900.
    b) Um 1920.
    c) Während des 2. Weltkriegs.
    d) In den 50er Jahren.
    e) Ende der 60er Jahre.

1.3 Welches der genannten **Verfahren** zur Behandlung von Notfallpatienten wurde erst vor ca. 25–30 Jahren in den klinischen Betrieb eingeführt?

    a) Gabe von harntreibenden Medikamenten.
    b) Elektrische Defibrillation.
    c) Anwendung von Opiaten.
    d) Aderlaß.
    e) Blutstillende Kompressionsverbände.

1.4 Nennen Sie die **Funktionen** des modernen Rettungsdienstes.

    a) Leben erhalten;
    b) Schmerzen beseitigen;
    c) Zusätzliche Schädigungen vermeiden;
    d) Vitalfunktionen gezielt überwachen.
    e) Alle Antworten sind richtig.

Kapitel 2

Aufgabenbereiche des Rettungsassistenten/Rettungssanitäters

2.1 Welche der folgenden Aussagen über das nichtärztliche Personal im Rettungsdienst ist *falsch?*
   a) Die Berufsbezeichnung Rettungsassistent erfordert eine zweijährige Ausbildungsphase.
   b) Eine an das 520-Stunden-Programm angelehnte Ausbildung führt zum Ausbildungsziel Rettungssanitäter.
   c) Die Abschlußprüfungen der Lehrgänge Rettungshelfer und Rettungsassistent werden organisatorisch und inhaltlich von den Ärztekammern der Bundesländer gestaltet.
   d) Seit längerer Zeit kontinuierlich tätige Rettungssanitäter können aufgrund einer Übergangsregelung die Berufsbezeichnung Rettungsassistent erhalten.
   e) Die Ausbildung zum Rettungshelfer orientiert sich besonders an der Tätigkeit im Krankentransport.

2.2 Der Titel *Notarzt*
   a) erfordert eine zweijährige Fachausbildung;
   b) gilt nur für Hubschrauberärzte;
   c) ist (vielfach) bereits an eine Reihe von definierten Mindestvoraussetzungen geknüpft;
   d) kann nur von Klinikärzten erworben werden;
   e) wird von der Bundesärztekammer verliehen.

2.3 Die Ausbildung zum Rettungsassistent/Rettungssanitäter befähigt zu folgenden *Tätigkeiten*
   a) Einsatzsteuerung und Koordination bei der Tätigkeit in der Rettungsleitstelle;
   b) begrenzte selbständige Arbeit im Rettungsdienst ohne Notarzt;
   c) Assistenz bei notärztlichen Maßnahmen;
   d) selbständige Arbeit auf Anweisung des Notarztes.
   e) Alle genannten Angaben sind richtig.

2.4 Welche der genannten Maßnahmen gehört *nicht* zum selbstverantwortlichen Arbeitsbereich des Rettungsassistenten/Rettungssanitäters?

   a) Lagerung.
   b) Freimachen der Atemwege.
   c) Beatmung.
   d) Elektrische Defibrillation.
   e) Blutstillung.

2.5 Welche der genannten Tatbestände über die Tätigkeit des Rettungsassistenten/Rettungssanitäters sind aus rechtlicher Sicht *nicht* zu vertreten?

   a) Injektion eines Betäubungsmittels im Auftrag und unter Aufsicht des Notarztes.
   b) Intubation eines Patienten mit Atem- und Kreislaufstillstand in einer Situation, in der der Notarzt nicht erreichbar ist und andere Beatmungstechniken versagen.
   c) Selbständige Injektion eines Narkotikums bei einem Patienten, der den Transport verweigert.
   d) Anlage eines venösen Zugangs unter ärztlicher Aufsicht z. B. während des Klinikpraktikums.
   e) Infusion von Ringer-Laktat-Lösung zur überbrückenden Behandlung schwerer Volumenverluste bis zum Eintreffen des Notarztes.

2.6 Unter *Notkompetenz* versteht man

   a) korrekte Behandlung von Notfallpatienten durch Notfallmediziner;
   b) Zuständigkeit des diensthabenden Notarztes für eine bestimmte Region;
   c) Durchführung von Maßnahmen durch den Rettungsassistenten/Rettungssanitäter, die normalerweise ärztliche Aufgaben sind, der Notarzt aber nicht (rechtzeitig) zur Verfügung steht und weniger eingreifende Techniken zur Lebenssicherung nicht ausreichen;
   d) Tätigkeit des Rettungsassistenten/Rettungssanitäters unter Aufsicht des Arztes im Rettungsfahrzeug.
   e) Alle Angaben sind falsch.

2.7 Der *Schweigepflicht* unterliegen

   a) nur Ärzte;
   b) alle medizinischen Helfer, nur solange der Patient lebt;
   c) nur medizinisches Hilfspersonal;
   d) alle an der medizinischen Behandlung beteiligten Personen;
   e) keine der berufsmäßig im Notarzt- und Rettungsdienst tätigen Personen.

2.8 Welche der folgenden Tätigkeiten müssen als *typische* Aufgaben des Rettungsassistenten/Rettungssanitäters angesehen werden?

   a) Lagerung eines Bewußtlosen in stabiler Seitenlage und Sauerstoffgabe.
   b) Überstrecken des Kopfes, Entfernung von Erbrochenem aus Mund und Rachen, Absaugen von Schleim aus den oberen Atemwegen.
   c) Beatmung mit Maske und Beutel bei Ateminsuffizienz.
   d) Vorbereitung von Medikamenten (Auflösen, Verdünnen) und Injektion auf Anweisung des Notarztes.
   e) Alle Antworten sind richtig.

2.9 Welche der genannten Funktionen werden im Rahmen von *Großunfällen* Aufgaben des Rettungsassistenten/Rettungssanitäters sein?

a) Beschränkung der Erstbehandlung auf die Abwendung einer vitalen Bedrohung.
b) Ständige Kommunikation mit der Rettungsleitstelle.
c) Schnellstmögliche Abschätzung der Anzahl der Verletzten.
d) Zusammenarbeit mit Einheiten der technischen Rettung.
e) Alle Angaben sind richtig.

2.10 Welche der folgenden Aussagen über den Beruf des Rettungsassistenten ist *falsch?*

a) Die Aufgabe besteht insbesondere darin, am Notfallort bis zur Übernahme durch den Arzt lebensrettende Maßnahmen durchzuführen.
b) Im Vordergrund der Tätigkeit steht die selbständige Behandlung von Notfallpatienten durch erweiterte medizinische Maßnahmen.
c) Lebenswichtige Körperfunktionen sind zu beobachten und aufrechtzuerhalten.
d) Die Transportfähigkeit von Notfallpatienten ist herzustellen.
e) Kranke, Verletzte und sonstige hilfsbedürftige Personen sind unter sachgerechter Betreuung zu befördern.

2.11 Welche der folgenden Aussagen über das 1. Jahr der Ausbildung zum Rettungsassistenten ist *falsch?*

a) Voraussetzung ist die Vollendung des 16. Lebensjahres.
b) Der Teilnehmer muß Volksschulabschluß (oder gleichwertige Schulbildung) oder eine abgeschlossene Berufsausbildung nachweisen.
c) Der Lehrgang besteht aus mindestens 1200 Stunden theoretischer und praktischer Ausbildung.
d) Die Ausbildung wird von staatlich anerkannten Schulen durchgeführt.
e) Den Abschluß bildet eine staatliche Prüfung.

2.12 Welche der folgenden Aussagen über die staatliche Prüfung ist *falsch?*

a) Voraussetzung zur Prüfungszulassung ist die Mitgliedschaft in einer Hilfsorganisation.
b) Die Prüfung hat auch einen mündlichen Teil.
c) Sie gliedert sich in drei Teile.
d) Im Prüfungsausschuß sind mindestens ein im Rettungsdienst erfahrener Arzt, ein an der Schule ausbildend tätiger Rettungsassistent sowie weitere Unterrichtende.
e) Im Prüfungsausschuß ist die zuständige Staatsbehörde und die Schulverwaltung vertreten.

2.13 Welche Aussage über das 2. Jahr der Ausbildung zum Rettungsassistenten ist *falsch?*

a) Voraussetzung ist das Bestehen der staatlichen Prüfung am Ende des 1. Jahres.
b) Die praktische Tätigkeit umfaßt 1600 Stunden.
c) Grundsätzlich kann es auch an Rettungswachen ohne Notarztdienstanbindung absolviert werden.
d) Eine Tätigkeit im Rettungsdienst, nach Abschluß der 520-Stunden-Ausbildung, wird angerechnet.
e) Bei Krankenpflegepersonal können bis zu 3 Monate Tätigkeit in der Anästhesie, Intensivpflege oder Op-Dienst angerechnet werden.

2.14 Welche Aussage über die praktische Prüfung ist *falsch?*

a) Der Prüfling hat Kenntnisse und Fertigkeiten in lebensrettenden Maßnahmen nachzuweisen.
b) Die Prüfung umfaßt 3 ausgewählte Fälle.
c) Die Demonstration eines jeden Falles soll mindestens 30 Minuten dauern.
d) Die Prüfung erfolgt einzeln oder in Gruppen zu zweit.
e) Alle Aussagen sind richtig.

Kapitel 3
Rechtsfragen

3.1 Welches der genannten *Gesetze* regelt den Betrieb der Hilfsorganisationen zur Hilfeleistung bei Notfallpatienten?

   a) Bundesnotarztgesetz.
   b) Rettungsdienstgesetze, Feuerwehrgesetze der Länder.
   c) Gesetzesverordnung über das Heilpraktikerwesen.
   d) Ärztliche Berufsordnung.
   e) Nothilfegesetz.

3.2 *Medikamente,* welche im Rettungswagen vorhanden sind

   a) stehen grundsätzlich für die selbständige Behandlung durch den Rettungsassistenten/Rettungssanitäter zur Verfügung;
   b) unterliegen alle dem Betäubungsmittelgesetz;
   c) dürfen nur auf ausdrückliche Weisung des Notarztes eingesetzt werden;
   d) dürfen nur von hauptamtlichen Rettungsassistenten benutzt werden;
   e) keine der genannten Antworten ist richtig.

3.3 Medikamente aus der *Opiatgruppe*

   a) sind Medikamente, die unter das Betäubungsmittelgesetz fallen;
   b) sollten grundsätzlich auch in Krankenwagen bereitstehen;
   c) gehören in jeden Rettungsassistent-/Rettungssanitäternotfallkoffer;
   d) stehen meist in Stechampullen zur Verfügung;
   e) werden u. a. wegen ihrer Wirkung auf die Atmung eingesetzt.

3.4 In welcher der genannten Situationen ist die Anwendung von *Medikamenten* durch den Rettungsassistent/Rettungssanitäter rechtlich unbedenklich?

   a) Wenn der Rettungsassistent/Rettungssanitäter regelmäßig mit Notärzten zusammenarbeitet.
   b) Wenn der Rettungsassistent/Rettungssanitäter länger als 3 Jahre im Rettungsdienst tätig ist.
   c) Wenn der Patient Schmerzen angibt.
   d) Wenn der Patient das entsprechende Medikament vom Hausarzt zur Selbstbehandlung verordnet bekommen hat.
   e) Nur Rettungsassistenten dürfen Medikamente ohne Anweisung eines Arztes verabreichen.

Rechtsfragen

3.5 Welche der genannten Personen ist zur *Todesfeststellung* ermächtigt?

   a) Jeder Rettungsassistent/Rettungssanitäter.
   b) Jeder Arzt.
   c) Ausschließlich Standesbeamte.
   d) Jeder Bundesbürger über 18 Jahre.
   e) Nur Notärzte.

3.6 Ein Fall von *unterlassener* Hilfeleistung liegt vor, wenn die Person

   a) jegliche Hilfe verweigert und sich vom Notfallort entfernt.
   b) eine zumutbare und sichtlich erforderliche Hilfsmaßnahme unterläßt.
   c) eine den Kenntnissen und Fähigkeiten entsprechende, wirksame Hilfe nicht leistet.
   d) eine sofort durchführbare, notwendige Hilfsmaßnahme vorsätzlich verzögert.
   e) in allen genannten Situationen handelt es sich um unterlassene Hilfeleistung.

3.7 Welche der genannten *Versicherungen* ist für Personal im Rettungsdienst auf Grund der besonderen Verhältnisse sinnvoll?

   a) Unfallversicherung.
   b) Berufsunfähigkeitsversicherung.
   c) Haftpflichtversicherung.
   d) Rechtsschutzversicherung.
   e) Alle genannten Versicherungen sind sinnvoll.

3.8 Aufgrund welcher *Vorschriften* kann der Rettungsassistent/Rettungssanitäter im Rahmen seiner Tätigkeit ggf. belangt werden?

   a) Strafgesetzbuch.
   b) Landesdatenschutzgesetz.
   c) Betäubungsmittelgesetz.
   d) Straßenverkehrsgesetz.
   e) Aufgrund aller genannten Vorschriften.

3.9 Welche der folgenden Situationen kann rechtlich *nachteilige* Folgen für den betreffenden Rettungsassistenten/Rettungssanitäter haben?

   a) Transport eines am Knöchel verletzten Patienten in ein Krankenhaus, obwohl sich der Unfall in der Nähe einer Arztpraxis ereignete.
   b) I.v.-Injektion von Opiaten auf Anweisung des Notarztes.
   c) Ableitung und Dokumentation eines EKG's bei einem Patienten ohne Herzbeschwerden.
   d) Einleitung einer Narkose ohne ärztlichen Auftrag bei einem schizophrenen Patienten.
   e) Gegenüber der Polizei den Fund eines gefälschten Ausweises in der Kleidung eines Bewußtlosen zu verschweigen.

Kapitel 4
Notfallpatient

4.1 Welcher der genannten Vorgänge gehört *nicht* zu den Vitalfunktionen?

   a) Aufnahme von Sauerstoff.
   b) Herztätigkeit.
   c) Verdauung.
   d) Abgabe von Kohlendioxid.
   e) Kreislauffunktion.

4.2 Welche der weiteren *Funktionskreise* wirken direkt auf die Vitalfunktionen ein?

   a) Bewußtsein.
   b) Wasser-, Elektrolyt- und Säuren-Basen-Haushalt.
   c) Stoffwechsel.
   d) Wärmehaushalt.
   e) Alle genannten Funktionskreise.

4.3 Notfallpatienten sind dadurch charakterisiert, daß eine *Störung* der Vitalfunktionen

   a) sich anbahnt;
   b) vorliegt;
   c) erwartet werden muß.
   d) Alle genannten Möglichkeiten.
   e) Keine der genannten Möglichkeiten.

4.4 Bei der Versorgung der Notfallpatienten ist *vorrangig*

   a) die Feststellung der Personalien;
   b) die Sicherung der Vitalfunktionen;
   c) die endgültige Behandlung einer Störung;
   d) die medikamentöse Therapie;
   e) das Erkennen der Ursache einer Störung.

4.5 Was versteht man unter *klinischem* Tod?

   a) Atem- und Kreislaufstillstand mit Wiederbelebungschancen.
   b) Feststellung des Hirntodes in der Klinik.
   c) Endgültige Feststellung des Todes durch Klinikarzt.
   d) Tod während der Behandlung in einer Klinik.
   e) Vorliegen von sicheren Todeszeichen wie Totenflecken, Totenstarre, Verwesungszeichen.

Kapitel 5
Vitalfunktionen

Ordnen Sie den folgenden Begriffen 5.1–5.16 jeweils eine der in der Abbildung dargestellten anatomischen *Strukturen* zu:

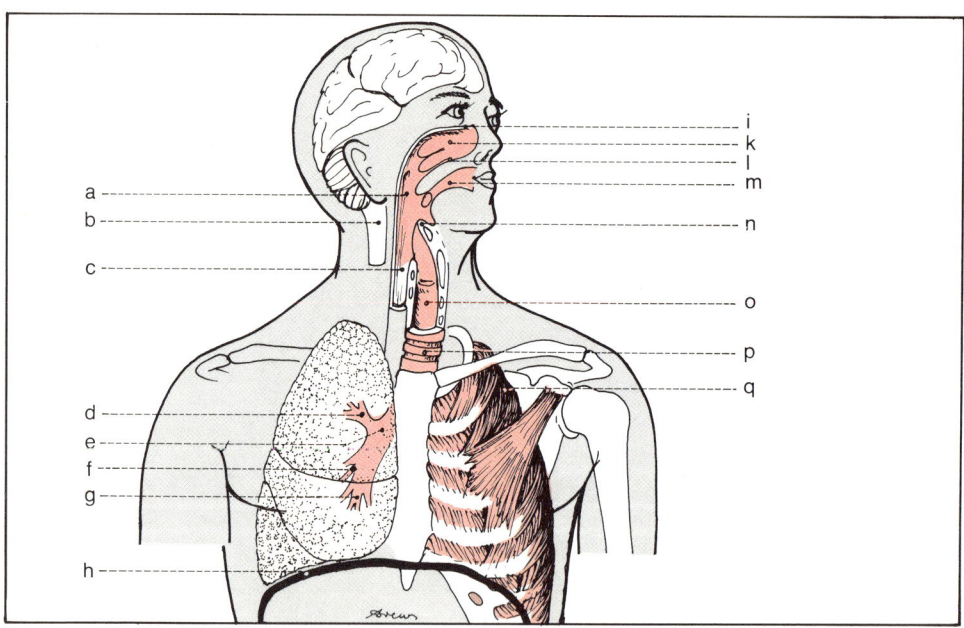

5.1 Atemzentrum
5.2 Hauptbronchus
5.3 Kehldeckel
5.4 Knorpelringe
5.5 Luftröhre
5.6 Mittellappenbronchus
5.7 mittlerer Nasengang
5.8 Mundhöhle
5.9 oberer Nasengang
5.10 Oberlappenbronchus
5.11 Rachenraum
5.12 Rippenmuskulatur
5.13 Speiseröhre
5.14 unterer Nasengang
5.15 Unterlappenbronchus
5.16 Zwerchfell

Vitalfunktionen

Ordnen Sie den folgenden Begriffen 5.17–5.23 jeweils einen der in der Abbildung dargestellten *anatomischen Strukturen* zu:

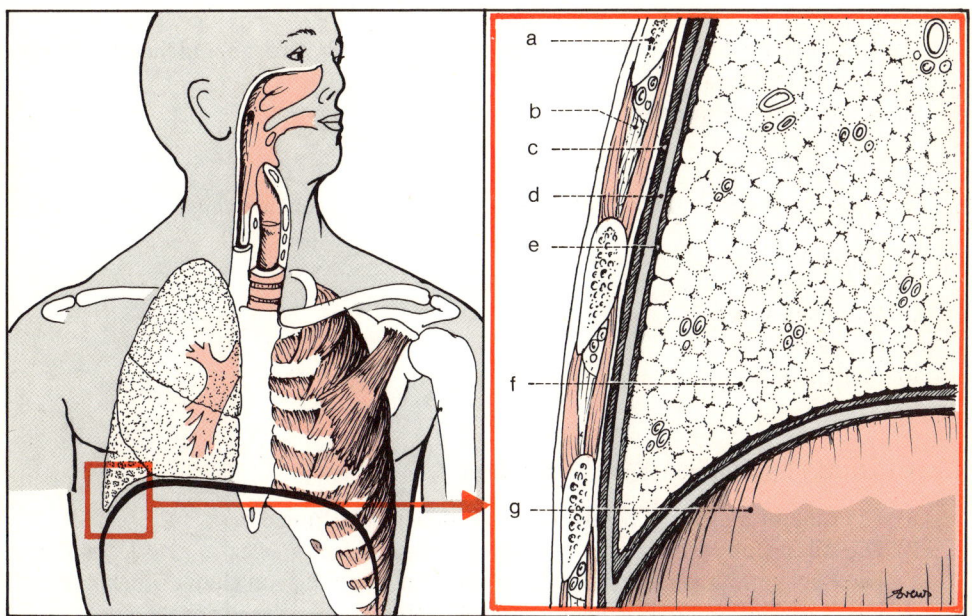

5.17 Rippenfell
5.18 Lungenfell
5.19 Lungengewebe
5.20 Pleuraspalt

5.21 Rippen
5.22 Zwerchfell
5.23 Zwischenrippenraum

5.24 Unter *innerer Atmung* versteht man

   a) Atemveränderungen bei internistischen Erkrankungen (z. B. Coma diabeticum);
   b) Gasaustausch in der Lunge;
   c) Gasaustausch zwischen Blut und Gewebe;
   d) Bewegung der Luft in den Atemwegen;
   e) Luftansammlung in inneren Organen.

5.25 Die *Epiglottis* ist

   a) eine akute Erkrankung der Atemwege bei kleinen Kindern;
   b) der Fachausdruck für das Gaumenzäpfchen;
   c) der Fachausdruck für den Kehldeckel;
   d) der Verschlußmechanismus der Speiseröhre;
   e) ein Teil der Stimmbänder.

5.26 Mit *Totraum* bezeichnet man

a) die Luft in den Atemwegen von Verstorbenen;
b) die Restluft in der Lunge nach der Ausatmung;
c) die Luft im Atembeutel zur Beatmung;
d) der Anteil an der Luft, der zwar ein- und ausgeatmet wird, aber nicht am Gasaustausch teilnimmt.
e) Keine der genannten Antworten ist richtig.

5.27 Welches der genannten *Gewebe* kleidet Luftröhre und Bronchien aus?

a) Hornhaut.
b) Rippenfell.
c) Flimmerepithel.
d) Lungenfell.
e) Plattenepithel.

5.28 Welche der angeführten Aussagen ist *richtig?*

a) Die Einatmung erfolgt passiv durch Muskelerschlaffung.
b) Die Ausatmung erfolgt aktiv durch Muskelanspannung.
c) Die Bauchatmung erfolgt vor allem durch Anspannung von glatter Muskulatur.
d) Die Brustkorbatmung erfolgt durch Heben und Senken der Rippen.
e) Das Zwerchfell ist nur an der Ausatmung beteiligt.

5.29 Welche der angeführten Aussagen über die Luftröhre ist *falsch?*

a) Sie ist beim Erwachsenen ca. 3–5 cm lang.
b) Der Durchmesser liegt bei ca. 1,5–3 cm.
c) Die Wände sind durch Knorpelspangen verstärkt.
d) Sie teilt sich in den rechten und linken Hauptbronchus auf.
e) Die Schleimhaut trägt ein Flimmerepithel.

5.30 Das *Atemzugvolumen* eines Erwachsenen in Ruhe beträgt ca.

a) 100–150 ml;
b) 200–250 ml;
c) 250–300 ml;
d) 300–500 ml;
e) 800–1000 ml.

5.31 Unter *Hautemphysem* versteht man

a) den überdehnten Brustkorb des chronischen Asthmatikers;
b) die Veränderungen der Haut bei bestimmten Infektionserkrankungen;
c) einen Eiterherd unter der Haut;
d) die Ansammlung von Luft im Unterhautgewebe;
e) einen Hautausschlag bei Infektionskrankheiten.

Vitalfunktionen

5.32 Als *Interkostalraum* bezeichnet man

a) mit Gehirnflüssigkeit gefüllte Hohlräume;
b) den Raum zwischen den Rippen;
c) den Raum zwischen Brustfell und Lungenfell;
d) den Raum zwischen den Wirbelkörpern;
e) die Nasennebenhöhlen.

5.33 Der *Gasaustausch* in der Lunge erfolgt durch

a) Diffusion;
b) Mikroeinblutungen in die Alveolen und anschließende Resorption des Bluts;
c) aktiven Transport durch das Flimmerepithel;
d) Osmose;
e) Resorption.

5.34 *Cheyne-Stokes-Atmung* ist typisch für

a) die Wirkung von atemanregenden Medikamenten;
b) ein Coma diabeticum;
c) eine zentrale Atemstörung;
d) Zustände mit erhöhtem pH-Wert im Blut (Alkalose).
e) Keine der genannten Antworten ist richtig.

5.35 Welcher der genannten Abschnitte der Atemwege ist *nicht* als Totraum anzusehen?

a) Nasen-Rachen-Raum.
b) Luftröhre.
c) Bronchien.
d) Alveolen.
e) Mundhöhle.

5.36 *Kußmaul-Atmung* ist typisch für

a) Zustände mit erniedrigtem pH im Blut (Azidose);
b) Zustände mit erhöhtem Hirndruck;
c) Zustände mit erhöhtem pH im Blut (Alkalose);
d) eine Überdosis von Muskelrelaxanzien;
e) eine Heroinvergiftung.

5.37 Eine Atemdepression kann in der Regel *nicht* verursacht werden durch

a) einen Überhang von Narkosemitteln;
b) Alkohol;
c) Schlafmittel;
d) Opiate;
e) Fieber.

5.38 Welches der genannten Kriterien rechtfertigt den Übergang von kontrollierter Beatmung zur (Sauerstoff-)*Inhalation?*

   a) Wenn der Respirator nicht funktioniert.
   b) Wenn die Zyanose des Patienten verschwunden ist.
   c) Wenn der Patient ausreichend spontan atmet.
   d) Wenn der Patient 5 min beatmet wurde.
   e) Wenn der Patient ins Fahrzeug gebracht wurde.

5.39 Das *Atemzentrum* befindet sich

   a) im Großhirn;
   b) zwischen Lungen- und Brustfell;
   c) in der Lunge;
   d) im verlängerten Rückenmark;
   e) an der Aufzweigung der Luftröhre.

5.40 Unter *äußerer Atmung* versteht man

   a) die verstärkte Atmung bei Anstrengung z. B. beim Sport;
   b) den Gasaustausch in der Lunge;
   c) den Gasaustausch zwischen Gewebe und Blut;
   d) den Gasaustausch in Nase und Rachenraum;
   e) die zur Sicherstellung der Vitalfunktionen mindestnotwendige Luftmenge.

5.41 Welche der genannten Strukturen gehört *nicht* zu den luftleitenden Atemwegen?

   a) Trachea.
   b) Bronchien.
   c) Arteriole.
   d) Bronchiole.
   e) Alle genannten Strukturen sind Luftleiter.

5.42 Der Anteil an *Sauerstoff* in normaler Umgebungsluft liegt bei

   a) ca. 21%;
   b) ca. 80%;
   c) ca. 16%;
   d) ca. 4%;
   e) unter 1%.

5.43 Der Anteil an *Kohlendioxid* in normaler Umgebungsluft liegt bei

   a) ca. 21%;
   b) ca. 80%;
   c) ca. 16%;
   d) ca. 4%;
   e) unter 1%.

5.44 Welche der genannten Aussagen über das *Zwerchfell* ist richtig?

    a) Es trennt Bauch- und Beckenorgane.
    b) Der Fachausdruck lautet Diaphragma.
    c) Es besteht aus glatter Muskulatur.
    d) Es hat praktisch keine Funktion bei der Einatmung.
    e) Die Nervenversorgung erfolgt über den Nervus saphenus.

5.45 Der Anteil an *Sauerstoff* in der Ausatemluft liegt bei

    a) ca. 21%;
    b) ca. 80%;
    c) ca. 16%;
    d) ca. 4%;
    e) unter 1%.

5.46 Der Anteil an *Kohlendioxid* in der Ausatemluft liegt bei

    a) ca. 21%;
    b) ca. 80%;
    c) ca. 16%;
    d) ca. 4%;
    c) unter 1%.

5.47 Wieviele einzelne *Rippen* besitzt (normalerweise) der menschliche Körper?

    a) 10.
    b) 12.
    c) 18.
    d) 20.
    e) 24.

5.48 Welches gut durchblutete *Organ* befindet sich in unmittelbarer Nähe des Kehlkopfes?

    a) Brustdrüse.
    b) Schilddrüse.
    c) Schleimdrüse.
    d) Halsdrüse.
    e) Alle genannten Organe.

5.49 Welche der genannten Strukturen ist *nicht* Teil des Kehlkopfes?

    a) Ringknorpel.
    b) Schildknorpel.
    c) Stimmbänder.
    d) Seitenbänder.
    e) Stellknorpel.

5.50 Wieviele *Lappen* haben die beiden Lungenflügel zusammen?

    a) 3.
    b) 4.
    c) 5.
    d) 8.
    e) 10.

5.51 Aufgabe des *Kehlkopfes* ist

    a) Bildung der Stimme;
    b) Schutz der Atemwege vor Aspiration;
    c) Trennung der Atem- und Speisewege;
    d) Mitbeteiligung am Hustenstoß.
    e) Alle genannten Funktionen.

5.52 Unter *Lungenemphysem* versteht man eine

    a) Flüssigkeitsansammlung im Pleuraspalt;
    b) Überblähung der Lunge;
    c) Verschiebung des Mittelfells;
    d) Schrumpfung von Lungengewebe;
    e) eitrige Einschmelzung von Lungengewebe.

Ordnen Sie den folgenden Begriffen 5.53–5.59 jeweils einen Abschnitt im *EKG* zu:

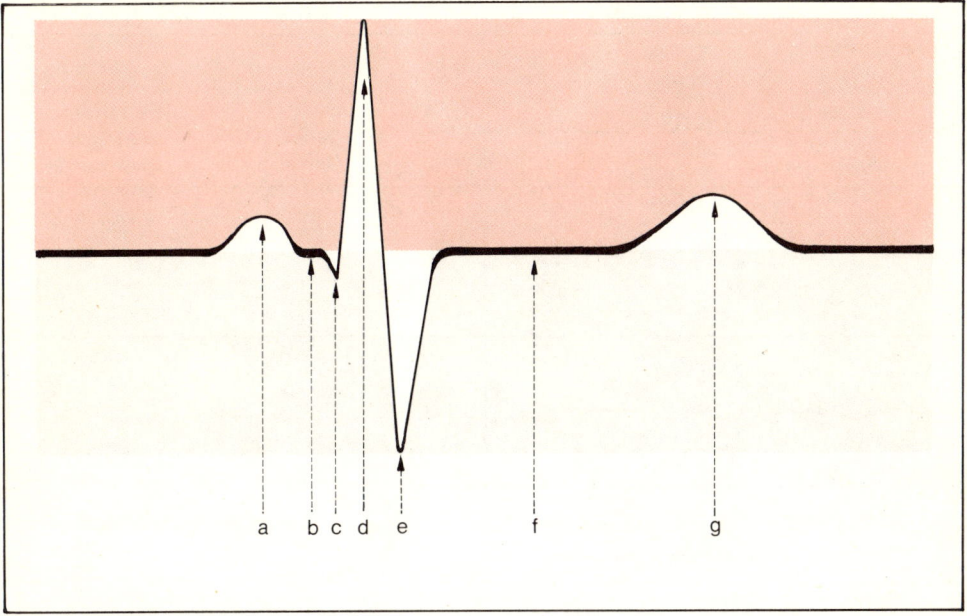

5.53 P-Welle
5.54 T-Welle
5.55 Q-Zacke
5.56 R-Zacke
5.57 S-Zacke
5.58 PQ-Strecke
5.59 ST-Strecke

Ordnen Sie den folgenden Herzrhythmusstörungen 5.60–5.66 jeweils eine *EKG-Ableitung* zu:

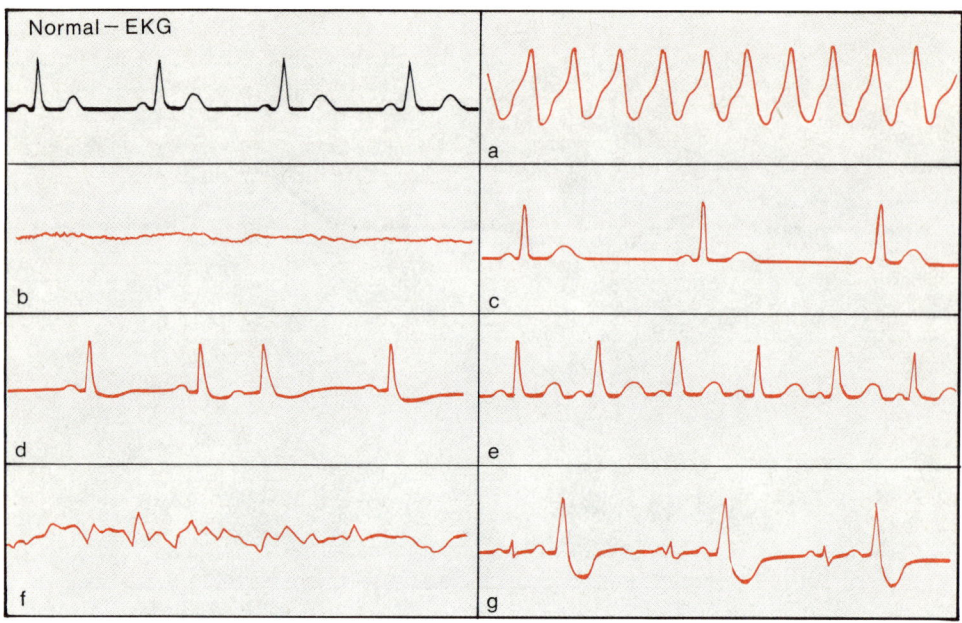

5.60 Sinusbradykardie
5.61 Supraventrikuläre Extrasystole
5.62 Supraventrikuläre Tachykardie
5.63 Ventrikuläre Extrasystolen
5.64 Asystolie
5.65 Kammerflattern
5.66 Kammerflimmern

Vitalfunktionen

Ordnen Sie den folgenden Begriffen 5.67–5.75 jeweils eine der in der Abbildung dargestellten *anatomischen Strukturen* zu:

5.67 Aorta
5.68 A. brachialis
5.69 A. carotis
5.70 A. femoralis
5.71 A. iliaca communis
5.72 A. radialis
5.73 A. renalis
5.74 A. subclavia
5.75 A. ulnaris

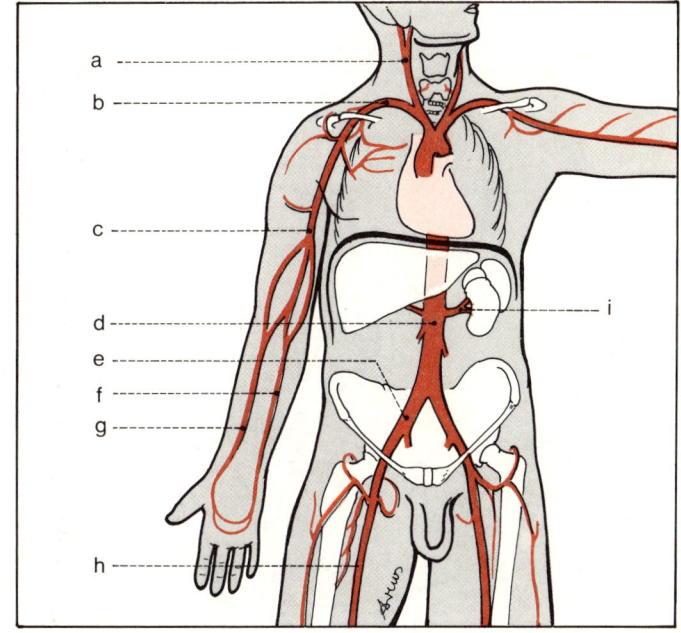

Ordnen Sie den folgenden Begriffen 5.76–5.86 jeweils eine der in der Abbildung dargestellten *anatomischen Strukturen* zu:

5.76 Unterarmvenen
5.77 V. basilica
5.78 V. cephalica
5.79 V. cava inferior
5.80 V. cava superior
5.81 V. femoralis
5.82 V. iliaca communis
5.83 V. jugularis externa
5.84 V. jugularis interna
5.85 V. renalis
5.86 V. subclavia

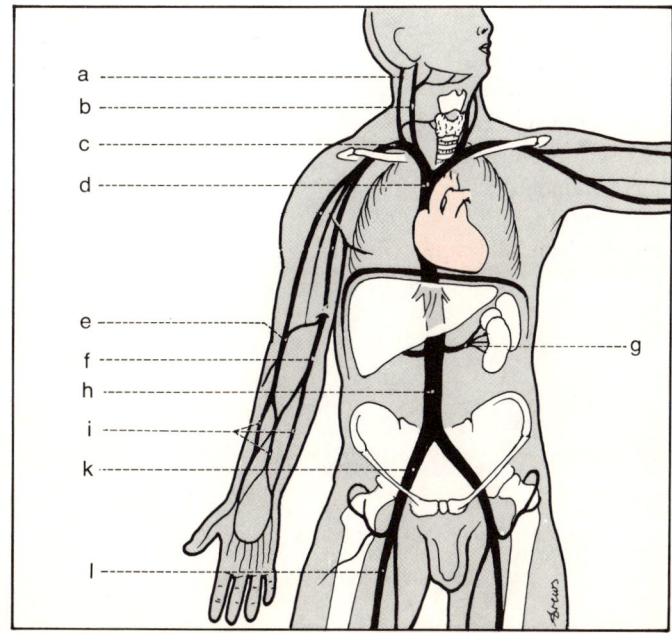

Ordnen Sie den folgenden Begriffen 5.87–5.98 jeweils eine der *linken* Bildhälfte, den Begriffen 5.99–5.106 jeweils eine der in der *rechten* Bildhälfte dargestellten anatomischen Strukturen zu:

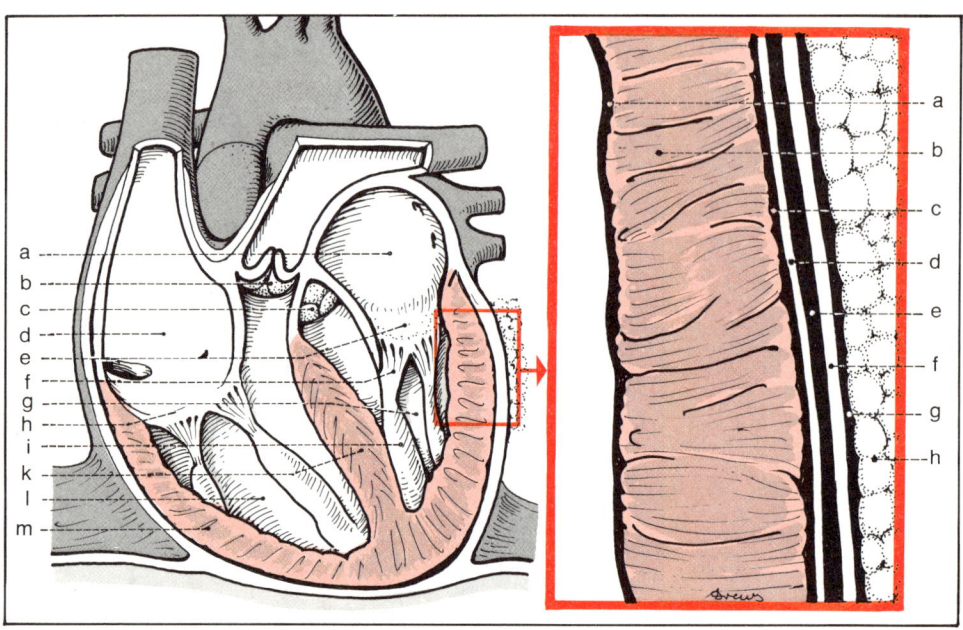

5.87 Aortenklappe
5.88 Herzmuskulatur
5.89 linke Herzkammer
5.90 linker Vorhof
5.91 Mitralklappe
5.92 Papillarmuskel
5.93 Pulmonalklappe
5.94 rechte Herzkammer
5.95 rechter Vorhof
5.96 Sehnenfäden
5.97 Septum
5.98 Tricuspidalklappe

5.99 Endokard
5.100 Epikard
5.101 Lungenfell
5.102 Lungengewebe
5.103 Myocard
5.104 Perikard
5.105 Perikardhöhle
5.106 Pleuraspalt

Vitalfunktionen

Ordnen Sie den folgenden Begriffen 5.107–5.114 jeweils eine der in der Abbildung dargestellten *anatomischen Strukturen* zu:

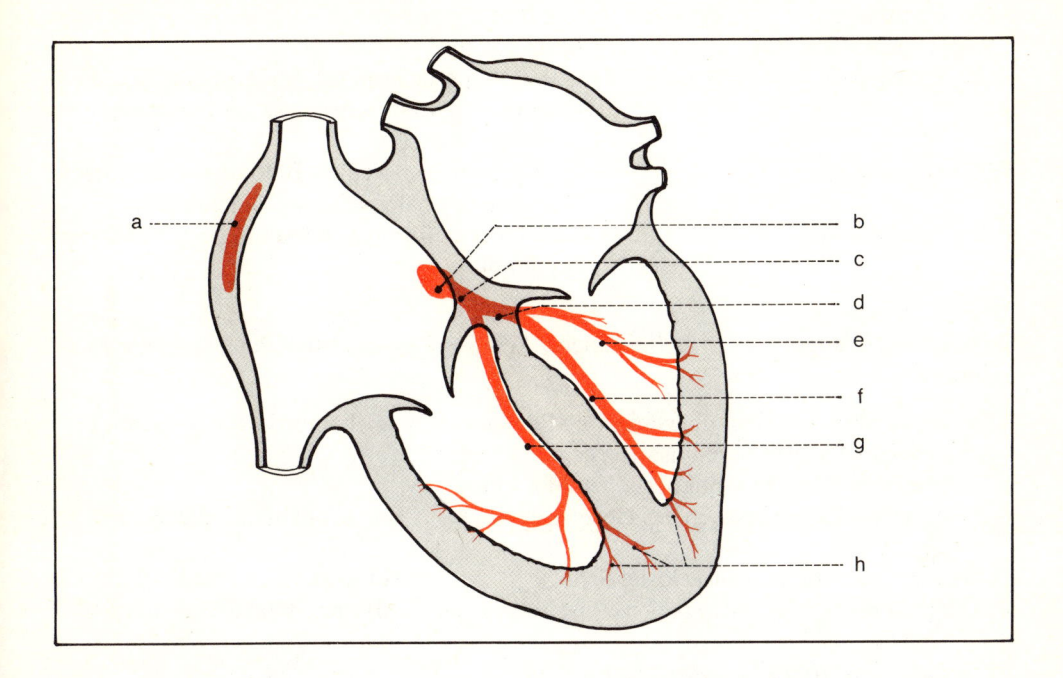

5.107 AV-Knoten
5.108 HIS-Bündel
5.109 linker hinterer Schenkelast
5.110 linker Tawara-Schenkel
5.111 linker vorderer Schenkelast
5.112 Purkinje Fasern
5.113 rechter Tawara-Schenkel
5.114 Sinusknoten

Ordnen Sie den verschiedenen Abschnitten des Gefäßsystems 5.115–5.122 jeweils die entsprechenden *Blutdruckwerte* zu:

5.115 Aorta
5.116 Arteria pulmonalis
5.117 linke Herzkammer
5.118 linker Vorhof
5.119 Lungenvenen
5.120 rechte Herzkammer
5.121 rechter Vorhof
5.122 V. cava superior

a) 5 mm Hg
b) 25/0–5 mm Hg
c) 25/10 mm Hg
d) 120/0–5 mm Hg
e) 120/70 mm Hg

Ordnen Sie den Begriffen 5.123-5.128 jeweils eine der folgenden *Definitionen* zu:

5.123 Hämatokrit
5.124 Erythrozyten
5.125 Granulozyten
5.126 Leukozyten

5.127 Thrombozyten

5.128 Lymphozyten

a) weiße Blutkörperchen
b) rote Blutkörperchen
c) Blutplättchen
d) Untergruppe der weißen Blutkörperchen, deren Hauptteil sich normalerweise im lymphatischen Gewebe befindet
e) Untergruppe der weißen Blutkörperchen, deren Hauptteil normalerweise im Blut zirkuliert
f) Anteil der geformten Bestandteile (Zellen) am Gesamtblut

Ordnen Sie den angegebenen Definitionen 5.129-5.133 jeweils einen der genannten *Fachausdrücke* zu:

5.129 schwerste Form einer übersteigerten Reaktion des Körpers gegen Fremdstoffe, gegen die nach früherem Kontakt, Antikörper gebildet wurden
5.130 durch ein Pumpversagen des Herzens ausgelöster Schock
5.131 durch eine Blutung ausgelöster Schock
5.132 durch Blut-/oder Flüssigkeitsverlust ausgelöster Schock
5.133 durch Bakteriengifte ausgelöster Schock

a) hämorrhagischer Schock

b) hypovolämischer Schock

c) septischer Schock
d) anaphylaktischer Schock

e) kardiogener Schock

Ordnen Sie den Abkürzungen 5.134-5.138 jeweils eine der folgenden Definitionen zu:

5.134 CT
5.135 EEG
5.136 EKG
5.137 PEEP
5.138 ZVD

a) durch Verwendung spezieller Ventile erzielter ständiger Überdruck in den Atemwegen am Ende der Ausatmung
b) Druck in den großen herznahen Venen
c) Aufzeichnung einer Hirnstromkurve
d) Aufzeichnung einer Herzstromkurve
e) mittels spezieller computergesteuerter Röntgengeräte durchführbare schichtweise Untersuchung innerer Organe (z. B. Gehirn)

Ordnen Sie den Begriffen 5.139-5.146 jeweils eine der folgenden *Definitionen* zu:

5.139 Hypokaliämie
5.140 Hyperkapnie
5.141 Hypoglykämie
5.142 Hyperthermie
5.143 Hypertonie
5.144 Hyperventilation
5.145 Hypoxie
5.146 Hypovolämie

a) erhöhter Blutdruck
b) erhöhte Körpertemperatur
c) gesteigerte Atmung
d) erhöhter CO_2-Gehalt
e) verminderter K^+-Gehalt im Blut
f) vermindertes Blutvolumen
g) verminderter Blutzuckerspiegel
h) Sauerstoffmangel

Ordnen Sie den Begriffen 5.147–5.155 jeweils eine der folgenden *Definitionen* zu:

5.147	epidural	a)	unter die Haut
5.148	extrathorakal	b)	in die Arterie
5.149	intraabdominell	c)	in den Muskel
5.150	intraarteriell	d)	im Bauchraum
5.151	intrakraniell	e)	unter der harten Hirnhaut
5.152	intramuskulär	f)	außerhalb der harten Hirnhaut
5.153	paravenös	g)	neben die Vene
5.154	subkutan	h)	außerhalb des Brustkorbs
5.155	subdural	i)	innerhalb des Schädelraums

5.156 Das *Auswurfvolumen* des Herzens beträgt beim Erwachsenen in Ruhe pro Herzschlag ca.

  a) 20–30 ml;
  b) 70–100 ml;
  c) 150–200 ml;
  d) 200–300 ml;
  e) 300–500 ml.

5.157 Welches Organ hat unter Ruhebedingungen im Verhältnis zum Gewicht die *höchste* Durchblutung?

  a) Gehirn.
  b) Lunge.
  c) Herz.
  d) Darm.
  e) Niere.

5.158 Die *Blutmenge*, die beim ca. 75 kg schweren Erwachsenen unter Ruhebedingungen jede Minute vom Herzen gepumpt wird, liegt bei ca.

  a) 1–1,5 l;
  b) 2–3 l;
  c) 4–4,5 l;
  d) 7–8 l;
  e) 8–10 l.

5.159 Die *Blutmenge*, welche vom Herzen pro Minute gepumpt wird, nennt man

  a) Frequenzvolumen;
  b) Blutvolumen;
  c) Schlagvolumen;
  d) Auswurfvolumen;
  e) Minutenvolumen.

Ordnen Sie die folgenden Begriffe 5.160–5.164 den jeweiligen Abschnitten im *EKG* zu:

5.160 Erregungsphase der Kammer	a) P
5.161 Erregungsausbreitungsphase	b) PQ
5.162 Vorhoferregung	c) QRS
5.163 Überleitung vom Vorhof zur Kammer	d) ST
5.164 Erregungsrückbildung	e) T

5.165 Das *Herz* hat normalerweise beim Erwachsenen etwa die Größe

    a) einer Kirsche;
    b) eines Tennisballs;
    c) einer Faust;
    d) eines Kinderkopfs;
    e) eines Fußballs.

5.166 Wie oft gibt der *Sinusknoten* pro Minute am gesunden Herzen eines Erwachsenen in Ruhe einen Impuls ab?

    a) Etwa 10 mal.
    b) Etwa 30 mal.
    c) Etwa 60 mal.
    d) Etwa 100 mal.
    e) Keine Angabe ist richtig.

5.167 Das *Blutvolumen* des Körpers hat einen Anteil am Körpergewicht von ca.

    a) 1–2%;
    b) 4–5%;
    c) 8–10%;
    d) 15–20%;
    e) 30–35%.

5.168 Der *Sauerstoff* wird in erster Linie transportiert von

    a) Erythrozyten;
    b) Thrombozyten;
    c) Leukozyten;
    d) Granulozyten;
    e) im Plasma gelöst.

5.169 Der Anteil der *Blutflüssigkeit* am Gesamtblut liegt normalerweise bei

    a) 20–25%;
    b) 33–35%;
    c) 45–50%;
    d) 50–60%;
    e) 75–80%.

Vitalfunktionen

5.170 Das *CO₂* wird in erster Linie transportiert von

  a) Erythrozyten;
  b) Thrombozyten;
  c) im Plasma gelöst;
  d) Leukozyten;
  e) CO_2 wird nicht vom Blutstrom transportiert.

5.171 In welchem Organ werden beim Erwachsenen überalterte oder funktionsunfähige Erythrozyten *abgebaut?*

  a) Niere.
  b) Herz.
  c) Lunge.
  d) Milz.
  e) Darm.

5.172 In welchem Organ werden Erythrozyten und Thrombozyten *gebildet?*

  a) Niere.
  b) Herz.
  c) Knochenmark.
  d) Darm.
  e) Lunge.

5.173 An der *Blutgerinnung* sind beteiligt

  a) Thrombozyten;
  b) Gewebsfaktoren;
  c) Plasmabestandteile;
  d) Kalzium;
  e) alle genannten Faktoren.

5.174 Die Aufgaben der *Thrombozyten* liegen in

  a) dem Sauerstofftransport;
  b) der Mitwirkung bei der Blutgerinnung;
  c) der Bildung von Abwehrstoffen;
  d) der Auflösung von Blutgerinnseln;
  e) der Erkennung von körperfremden Eiweiß.

5.175 Unter *polytopen* Extrasystolen versteht man Extrasystolen, die

  a) im EKG unterschiedlich aussehen;
  b) durch Störungen außerhalb des Herzens bedingt sind;
  c) aus gleichen Abschnitten des Herzens stammen;
  d) durch Medikamente ausgelöst sind;
  e) ihren Ursprung im Vorhof haben.

5.176 Wie äußern sich in der Regel *Extrasystolen* bei der Pulstastung?

   a) Überhaupt nicht.
   b) Durch unregelmäßigen Puls.
   c) Durch sehr schnellen Puls.
   d) Durch regelmäßigen Puls.
   e) Durch sehr langsamen Puls.

5.177 Der Myokardinfarkt ist unmittelbar *verursacht* durch

   a) Sauerstoffmangel im Herzmuskel;
   b) CO_2-Mangel im Herzmuskel;
   c) Verengung der Herzkammer;
   d) Erweiterung der Herzkammer;
   e) keinen der genannten Gründe.

5.178 Welche Aussage über den Myokardinfarkt ist *richtig?*

   a) Er betrifft etwa gleichmäßig die rechte und linke Herzkammer.
   b) Ca. 1-2% der Patienten versterben im Rahmen eines Herzinfarkt.
   c) Am häufigsten entsteht er auf dem Boden einer Verengung der Koronararterien.
   d) Am häufigsten ist er im linken Vorhof lokalisiert.
   e) Er betrifft vor allem Männer unter 40 Jahren.

5.179 Der Druck, welcher im *rechten* Ventrikel aufgebracht wird, ist im Vergleich zum Druck im linken Ventrikel

   a) genau so groß;
   b) halb so groß;
   c) viel niedriger;
   d) viel höher.
   e) Keine Antwort ist richtig.

5.180 Die Blutmenge, die das *rechte* Herz pro Minute in die A. pulmonalis pumpt, ist

   a) immer genau so groß wie die vom linken Herzen gepumpte Blutmenge;
   b) immer halb so groß wie die vom linken Herzen gepumpte Blutmenge;
   c) immer doppelt so groß wie die vom linken Herzen gepumpte Blutmenge;
   d) unter Ruhebedingungen etwa 75-80% der vom linken Herzen gepumpte Blutmenge;
   e) wesentlich geringer als die vom linken Herzen gepumpte Blutmenge.

5.181 Unter *Kollateralkreislauf* versteht man

   a) Lungenkreislauf;
   b) Körperkreislauf;
   c) Umgehungskreislauf;
   d) Kreislauf des ungeborenen Kindes;
   e) Kreislaufzentralisation im Schock.

Vitalfunktionen

5.182 Welche Aussage über die A. pulmonalis ist *richtig?*

  a) Sie führt Blut von der Lunge zum Herzen.
  b) Sie führt sehr sauerstoffreiches Blut.
  c) Sie geht vom rechten Herzen aus.
  d) In ihr liegt normalerweise systolisch ein Druck von 120 mm Hg vor.
  e) Keine Aussage ist richtig.

5.183 *Typisches* EKG-Kennzeichen der Durchblutungsstörung der Herzmuskulatur beim Myokardinfarkt ist

  a) Tachykardie;
  b) Bradykardie;
  c) QRS-Komplex-Ausfall;
  d) PQ-Senkung;
  e) ST-Hebung.

Ordnen Sie die EKG-Ableitungskabel *korrekt* an:

5.184 Herzspitze   a) schwarz/grün
5.185 Referenz-(O-)Elektrode   b) rot
5.186 Herzbasis   c) gelb

5.187 Auf dem EKG-Monitor wird *sichtbar* gemacht die

  a) Ausströmung des Bluts aus dem Herzen;
  b) Einströmung des Bluts in das Herz;
  c) elektrische Aktion am Herzen;
  d) Durchblutung der Herzkranzgefäße;
  e) mechanische Aktion des Herzens.

5.188 Welche der folgenden Aussagen über das EKG ist *richtig?*

  a) Es ermöglicht die Unterscheidung von Asystolie und Kammerflimmern.
  b) Es ermöglicht eine Aussage über die Pumpleistung des Herzens.
  c) Die R-Zacke ist proportional zum systolischen Blutdruck.
  d) Es ermöglicht die Abklärung akuter Oberbaucherkrankungen.
  e) Durch Beurteilung der Kurve kann praktisch immer die Dauer eines Kreislaufstillstands erkannt werden.

5.189 Welche der genannten Faktoren können *Kammerflimmern* auslösen?

  a) Elektrischer Strom.
  b) Sauerstoffmangel.
  c) Störungen im Elektrolythaushalt.
  d) Medikamente.
  e) Alle genannten Faktoren.

5.190 Unter *monotopen* Extrasystolen versteht man Extrasystolen, die

a) im EKG unterschiedlich aussehen;
b) im EKG gleich aussehen;
c) aus unterschiedlichen Abschnitten des Herzens kommen;
d) durch Medikamente ausgelöst sind;
e) im Vorhof ihren Ursprung haben.

5.191 Eine unkoordinierte Aktion einzelner Herzmuskelfasern des Ventrikels *ohne* Pumpleistung des Herzens stellt sich im EKG dar als

a) Kammertachykardie;
b) Kammerextrasystolen;
c) Kammerbradykardie;
d) Kammerflimmern;
e) alle genannten Zustände.

5.192 Welches der genannten Verfahren sollte zur *Erstbeurteilung* der Herztätigkeit vom Rettungsassistent/Rettungssanitäter verwandt werden?

a) EKG-Ableitung.
b) Tasten des Herzspitzenstoßes;
c) Auskultation des Herzens;
d) Pulstastung.
e) Alle Verfahren sind gleichermaßen geeignet.

5.193 Die Pulstastung wird üblicherweise *zuerst* vorgenommen an der

a) A. femoralis;
b) A. temporalis;
c) A. carotis;
d) A. radialis;
e) A. ulnaris.

5.194 Welche der genannten Informationen können *nicht* durch Tasten des Pulses erhoben werden?

a) Tachykardie.
b) Herzgröße.
c) Herzrhythmus.
d) Bradykardie.
e) Pulsqualität.

5.195 Welche der genannten Komplikationen können bei *grober* Pulstastung an der Halsschlagader ausgelöst werden?

a) Durchblutungsstörung des Gehirns.
b) Herzrhythmusstörungen.
c) Atemwegskompression.
d) Bradykardie.
e) Alle genannten Komplikationen.

Vitalfunktionen

5.196 Unter *Pulsdefizit* versteht man

    a) Pulslosigkeit beim Kreislaufstillstand;
    b) durch die Atmung bedingte periodische Unregelmäßigkeit des Herzschlags;
    c) durch Medikamente ausgelöste Verlangsamung des Herzschlags;
    d) Unterschied von Herzaktivität (z. B. im EKG) und Pulsfrequenz in der Peripherie.
    e) Keine der Definitionen ist richtig.

5.197 Unter *Kapillaren* versteht man

    a) relativ große Arterien;
    b) relativ kleine Venen;
    c) geradlinig verlaufende Blutgefäße;
    d) kleinste Blutgefäße;
    e) große Blutgefäße im Gehirn.

5.198 Welches der genannten Zeichen ist *nicht* typisch für den AV-Block III. Grades?

    a) Schneller, regelmäßiger Puls.
    b) Langsamer, unregelmäßiger Puls.
    c) Bewußtseinsstörungen.
    d) Vorhöfe und Kammern schlagen unabhängig voneinander.
    e) Regelmäßige Vorhofaktionen im EKG.

5.199 Welches der genannten Symptome ist *nicht* typisch für ein akutes Linksherzversagen?

    a) Tachykardie.
    b) Blutdruckabfall.
    c) Atemnot.
    d) Rosige Haut.
    e) Rasselgeräusche.

5.200 Welches der genannten Krankheitsbilder ist eine Indikation für einen *unblutigen* Aderlaß?

    a) Lungenödem.
    b) Volumenmangelschock.
    c) Epilepsie.
    d) Hypotonie.
    e) Coma diabeticum.

5.201 Welche der genannten Aussagen zum *isolierten* Linksherzversagen ist richtig?

    a) Blutstau vor dem linken Herzen.
    b) Blutstau vor dem rechten Herzen.
    c) Blutstau in der Aorta.
    d) Blutstau in der unteren Körperhälfte.
    e) Blutstau in der oberen Körperhälfte.

5.202 Bei einer *Tachykardie* verkürzt sich vor allem die

a) Systole;
b) Diastole;
c) beide Phasen sind in gleicher Weise verkürzt;
d) keine Phase verkürzt sich;
e) die Systole verkürzt sich sehr, die Diastole wenig.

5.203 *Normaler* Schrittmacher des Herzens ist

a) AV-Knoten;
b) kalter Knoten;
c) Sinusknoten;
d) heißer Knoten;
e) keine der genannten Strukturen.

5.204 Welche Aussage zum *Hochdrucksystem* des Kreislaufs ist richtig?

a) Der Druck liegt immer über 200 mg Hg systolisch.
b) Die linke Herzkammer ist die Pumpe.
c) Es umfaßt vor allem die großen Venen und das rechte Herz.
d) Es wird vom Lungenkreislauf gebildet.
e) Es ist nur im Kopf und oberen Extremitäten nachweisbar.

5.205 Welcher der genannten Faktoren bedeutet *keine* zusätzliche Belastung des Herzens?

a) Erweiterung der Lungenvenen.
b) Allgemeine Gefäßverkalkung.
c) Verengung der Herzklappen.
d) Fehlender Herzklappenschluß.
e) Bluthochdruck.

5.206 Welche der genannten Größen hat *keinen* Einfluß auf den arteriellen Blutdruck?

a) Pumpleistung des Herzens.
b) Gefäßdurchmesser.
c) Blutvolumen.
d) Stickstoffgehalt.
e) Zustand der Gefäßwand.

5.207 Welche Vene des Körpers enthält *sauerstoffreiches* Blut?

a) V. cava.
b) V. subclavia.
c) V. pulmonalis.
d) V. jugularis.
e) Es gibt keine Vene, die sauerstoffreiches Blut enthält.

Vitalfunktionen

5.208 Bei der *palpatorischen* Blutdruckmessung wird festgestellt

    a) der diastolische Blutdruck;
    b) der intrakranielle Blutdruck;
    c) der kapilläre Blutdruck;
    d) der systolische Blutdruck;
    e) der mittlere Blutdruck.

5.209 Unter normalen Bedingungen befindet sich der *größte* Teil des Blutes im

    a) arteriellen System;
    b) venösen System;
    c) rechten Herzen;
    d) linken Herzen;
    e) Lungenkreislauf.

5.210 Welches der genannten Symptome ist *nicht* typisch für einen Patienten im manifesten Volumenmangelschock?

    a) Tachykardie.
    b) Kalter Schweiß.
    c) Leicht unterdrückbarer Puls.
    d) Erhebliche Hypertonie.
    e) Zentralisation.

5.211 Die Sauerstoffversorgung des Herzmuskels erfolgt *primär*

    a) aus dem rechten Vorhof;
    b) aus dem linken Vorhof;
    c) über den Herzbeutel;
    d) über die Herzkranzgefäße;
    e) über die Herzinnenhaut.

5.212 Welche Aussage über die Blutgruppen ist *nicht* richtig?

    a) Die Eigenschaften sind auf den Erythrozyten lokalisiert.
    b) Es gibt die Blutgruppen A, B, AB und 0.
    c) Die Antikörper befinden sich im Serum.
    d) Die Blutgruppen entwickeln sich erst in den ersten Lebenstagen, sie sind bei der Geburt noch nicht nachweisbar.
    e) Beim Kontakt mit ungleichem Blut kommt es zu immunologischen Reaktionen.

5.213 Durch die Messung welchen Wertes ist die Unterscheidung Volumenmangel – kardiogener Schock *in der Regel* möglich?

    a) Systolischer Blutdruck.
    b) Diastolischer Blutdruck.
    c) Pulsfrequenz.
    d) ZVD.
    e) Atemfrequenz.

5.214 Welches der genannten Symptome ist *typisch* für ein akutes Rechtsherzversagen?

a) Gestaute Halsvenen.
b) Bauchschmerzen.
c) Lähmung einiger Körperteile.
d) Bradykardie.
e) Lungenödem.

5.215 Welches der genannten Symptome ist *nicht* typisch für einen Patienten im manifesten Volumenmangel?

a) Blässe.
b) Kaum sichtbare Venen.
c) Kalter Schweiß.
d) Unruhe.
e) Pupillendifferenz.

5.216 Der *Schockindex* errechnet sich aus

a) Pulsfrequenz geteilt durch systolischen Blutdruck;
b) systolischer Blutdruck geteilt durch Pulsfrequenz;
c) diastolischer Blutdruck geteilt durch Pulsfrequenz;
d) Pulsfrequenz geteilt durch diastolischen Blutdruck;
e) systolischer Blutdruck minus diastolischer Blutdruck.

5.217 Welches der genannten Verfahren dient *nicht* als Erstmaßnahme zur Abschätzung einer Schocksituation am Notfallort?

a) Beurteilung der Hautdurchblutung.
b) Messung des zentralen Venendrucks.
c) Messung des Blutdrucks.
d) Beobachtung des Füllungszustands der Venen.
e) Zählen der Pulsfrequenz.

5.218 Die *Aufhebung* der Zentralisation im Volumenmangelschock geschieht durch

a) Beatmung;
b) Zufuhr von Volumenersatzmitteln;
c) Infusion von Dobutrex/Dopamin;
d) Heparingabe;
e) Digitalisinjektion.

5.219 Bei einem Patienten mit *ausgedehnter* Verbrennung müssen die Zeichen des Schocks gedeutet werden als Hinweis auf

a) kardiales Versagen;
b) septisches Geschehen;
c) anaphylaktische Reaktion;
d) Volumenmangel;
e) Toxineinwirkung.

Vitalfunktionen

5.220 Die Soforttherapie des Volumenmangelschocks schließt *nicht* ein

 a) Flachlagerung;
 b) Anheben der Beine;
 c) Infusion von Volumenersatzmitteln;
 d) Adrenalingabe;
 e) Blutstillung.

5.221 Welches der genannten Organe wird im Verlauf eines Volumenmangelschocks besonders *schnell* geschädigt?

 a) Rückenmark.
 b) Herz.
 c) Muskulatur.
 d) Niere.
 e) Milz.

5.222 Welcher der genannten Effekte ist *allen* Schockformen letztlich gemeinsam?

 a) Störung der Versorgung des Gewebes.
 b) Blutverlust.
 c) Gestaute Halsvenen.
 d) Rosige Haut.
 e) Bradykardie.

5.223 Welche der genannten Schockformen ist dadurch charakterisiert, daß sie vor allem durch eine *Fehlverteilung* des Bluts im Körper bedingt ist?

 a) Volumenmangelschock.
 b) Anaphylaktischer Schock.
 c) Kardiogener Schock.
 d) Hypoglykämischer Schock.
 e) Verbrennungsschock.

5.224 Ein jugendlicher Patient mit stumpfem *Bauchtrauma* hat einen Blutdruck von 80/60 mm Hg und eine Herzfrequenz von 140/min. Dies ist ein Hinweis auf

 a) Volumenmangel;
 b) alleinige psychische Erregung;
 c) körperliche Unversehrtheit;
 d) Mitverletzung des Kopfes.
 e) Keine der genannten Antworten ist richtig.

5.225 Die sich im Schock entwickelnde Azidose ist *nicht* bedingt durch

 a) Sauerstoffmangel im Gewebe;
 b) gestörte Gewebsdurchblutung;
 c) ungenügenden Abtransport von Stoffwechselprodukten;
 d) Störung des Zellstoffwechsels;
 e) verminderte Leberfunktion.

5.226 Welches der aufgeführten Phänomene tritt bei einer Zentralisation *nicht* auf?

   a) Konzentration der Durchblutung auf wenige Organe.
   b) Ausschließliche Versorgung der Herzkranzgefäße.
   c) Minderung der Hautdurchblutung.
   d) Engstellung der Gefäße.
   e) Tachykardie.

5.227 Welcher der genannten Faktoren vermag *keinen* Schockzustand auszulösen?

   a) Blutverlust in der Bauchhöhle.
   b) Blutverlust nach außen.
   c) Psychischer Streß.
   d) Bakteriengifte.
   e) Herzversagen.

5.228 Ein *Korotkoff-Geräusch* entsteht

   a) bei einem offenen Pneumothorax;
   b) durch entweichende Luft bei Magenblähung;
   c) durch Kehlkopfenge bei akuter Atemwegseinengung;
   d) durch den pulsierenden Blutstrom bei der Blutdruckmessung;
   e) beim allergischen Asthma bronchiale.

5.229 Eine Blutdruckmessung *nach Riva-Rocci* erfolgt durch

   a) Punktion einer peripheren Arterie;
   b) Vorschieben eines Katheters in den rechten Vorhof;
   c) unblutige Messung mit Blutdruckmanschette;
   d) Plazieren einer speziellen Sonde in der V. pulmonalis.
   e) Keine der genannten Aussagen ist richtig.

5.230 Der *kardiogene* Schock wird

   a) durch Medikamente wie Visken/Beloc behandelt;
   b) durch Volumenersatzmittelgabe behandelt;
   c) durch Medikamente wie Dopamin/Dobutrex behandelt;
   d) durch blutdrucksenkende Medikamente behandelt;
   e) vor allem durch eine Schocklagerung behandelt.

5.231 Ein älterer Mensch klagt über plötzlich aufgetretene Atemnot, Schmerzen im Brustkorb und beklemmendes Engegefühl über der Lunge. Welches *Krankheitsbild* kann dem zugrunde liegen?

   a) Angina-pectoris-Anfall.
   b) Lungenembolie.
   c) Herzinfarkt.
   d) Pneumothorax.
   e) Alle genannten Erkrankungen.

5.232 Welche der genannten Maßnahmen ist *nicht* Bestandteil der Erstversorgung am Notfallort bei einem Patienten mit peripheren Knochenbrüchen?

a) Lagerung.
b) Sauerstoffzufuhr.
c) Zentralvenöser Katheter.
d) Sedierung.
e) Schmerzbekämpfung.

Kapitel 6
Regelkreise mit direktem Einfluß auf die Vitalfunktionen

Ordnen Sie den folgenden Beschreibungen 6.1–6.10 den jeweiligen *Fachausdruck* zu:

6.1 harte Hirnhaut
6.2 Hirn- und Rückenmarksflüssigkeit
6.3 Nervenzelle
6.4 Pupillendifferenz
6.5 Teil des vegetativen Nervensystems
6.6 tiefe Bewußtlosigkeit
6.7 Überträgersubstanz im Nervensystem
6.8 Verbindungsstelle an der Nervenzelle
6.9 weiche Hirn- und Rückenmarkshäute
6.10 Zentralnervensystem

a) Sympathikus
b) Koma
c) Neuron
d) Liquor
e) ZNS
f) Synapse
g) Azetylcholin
h) Meningen
i) Anisokorie
k) Dura

Ordnen Sie den folgenden anatomischen Bezeichnungen 6.11–6.14 ihre jeweilige *Funktion* zu:

6.11 Hirnstamm
6.12 Großhirnrinde
6.13 Rückenmark
6.14 Kleinhirn

a) bewußte Wahrnehmungen
b) Steuerung automatischer Bewegungsabläufe
c) Steuerung vegetativer Funktionen
d) Leitung zentraler Impulse an Erfolgsorgane

Ordnen Sie den folgenden Definitionen 6.15–6.17 den jeweiligen *Fachausdruck* zu:

6.15 fehlende Einsicht in örtliche und zeitliche Zusammenhänge
6.16 Erregungszustand z. B. im Rahmen einer Alkoholerkrankung
6.17 gedrückter Gemütszustand z. B. bei seelischer Erkrankung

a) Delir
b) Depression
c) Desorientiertheit

Ordnen Sie den folgenden Krankheitsbeschreibungen 6.18–6.22 den jeweiligen **Fachausdruck** zu:

6.18 zerebrales Anfallsleiden
6.19 im Rahmen der (Spät-) Schwangerschaft akut auftretende, lebensbedrohliche Krämpfe
6.20 plötzlicher Verschluß eines arteriellen Gefäßes
6.21 schwere, seelische Erkrankung mit Persönlichkeitsspaltung
6.22 Schlaganfall

a) Eklampsie
b) Embolie
c) Epilepsie
d) Apoplexie
e) Schizophrenie

Ordnen Sie den folgenden Beschreibungen 6.23–6.27 die jeweiligen *anatomisch-physiologischen Begriffe* zu:

6.23 Anteil des Nervensystems, der sich außerhalb des Schädelinneren und Wirbelkanals befindet
6.24 Anteil des Nervensystems, der auf die Mehrzahl der Organe einen leistungssteigernden Einfluß (z. B. Tachykardie) hat
6.25 Anteil des Nervensystems, der auf die Mehrzahl der Organe einen leistungsmindernden Einfluß (z. B. Bradykardie) hat
6.26 Anteil des Nervensystems, der für die Erhaltung und Fortpflanzung des Organismus von Bedeutung ist
6.27 Anteil des Nervensystems, der sich im Schädelinneren und Wirbelkanal befindet

a) zentrales Nervensystem
b) peripheres Nervensystem
c) vegetatives Nervensystem
d) sympathisches Nervensystem
e) parasympathisches Nervensystem

6.28 Welche der genannten Faktoren spielt für die Atemsteuerung *keine* Rolle?

a) Sauerstoffgehalt des Bluts.
b) Stickstoffgehalt des Bluts.
c) pH-Wert des Bluts.
d) Kohlendioxidgehalt des Bluts.
e) Alle Faktoren spielen eine Rolle.

6.29 *Typische* Kennzeichen des Komas sind

a) keine Reaktion auf Anrufen;
b) keine Reaktion auf Geruchsreize;
c) keine Reaktion auf Schmerzreize;
d) keine Reaktion auf Schütteln.
e) Alle genannten Kennzeichen sind typisch für ein Koma.

6.30 Unter *Meningoencephalitis* versteht man

a) eine Entzündung der Harnblase und Harnröhre;
b) eine Sonderform der Epilepsie;
c) eine Entzündung von Gehirn und weichen Hirnhäuten;
d) Kinderlähmung;
e) Baustoffe von Nervenzellen.

6.31 Welche der genannten Maßnahmen eignet sich *nicht* zur Hirndrucksenkung?

   a) Oberkörperhochlagerung.
   b) Mäßige Hyperventilation.
   c) Blutdruckstabilisierung.
   d) Lagerung des Kopfes in Mittelstellung.
   e) Beatmung mit hohem PEEP.

6.32 Die Blutversorgung des Gehirns wird *vor allem* sichergestellt durch die

   a) A. carotis;
   b) A. subclavia;
   c) A. vertebralis;
   d) A. maxillaris;
   e) A. temporalis.

6.33 Das vegetative Nervensystem steuert *nicht* die Funktion

   a) des Herzens;
   b) der Lunge;
   c) des Magen-Darm-Traktes;
   d) der Niere;
   e) der quergestreiften Muskulatur.

6.34 Welches der genannten Organe ist normalerweise auf die *ständige* Zufuhr von Glukose angewiesen?

   a) Herz.
   b) Leber.
   c) Gehirn.
   d) Niere.
   e) Lunge.

6.35 Was versteht man unter *Schädelgruben?*

   a) Vertiefungen in der Schädelbasis.
   b) Mund- und Rachenraum.
   c) Gehörgänge.
   d) Augenhöhlen.
   e) Nasenhöhlen.

6.36 Welcher der genannten Zustände führt ggf. zu *einseitiger* Pupillenerweiterung?

   a) E-605-Vergiftung.
   b) Atropinvergiftung.
   c) Atemstillstand.
   d) Schädel-Hirn-Trauma.
   e) Heroinvergiftung.

6.37 Der pH-Wert des *Blutes* liegt normalerweise im Bereich von

   a) unter 7,0;
   b) 7,15–7,25;
   c) 7,35–7,45;
   d) 7,50–7,60;
   e) über 7,80.

6.38 Der pH-Wert des *Urins* liegt normalerweise im Bereich von

   a) unter 4;
   b) 4–5;
   c) 6–7;
   d) 8–9;
   e) über 9.

6.39 Bei einem pH-Wert von *7,25* reagiert der Körper

   a) mit vermehrter Schweißbildung;
   b) mit Vertiefung der Atmung;
   c) mit Abflachung der Atmung;
   d) mit verminderter Schweißbildung;
   e) mit keiner der genannten Reaktionen.

6.40 *Wichtigste* Aufgabe der Schweißbildung ist

   a) die Abgabe von Natriumionen;
   b) die Abgabe von Chlorionen;
   c) Konstanterhaltung der Körpertemperatur;
   d) Ausscheidung von Wasser;
   e) die Abgabe von Kaliumionen.

6.41 Das *Atemzentrum* ist lokalisiert

   a) im Großhirn;
   b) im Kleinhirn;
   c) in der Medulla oblongata;
   d) im Rückenmark;
   e) an der Lungenwurzel.

6.42 Wie hoch ist beim *Erwachsenen* der Wasseranteil am Körpergewicht?

   a) Etwa 25%.
   b) Etwa 30%.
   c) Etwa 50%.
   d) Etwa 60%.
   e) Etwa 70%.

6.43 Wie hoch ist bei *Säuglingen* der Wasseranteil am Körpergewicht?

   a) Ca. 25%.
   b) Ca. 35%.
   c) Ca. 50%.
   d) Ca. 60%.
   e) Ca. 75%.

6.44 Welche der genannten Substanzen haben für die Nervenerregung und -leitung die *größte* Bedeutung?

   a) Kalium/Natrium.
   b) Magnesium/Zink.
   c) Kalzium/Chlor.
   d) Phosphor/Eisen.
   e) Alle genannten Substanzen im gleichen Maße.

6.45 Welches der genannten Organe bzw. Stoffe spielt für das Gleichgewicht im Säure-Basen-Haushalt *keine* Rolle?

   a) Lunge.
   b) Niere.
   c) Kohlensäurebikarbonatpuffer.
   d) Haut.
   e) Hämoglobin.

6.46 Welche der genannten Erkrankungen führt *nicht* zu einer primär metabolischen Azidose?

   a) Entgleister Diabetes mellitus.
   b) Atemstillstand.
   c) Niereninsuffizienz.
   d) Schwere Lebererkrankung.
   e) Schock.

6.47 Welche der folgenden Aussagen über die Nierenfunktion ist *richtig?*

   a) Die Nieren gehören zu den besonders wenig durchbluteten Organen.
   b) Die Nieren sind durch Volumenmangelzustände kaum betroffen.
   c) Die Nieren sondern bei Flüssigkeitsmangel vermindert Urin ab.
   d) Die Nierenfunktion kann von anderen Organen zunächst vorübergehend voll übernommen werden.
   e) Das Nachlassen der Urinproduktion im Schock ist ein günstiges Zeichen.

6.48 Welche der genannten Stoffwechselstörungen hat die *größte* notfallmedizinische Bedeutung?

   a) Axuter Leberausfall.
   b) Eiweißmangelzustände.
   c) Glukosestoffwechselstörungen.
   d) Fruchtzuckerunverträglichkeit.
   e) Nebenschilddrüsenerkrankungen.

Kapitel 7
Verfahren zur Behandlung von Notfallpatienten

Ordnen Sie den folgenden Lagerungen (a-p) jeweils ein *typisches* Krankheitsbild (7.1-7.15) zu:

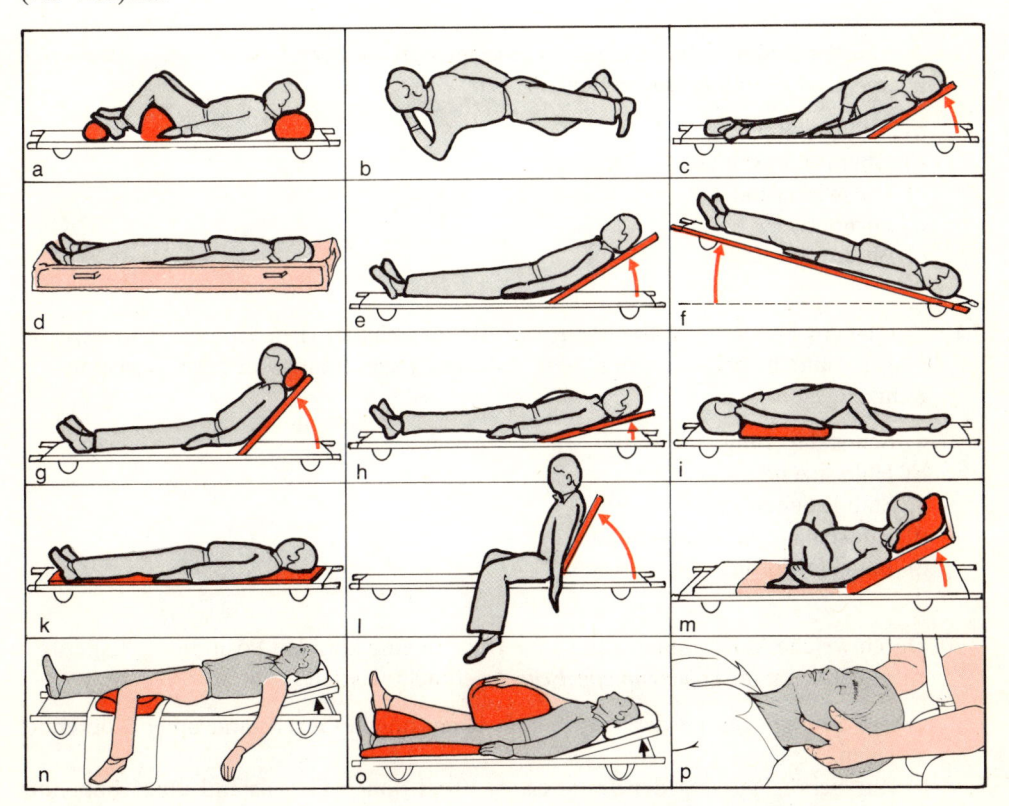

7.1 bewußtloser Patient	7.9 Patient mit Thoraxverletzung
7.2 Patient mit akutem Abdomen	7.10 Patient mit Volumenmangelschock
7.3 Patientin zur Geburt	7.11 Patient mit Ober-Unterschenkelfraktur
7.4 Patient mit Atemnot	7.12 schwangere Patientin
7.5 Patient mit kardiogenem Schock	7.13 Patient mit Halswirbelsäulenverletzung
7.6 Patient mit Lungenödem	7.14 Patient mit venösem Gefäßverschluß
7.7 Patient mit Rückenmarkverletzung	7.15 Patient mit arteriellem Gefäßverschluß
7.8 Patient mit Schädel-Hirn-Verletzung	

7.16 Welche der aufgeführten Lagerungen ist *falsch?*

   a) Bewußtloser Patient: in stabiler Seitenlage.
   b) Patient mit Herzinfarkt: mit erhöhtem Oberkörper.
   c) Patient mit Thoraxverletzung: auf verletzte Seite lagern.
   d) Schwangere: in Rückenlage.
   e) Patient mit arteriellem Verschluß im Bein: mit herabhängendem Bein.

7.17 Welche der genannten Maßnahmen ist bei der Versorgung eines bewußtlosen, schwer verletzten Motorradfahrers *gefährlich?*

   a) Vorsichtiges Abnehmen des Sturzhelmes.
   b) Lagerung auf Vakuummatratze.
   c) Maximales Beugen und Überstrecken des Kopfes.
   d) Vorziehen des Unterkiefers.
   e) Untersuchung auf Verletzung.

7.18 An die Verletzung welcher Körperregion müssen Sie beim bewußtlosen Autofahrer nach Auffahrunfall *besonders* denken?

   a) Achillessehne.
   b) Oberarmmuskulatur.
   c) Halswirbelsäule.
   d) Hirnnerven.
   e) Niere.

7.19 Wie lagern Sie einen *Schwerverletzten* (offenes Schädel-Hirn-Trauma, Thoraxprellmarken und mehrere Extremitätenfrakturen) nach Intubation zum Transport im Fahrzeug?

   a) Schocklagerung.
   b) Halb sitzend.
   c) Stabile Seitenlage.
   d) Rückenlage auf Vakuummatratze.
   e) Bauchlagerung.

7.20 Durch welche Maßnahmen kann eine Trage in eine korrekte Position zur Lagerung eines Patienten im *Volumenmangelschock* gebracht werden?

   a) Zur Schräglagerung der Trage ca. 5-10 cm hohen Gegenstand unter Kopfende legen.
   b) Zur Schräglagerung der Trage ca. 5-10 cm hohen Gegenstand unter Fußende legen.
   c) Zur Schräglagerung der Trage ca. 20-30 cm hohen Gegenstand unter Kopfende legen.
   d) Zur Schräglagerung der Trage ca. 20-30 cm hohen Gegenstand unter Fußende legen.
   e) Keine der genannten Maßnahmen ist geeignet.

Verfahren zur Behandlung von Notfallpatienten

7.21 Welche der genannten Maßnahmen erleichtert den venösen *Rückstrom* zum Herzen?

a) Oberkörperhochlagerung.
b) Knierolle unterlegen.
c) Schocklagerung.
d) Kopf erhöht lagern.
e) Stabile Seitenlage.

7.22 Was versteht man unter verbesserter *Jackson-Position?*

a) Lagerung bei Wirbelsäulenverletzung.
b) Lagerung bei Lungenödem.
c) Erhöhte Lagerung des Kopfes zur Intubation.
d) Lagerung der Frau zur Geburt.
e) Lagerung von Frakturen in einer Schiene.

7.23 Wie lagern Sie einen *bewußtlosen* Patienten, den Sie in Rückenlage mit schnarchender Atmung und regelmäßigem gut tastbarem Puls um 80 Schläge/min vorfinden?

a) Rückenlage mit Knierolle.
b) Schocklagerung.
c) Stabile Seitenlage.
d) Oberkörperhochlagerung mit herunterhängenden Beinen.
e) Kopftieflagerung.

7.24 Was versteht man unter *Autotransfusion?*

a) Übertragung von Blut mit gleicher Blutgruppe.
b) Übertragung von Blutbestandteilen z. B. Erythrozytenkonzentraten.
c) Blutzufuhr aus den Extremitäten durch Hochlagerung.
d) Aufhebung des Schockzustands durch Medikamente.
e) Übertragung von Blut in einem Kraftfahrzeug.

7.25 Wie verhalten Sie sich bei einem Patienten während des Transports, der über *Bauchschmerzen* klagt und keine der in Lehrbüchern empfohlenen Haltungen auf der Trage einnimmt?

a) In stabile Seitenlage bringen und fixieren.
b) Unbedingt in Rückenlage mit Knierolle bringen und fixieren.
c) Patient selbst die ihm angenehmste Lage wählen lassen.
d) Zur Rückenlage überreden.
e) Transport unterbrechen und Arzt herbeiholen.

7.26 Welche der genannten Argumente zur Lagerung sind *nicht* stichhaltig?

a) Lagerung der Schwangeren in Rechtsseitenlage: zur Erleichterung der Atmung.
b) Lagerung mit erhöhtem Oberkörper bei Schädel-Hirn-Verletzten: zur Herabsetzung des Hirndrucks.
c) Lagerung mit Knierolle bei Bauchschmerzen: zur Entspannung der Bauchdecke.
d) Lagerung mit erhöhten Beinen beim Volumenmangel: zur Verbesserung des venösen Rückstroms.
e) Stabile Seitenlage: zum Freihalten der Atemwege beim Bewußtlosen.

7.27 Durch welche Lagerungsmaßnahmen kann die Gefahr einer Aspiration beim *bewußtlosen* Patienten verringert werden?

   a) Taschenmesserposition.
   b) Rückenlagerung.
   c) Stabile Seitenlagerung.
   d) Schocklagerung.
   e) Isolierte Kopfhochlagerung.

Ordnen Sie den Definitionen 7.28–7.39 jeweils den entsprechenden *Fachausdruck* zu:

7.28	Aufnahme von Stoffen über die Atemwege	a) Inspiration
7.29	Einatmung	b) Insufflation
7.30	Einblasen von gasförmigen Stoffen in die oberen Atemwege	c) Insuffizienz
7.31	Eindringen und Vermehrung von Krankheitserregern	d) Infusion
7.32	eingedrückter Knochenbruch	e) Inhalation
7.33	Gelbsucht	f) Injektion
7.34	Mangeldurchblutung	g) Infektion
7.35	ungenügende Leistung	h) Indikation
7.36	Vergiftung	i) Ischämie
7.37	Zufuhr größerer Flüssigkeitsmengen in Körpervenen	k) Intoxikation
7.38	Zufuhr von Medikamenten nach Punktion mit einer Kanüle	l) Impression
7.39	zwingender Grund zur Anwendung eines Behandlungsverfahrens	m) Ikterus

7.40 Bei einer *einseitigen* Intubation liegt die Spitze des Tubus meist

   a) im linken Oberlappenbronchus;
   b) im rechten Mittellappenbronchus;
   c) im linken Oberlappensegmentbronchus;
   d) im rechten Hauptbronchus;
   e) in allen genannten Bronchien etwa gleich häufig.

7.41 Welches der genannten Symptome weist auf eine *Fehllage* des Tubus in der Speiseröhre hin?

   a) Gleichseitiges Heben des Brustkorbs bei Beatmung.
   b) Glucksende Geräusche bei Beatmung.
   c) Normal fühlbarer Atemwegswiderstand bei Beatmung.
   d) Mit dem Stethoskop beidseitig hörbares Atemgeräusch.
   e) Alle Symptome weisen auf korrekte Lage des Tubus hin.

7.42 Welcher der genannten Tuben wird über die *Nase* eingeführt?

a) Guedel-Tubus.
b) Wendl-Tubus.
c) Safar-Tubus.
d) Oxford-Tubus.
e) Kuhn-Tubus.

7.43 Welches der genannten Hilfsmittel wird in der Regel bei der *nasotrachealen* Intubation benötigt?

a) Kornzange.
b) Beißzange.
c) Zungenfaßzange.
d) Magill-Zange.
e) Flachzange.

7.44 *Vor* Beginn einer Masken-Beutel-Beatmung müssen entfernt werden

a) Guedel-Tubus;
b) Wendl-Tubus;
c) Safar-Tubus;
d) alle genannten Tuben;
e) keiner der genannten Tuben.

7.45 Welche Aussage zur Verwendung von Guedel-Tuben ist *richtig?*

a) Für Erwachsene meist Größe 5 geeignet.
b) Für Neugeborene am besten Größe 2 geeignet.
c) Können über Mund und Nase eingeführt werden.
d) Können Brechreiz auslösen.
e) Vor Beginn einer Masken-Beutel-Atmung unbedingt entfernen.

7.46 Welche Aussage zur Verwendung von Wendl-Tuben ist *richtig?*

a) Er wird über den Mund eingeführt.
b) Die Dicke sollte dem Durchmesser des Daumens des Patienten entsprechen.
c) Er sollte soweit vorgeschoben werden, daß er in der Nase verschwindet.
d) Er löst weniger häufig Brechreiz aus als der Guedel-Tubus.
e) Er darf nicht mit Gleitmittel versehen werden.

7.47 Welcher der genannten Tuben löst bei wachen Patienten am *wenigsten* Brechreiz aus?

a) Guedel-Tubus.
b) Wendl-Tubus.
c) Oxford-Tubus.
d) Magill-Tubus.
e) Kuhn-Tubus.

7.48 Welche der genannten Komplikationen wird durch einen Guedel-Tubus *sicher* verhindert?

   a) Ungenügende Atemtätigkeit.
   b) Sauerstoffmangel.
   c) Aspiration.
   d) Verlegung der Atemwege.
   e) Zungenbiß.

7.49 Welcher der genannten Tuben kann normalerweise *nicht* abknicken?

   a) Magill-Tubus.
   b) Kuhn-Tubus.
   c) Wendl-Tubus.
   d) Woodbridge-Tubus.
   e) Alle genannten Tuben knicken häufig ab.

7.50 Die Umrechnung der Einheit *Charrière* in mm Durchmesser bei Tuben erfolgt nach der Formel

   a) Charrière = mm + 18;
   b) (Charrière − 2) geteilt durch 4 = mm;
   c) Charrière = 20 minus mm;
   d) Charrière = (mm + 2000) geteilt durch 35.
   e) Keine der genannten Formeln ist richtig.

7.51 Der Begriff *Charrière* gibt an

   a) den Durchmesser der Blockermanschette;
   b) die Länge des Tubus;
   c) den Durchmesser des Tubus;
   d) den Krümmungswinkel des Tubus.
   e) Keine der Angaben ist richtig.

7.52 Der geeignete Tubus für Kinder (über 1 Jahr) ergibt sich *etwa* nach der Formel (Angabe in Charrière)

   a) Alter + 18;
   b) 36 minus Alter;
   c) 100 minus Gewicht;
   d) Gewicht + 70;
   e) Alter + 30.

7.53 Welchen großen *Vorteil* besitzt die Beatmung nach endotrachealer Intubation gegenüber der Masken-Beutel-Beatmung?

   a) Praktisch erleichterte Durchführung.
   b) Sicherer Aspirationsschutz.
   c) Verkleinerter Totraum.
   d) Kontrollierbares Atemminutenvolumen.
   e) Alle genannten Aussagen beschreiben Vorteile.

Verfahren zur Behandlung von Notfallpatienten

7.54 Die Blockung eines Endotrachealtubus erfolgt

a) grundsätzlich mit 2–3 ml Luft;
b) stets mit 10–12 ml Luft;
c) am besten mit steriler Kochsalzlösung;
d) mindestens mit 20 ml Luft oder Wasser;
e) bei jedem Patienten individuell, bis der Tubus hörbar abdichtet.

7.55 Welche der folgenden Aussagen zur endotrachealen Intubation ist *richtig*.

a) Jeder Rettungssanitäter, der mindestens 3mal am Phantom intubiert hat, darf bei jedem Notfallpatienten das Verfahren anwenden.
b) Mit Absolvierung der 520-Stunden-Ausbildung ist die sichere Beherrschung des Verfahrens garantiert.
c) Bei jedem bewußtseinsgestörten Patienten sollte zuerst eine Intubation erfolgen.
d) Die Intubation sollte nur von Rettungsassistenten durchgeführt werden.
e) Keine Aussage ist richtig.

7.56 Zu welchem *Zweck* wird die Blockermanschette nach endotrachealer Intubation aufgeblasen?

a) Zur Kompression der Schleimhaut beim Ödem.
b) Zum Abdichten der Atemwege.
c) Um ein Abknicken des Tubus zu verhindern.
d) Um ein Herausrutschen des Tubus zu vermeiden.
e) Um eine Fehlintubation erkennen zu können.

7.57 *Komplikationen* der endotrachealen Intubation in Notfallsituationen sind

a) Schädigung von Schneidezähnen;
b) einseitige Beatmung;
c) Schleimhautverletzungen;
d) Abgleiten des Tubus in die Speiseröhre;
e) alle genannten Komplikationen.

7.58 Für die Atemspende bei *Säuglingen* gilt

a) immer als Mund-zu-Nase-Beatmung durchführen;
b) erfordert maximale Überstreckung des Nackens des Kindes;
c) Beatmung jeweils nach tiefer Einatmung durchführen;
d) zur Ausatmung Mund nicht abheben, sondern Luft leicht ansaugen.
e) Keine der Aussagen ist richtig.

7.59 Die Maßnahmen zur Behandlung eines Säuglings mit Atemstillstand umfassen *nicht*

a) Freimachen der Atemwege;
b) mäßiges Überstrecken des Kopfes;
c) Beatmungsfrequenz 30–40/min;
d) Mund-zu-Mund/Nase-Beatmung;
e) Magensonde legen.

7.60 Die Beatmungsfrequenz bei *Erwachsenen* soll etwa liegen bei

   a) 4-6 Atemzüge/min;
   b) 8-10 Atemzüge/min;
   c) 10-18 Atemzüge/min;
   d) 20-25 Atemzüge/min;
   e) 25-30 Atemzüge/min.

7.61 Die Beatmungsfrequenz bei einem *5jährigen Kind* soll etwa liegen bei

   a) 4- 6 Atemzüge/min;
   b) 8-10 Atemzüge/min;
   c) 16-18 Atemzüge/min;
   d) 20-25 Atemzüge/min;
   e) 30-40 Atemzüge/min.

7.62 Das Beatmungsvolumen bei *Erwachsenen* soll etwa liegen bei

   a) 50-100 ml/Atemzug;
   b) 150-200 ml/Atemzug;
   c) 350-500 ml/Atemzug;
   d) 500-1000 ml/Atemzug;
   e) 1500-1800 ml/Atemzug.

7.63 Das Beatmungsvolumen bei einem *5jährigen* Kind soll etwa liegen bei

   a) 50-100 ml/Atemzug;
   b) 150-200 ml/Atemzug;
   c) 300-400 ml/Atemzug;
   d) 400-500 ml/Atemzug;
   e) 500-800 ml/Atemzug.

7.64 Welches ist die *häufigste* Komplikation der Atemspende bzw. der Beatmung mit Maske und Atembeutel?

   a) Hautemphysem.
   b) Magenblähung.
   c) Laryngospasmus.
   d) Pneumothorax.
   e) Glottisödem.

7.65 Bei Überschreitung *welchem* Beatmungsdrucks muß während der Atemspende bzw. Masken-Beutel-Beatmung mit einer Blähung des Magens gerechnet werden?

   a) Ca. 5 cm Wassersäule.
   b) Ca. 10 cm Wassersäule.
   c) Ca. 18 cm Wassersäule.
   d) Ca. 25 cm Wassersäule.
   e) Praktisch nie bei Verwendung der korrekten Maske.

7.66 Das Auftreten von *Schwindel* beim Helfer während der Atemspende ist bedingt durch

a) Anstieg des Kohlendioxids im Blut des Helfers;
b) Abfall des Kohlendioxids im Blut des Helfers;
c) Anstieg des Sauerstoffgehalts im Blut des Helfers;
d) Abfall des Sauerstoffgehalts im Blut des Helfers;
e) Anstieg des Drucks in den Atemwegen des Helfers.

Ordnen Sie den folgenden Behandlungsverfahren 7.67–7.71 ihre jeweilige *Indikation* zu:

7.67 Sauerstoffinhalation
7.68 PEEP-Beatmung (20 cm H_2O)
7.69 Kontrollierte Beatmung
7.70 PEEP-Beatmung (5 cm H_2O)
7.71 Assistierte Beatmung

a) Patient hat keine Eigenatmung
b) Patient hat eine ungenügende Eigenatmung
c) Patient ist trotz guter Atemtätigkeit zyanotisch
d) Patient nach Beinahe-Ertrinken
e) Patient mit speziellen Atemstörungen in der Intensivstation

7.72 Für den *Heimlich-Handgriff* gilt

a) häufig notwendig bei Patienten mit Lungenödem;
b) besonders bei akutem Asthma bronchiale hilfreich;
c) insbesondere nach Beinahe-Ertrinken sinnvoll;
d) fraglich angezeigte Maßnahme mit hohem Risiko von Komplikationen;
e) zur Rettung von Bewußtlosen, z. B. aus Fahrzeugen, geeignet.

7.73 Bei *bewußtseinsgetrübten* Patienten mit schnarchenden Atemgeräuschen muß vorrangig erfolgen

a) endotracheale Intubation;
b) Freimachen der Atemwege;
c) Atemspende;
d) Beatmung mit Atembeutel;
e) Anlegen einer Infusion.

7.74 Welche der genannten Situationen führt i. allg. zu *keiner* Atemwegsverlegung?

a) Zurückfallen der Zunge.
b) Larynxödem.
c) Fremdkörperaspiration.
d) Überstrecken des Kopfes.
e) Bolusgeschehen.

7.75 Welche der genannten Maßnahmen eignet sich *nicht* zum Freihalten der Atemwege?

a) Einführung eines Guedel-Tubus.
b) Mundkeil.
c) Vorziehen des Unterkiefers.
d) Stabile Seitenlage.
e) Überstrecken des Kopfes.

7.76 Welche der genannten Maßnahmen ist *am besten* geeignet, eine Beatmung zu erleichtern?

a) Nackenrolle unterlegen.
b) Guedel-Tubus einlegen.
c) In stabile Seitenlage bringen.
d) Zungenfaßzange einsetzen.
e) Mundkeil einführen.

7.77 Welche der genannten Maßnahmen eignet sich *besonders* zum Freihalten der Atemwege bei Halswirbelverletzungen?

a) Kopf vorbeugen.
b) Kopf maximal überstrecken.
c) Nackenrolle unterlegen.
d) Vorziehen des Unterkiefers.
e) Verbesserte Jackson-Position.

7.78 Welche der genannten Aussagen zur Verwendung von Sauerstoff bei Notfallpatienten ist *richtig?*

a) Sauerstoff sollte wegen der großen Vergiftungsgefahr nur sehr zurückhaltend angewandt werden.
b) Da der Sauerstoff meist ungenügend erwärmt und angefeuchtet wird, treten stets Schleimhautschäden auf.
c) Sauerstoff ist bei korrekter Beatmung mit dem Beutel immer entbehrlich.
d) Bei Verwendung von Wendl-Tuben darf niemals Sauerstoff eingesetzt werden.
e) Keine der Aussagen ist richtig.

7.79 Warum ist bei Kindern die Wahl der korrekten Maskengröße *besonders* wichtig?

a) Um den Totraum möglichst groß zu machen.
b) Um eine entsprechende Anfeuchtung der Atemluft zu erzielen.
c) Um eine ausreichende Anwärmung der Atemluft zu erreichen.
d) Um eine gute Abdichtung im Gesicht zu erreichen.
e) Keine der Aussagen ist richtig.

7.80 Für die Mund-zu-Nase-Beatmung gilt *nicht:*

a) Beatmungsdruckspitzen werden besser abgefangen.
b) Die Abdichtung ist leichter.
c) Entspricht dem normalen Wege der Atemluft.
d) Die Atemwege können leichter frei gehalten werden.
e) Das Verfahren ist technisch schwieriger durchzuführen.

7.81 Bei welchem der genannten Notfälle kann eine Atemspende für den Retter ein *Risiko* darstellen?

a) Stromunfall.
b) Fremdkörperaspiration.
c) E-605-Vergiftung.
d) Schlafmittelintoxikation.
e) Patient mit Asbestose.

7.82 Was versteht man unter **Respirator?**

    a) Lungenflügel.
    b) Schleimiger Auswurf.
    c) Beatmungsgerät.
    d) Akute Erkrankung mit Lungenversagen.
    e) Gerät zur Messung von Atemvolumina.

7.83 Eine *Tracheotomie* ist ein anderes Wort für

    a) Intubation;
    b) Kaiserschnitt;
    c) Luftröhrenschnitt;
    d) Einlegen eines Guedel- oder Wendl-Tubus;
    e) Einstechen von dicken Kanülen in die Luftröhre.

7.84 Eine *Tracheotomie* ist

    a) Bestandteil der Basismaßnahmen der Reanimation;
    b) sehr häufig bei akutem Asthmaanfall notwendig;
    c) nur bei Reizgasinhalation sinnvoll durchzuführen;
    d) extrem selten im Rettungsdienst erforderlich;
    e) sollte stets nach einem mißglückten Intubationsversuch versucht werden.

7.85 Der *Esmarch-Handgriff* dient

    a) zur Erleichterung der endotrachealen Intubation;
    b) zum Freimachen der Atemwege;
    c) zur Vermeidung der Aspiration;
    d) zur Rettung eines Verletzten;
    e) zur Drehung eines Kindes unter der Geburt.

7.86 Der *Rautek-Griff* dient

    a) zur Rettung eines Verletzten;
    b) zur Drehung des Kindes unter der Geburt;
    c) zur Vermeidung der Aspiration;
    d) zum Freimachen der Atemwege;
    e) zur Erleichterung der endotrachealen Intubation.

7.87 Der *Sellick-Handgriff* dient zur

    a) Drehung des Kindes unter der Geburt;
    b) Reposition von Knochenbrüchen;
    c) Aspirationsschutz bzw. Erleichterung der Intubation;
    d) Entfernung von Fremdkörpern aus den Atemwegen;
    e) zur Rettung von Verletzten.

7.88 Der *Heimlich-Handgriff* wird angewendet

   a) zur Reposition von Knochenbrüchen;
   b) zur Entfernung von Fremdkörpern aus den Atemwegen;
   c) zur Rettung von Verletzten;
   d) zur Vermeidung von Aspiration;
   e) zum Freihalten der Atemwege.

7.89 Eine *Koniotomie* ist

   a) ein häufig angewandtes Verfahren zur Blutdrucksenkung;
   b) eine Kehlkopfoperation bei Krebs;
   c) eine spezielle Beatmungstechnik beim Lungenödem;
   d) Intubation über die Nase;
   e) allerletzte Maßnahme zur Ermöglichung einer Beatmung bei Verlegung der oberen Atemwege.

7.90 Welche der genannten Maßnahmen bei Patienten mit akutem Gefäßverschluß ist *richtig?*

   a) Patient auf die Trage legen lassen.
   b) Straff sitzender Verband bei arteriellem Gefäßverschluß.
   c) Durchmassieren der betroffenen Extremität.
   d) Venösen Gefäßverschluß unbedingt tieflagern.
   e) Kühlung der betroffenen Extremität.

7.91 Welche der genannten Beatmungstechniken wird man üblicherweise im Rettungsdienst als *nicht* angemessen ansehen?

   a) Einlegen eines Wendl-Tubus bei zahnlosen Patienten.
   b) Beatmungsbeutel mit Sauerstoffreservoir bei Reanimation.
   c) Verwendung eines Respirators im Rahmen von Sekundärtransporten.
   d) Atemspende bei Atemstillstand im Notarztwagen.
   e) Einsatz eines Masken-Beutel-Systems bei Ateminsuffizienz.

7.92 Welches der folgenden Argumente in bezug auf Notfallrespiratoren ist *falsch?*

   a) Eine konstante Atemfrequenz kann vorgewählt werden.
   b) Es kann eine PEEP-Beatmung erfolgen.
   c) Die Atemtiefe kann festgelegt werden.
   d) Sie eignen sich vor allem zur Beatmung über Maske.
   e) Die Sauerstoffkonzentration kann bis auf 100% gesteigert werden.

7.93 Welche der folgenden Aussagen zur *Druckinfusion* ist richtig?

   a) Voraussetzung ist die Verwendung von Infusionssystemen mit Belüftungsteil.
   b) Glasflaschen sind aus praktischen Gründen zu bevorzugen.
   c) Die Kompression eines Plastikinfusionsbeutels führt mit Sicherheit zur Luftembolie.
   d) Blutdruckmanschetten können Druckinfusionsgeräte ersetzen.
   e) Vor Beginn der Druckinfusion muß der Filter aus der Tropfkammer entfernt werden.

7.94 Wodurch wird die **Luftröhre** ständig offengehalten?

 a) Durch den inneren (endogenen) Luftdruck.
 b) Durch speziell angeordnete Muskulatur.
 c) Durch Knorpelspangen.
 d) Durch Extensionskräfte von Brustkorb und Speiseröhre.
 e) Durch Druckanstieg in der Exspiration.

7.95 Eine **Zyanose** wird sichtbar bei:

 a) Respiratorischer Alkalose.
 b) Abfall der arteriellen CO_2-Konzentration im Blut.
 c) Anstieg der Konzentration von reduziertem Hämoglobin.
 d) Massivem Blutverlust.
 e) Anämischen älteren Personen.

7.96 Welche Wirkung hat ein p_aCO_2 von 30 mm Hg auf das Atemzentrum?

 a) Zunahme der Atemtätigkeit.
 b) Verlangsamung der Atmung.
 c) Atemfrequenz wird nicht verändert.
 d) Es kommt kurzfristig zur Stimulierung der Nierentätigkeit.
 e) Es kommt zum Anstieg der Leukozyten im Blut.

Kapitel 8
Fahrzeuge des Rettungsdienstes

8.1 Welcher der genannten Gegenstände ist für die Ausstattung eines Rettungswagen *nicht* vorgeschrieben?

   a) Guedeltuben (1, 3, 5).
   b) Tragbare Absaugpumpe.
   c) Blutdruckmeßgerät.
   d) Doppelgebläse (Druckinfusion: Glasflasche).
   e) Replantatbeutel.

8.2 Welcher der genannten Gegenstände sollte bei *jedem* Notfallpatienten zur Verfügung stehen?

   a) Geräte zur Notfalldiagnostik (u.a. Stethoskop, Blutdruckmanschette).
   b) Geräte zum Freimachen bzw. Freihalten der Atemwege.
   c) Beatmungsbeutel.
   d) Notfallmedikamente/Infusionslösungen.
   e) Alle genannten Gegenstände.

8.3 Welches der genannten Bestecke ist nach DIN 75080 für *Krankenwagen* vorgeschrieben?

   a) Notintubation.
   b) Venae sectio.
   c) Notgeburt.
   d) Notamputation.
   e) Nottracheotomie.

8.4 Für welches der genannten Fahrzeuge gibt die *DIN 75080* Richtlinien?

   a) Notarzteinsatzfahrzeug.
   b) Notarztwagen.
   c) Rettungshubschrauber.
   d) Krankenkraftwagen.
   e) Für alle genannten Fahrzeuge.

Fahrzeuge des Rettungsdienstes

8.5 Für welchen *Zeitraum* steht in einer 5-l-Flasche Sauerstoff zur Verfügung, wenn ein Druck von 40 angezeigt wird und 4 l/min verabreicht werden sollen?

   a) 5 min.
   b) 50 min.
   c) 40 min.
   d) 200 min.
   e) Kann aus gegebenen Informationen nicht bestimmt gesagt werden.

8.6 Unter *Sterilisation* versteht man

   a) Abwischen von Instrumenten mit sterilem Tuch;
   b) ausschließliches Besprühen von Gegenständen mit einer sterilen Lösung;
   c) Vernichtung oder Beseitigung von lebenden Mikroorganismen;
   d) Verminderung der Anzahl von Krankheitserregern;
   e) Abwaschen von Gegenständen in steriler Flüssigkeit.

8.7 In welcher der genannten Situationen muß eine *Desinfektion* des Fahrzeugs durch einen Desinfektor vorgenommen werden?

   a) Einmal in der Woche.
   b) Nach jedem Transport von internistischen Patienten.
   c) Nach Transport eines Patienten mit meldepflichtiger Infektionskrankheit.
   d) Jedes halbe Jahr.
   e) In keiner der genannten Situationen.

8.8 Welches der genannten Verfahren eignet sich *nicht* zur Desinfektion?

   a) Abspritzen mit Desinfektionsmittel.
   b) Einlegen in Desinfektionslösung.
   c) Behandlung mit ultravioletter Strahlung.
   d) Verwendung von feuchter Heißluft.
   e) Abwaschen mit warmem Wasser.

8.9 Welche der genannten Maßnahmen eignet sich *nicht* zur Durchführung einer korrekten Desinfektion?

   a) Vorreinigung der Gegenstände.
   b) Zugabe eines Schusses Desinfektionsmittel in eine Lösung.
   c) Beachtung der vorgeschriebenen Einwirkzeit.
   d) Verwendung eines geeigneten Desinfektionsmittels.
   e) Nachreinigung der Gegenstände.

8.10 Welche der Angaben bezüglich der Ausstattung eines Notfallarztkoffers nach DIN 13232 ist *falsch?*

   a) 2 Magillzangen.
   b) 6 Venenverweilkanülen.
   c) 4 Infusionsgeräte.
   d) 9 Endotrachealtuben.
   e) 3 Einführungsmandrins.

8.11 Welches der genannten Instrumente ist nach DIN 13233 *nicht* Bestandteil eines Notfallarztkoffers für Säuglinge und Kleinkinder?

 a) 2 Laryngoskopspatel, Kleinkinder.
 b) 1 Beatmungsmaske.
 c) 4 Guedel-Tuben.
 d) 6 Endotrachealtuben.
 e) 1 Magillzange.

8.12 Der Kontakt mit welcher der genannten Stoffe gilt als besonders *infektionsträchtig?*

 a) Blut.
 b) Urin.
 c) Speichel.
 d) Stuhl.
 e) Tränenflüssigkeit.

8.13 Welche der folgenden Techniken gilt als besonders *infektionsträchtig?*

 a) Verwendung von Masken-Beutel-Systeme zur Beatmung.
 b) Tragen von Einmalhandschuhen.
 c) Abbiegen von gebrauchten Kanülen.
 d) Kontakt mit Blut.
 e) Benutzung alkoholhaltiger Desinfektionslösungen.

8.14 Ziel der Medizingeräteverordnung ist *nicht:*

 a) Vermeidung durch mangelnde Wartung verursachter technischer Defekte.
 b) Gewährleistung einer ausreichenden Gerätepflege.
 c) Beschränkung der Zahl von energetisch betriebenen Geräte im Rettungsdienst.
 d) Sicherstellung einer ausreichenden Einweisung in die Gerätebedienung.
 e) Vermeidung von Fehlbedienungen.

Ordnen Sie die Geräte 8.15-8.23 in die jeweiligen *MedGV-Gruppen* 1 bis 4 ein:

 a) Gruppe 1   8.15 Elektrische Absaugpumpe
 b) Gruppe 2   8.16 PEEP-Ventil
 c) Gruppe 3   8.17 Defibrillator
 d) Gruppe 4   8.18 Luftkammerschiene
                  8.19 Beatmungsbeutel
                  8.20 Infusionspumpe
                  8.21 Laryngoskop
                  8.22 Notfallrespirator
                  8.23 Inkubator

Kapitel 9
Medizinische Probleme des Patiententransports

9.1 Ein Funkgespräch im Rettungsdienst wird *begonnen* durch

 a) Nennung des eigenen Namens;
 b) Nennung der eigenen Fahrzeugbezeichnung;
 c) Nennung der eigenen Rettungsorganisation;
 d) Nennung des Ansprechpartners;
 e) Nennung des Anliegens.

9.2 Welche *Bedeutung* hat eine beschriftete, orangefarbige, vorne und hinten an einem LKW befestigte Tafel?

 a) Kennzeichnung für gefährliche Transportgüter.
 b) Kennzeichnung von Transporten mit orangefarbigen Stoffen.
 c) Kennzeichnung von wäßrigen Flüssigkeiten wie Wein, Milch etc.
 d) Kennzeichnung von Transporten einer bestimmten Spedition.
 e) Kennzeichnung von Transporten ins Ausland.

9.3 Was versteht man unter einem *Sekundäreinsatz?*

 a) Patient wird zum zweiten Mal im gleichen Fahrzeug transportiert.
 b) Transport mit zwei Rettungswagen gemeinsam.
 c) Transport eines Patienten von einem (erstversorgenden) in ein anderes (weiterversorgendes) Krankenhaus.
 d) Zweiter Transport eines Fahrzeugs mit gleicher Besatzung.
 e) Patient wird nacheinander in zwei Fahrzeugen transportiert ohne in einer Klinik gewesen zu sein.

9.4 Wie hoch sollte die Temperatur in einem *Inkubator* während des Transports sein?

 a) 20 °C.
 b) 25 °C.
 c) 30 °C.
 d) 37 °C.
 e) 40 °C.

9.5 Welche der genannten Informationen muß der *Polizei* nach einem Verkehrsunfall gegeben werden?

    a) Informationen über die Familie der Patienten.
    b) Verdacht auf Alkoholgenuß.
    c) Genaues Ausmaß der Verletzungen.
    d) Art der Verletzungen.
    e) Keine der genannten Informationen.

9.6 Welcher der genannten Umstände wird als *nicht* natürlicher Tod bezeichnet?

    a) Selbstmord durch Tabletteneinnahme.
    b) Tod durch Erhängen.
    c) Tod durch Fremdeinwirkung.
    d) Tod bei Verkehrsunfall.
    e) Alle genannten Umstände.

9.7 In welcher Situation muß die *Polizei* bzw. Staatsanwaltschaft zugezogen werden?

    a) Unbekannte Leiche.
    b) Unklare Todesumstände.
    c) Verdacht auf Fremdeinwirkung.
    d) Nicht natürlicher Tod.
    e) In allen genannten Situationen.

9.8 Leistet ein Rettungssanitäter in seiner Freizeit bei einem Verkehrsunfall erste Hilfe und erleidet dabei einen persönlichen Schaden, ist er hierbei *versichert*

    a) durch die Haftpflichtversicherung des Patienten;
    b) nur wenn er eine persönliche Unfallschutzversicherung abgeschlossen hat;
    c) auf der Basis der Reichsversicherungsordnung;
    d) durch die Hilfsorganisation, falls er anschließend den Transport des Patienten begleitet.
    e) Grundsätzlich nicht versichert.

9.9 Welches *Problem* stellt sich bei der Versorgung eines Patienten in großer Höhe?

    a) Die Zusammensetzung der Luft ist völlig anders als in Meereshöhe.
    b) Der Anteil an Sauerstoff in der Luft ist wesentlich vermindert.
    c) Der Anteil an Kohlendioxid in der Luft ist wesentlich erhöht.
    d) Durch den geringeren Luftdruck ist der Sauerstoffteildruck herabgesetzt.
    e) Die Höhe spielt für die Sauerstoffaufnahme des Organismus keine Rolle.

9.10 Der *Schallpegel* in Rettungsfahrzeugen im Einsatz liegt in Größenordnungen von

    a)   3–   6 dB(A).
    b) 15– 20 dB(A).
    c) 40– 50 dB(A).
    d) 80–100 dB(A).
    e) 180–200 dB(A).

Kapitel 10
Organisation und Einsatztaktik

10.1 Welche Maßnahmen müssen Sie ergreifen, wenn ein Patient mit Verdacht auf *Salmonellen* transportiert wird?

  a) Desinfektion des Fahrzeugs.
  b) Kleiderwechsel.
  c) Meldung an das Gesundheitsamt.
  d) Körperliche Desinfektion.
  e) Alle genannten Maßnahmen.

10.2 Welcher der genannten Umstände rechtfertigt eine Fahrt mit *Sondersignal?*

  a) Alle Transporte mit Notarzt an Bord.
  b) Transporte von Patienten mit unmittelbarer Bedrohung des Lebens.
  c) Alle Transporte, die ursprünglich als Notfall gemeldet wurden.
  d) Alle Transporte, die durch Einsatz des Sondersignals beschleunigt abgewickelt werden können.
  e) Alle Transporte mit Verletzten.

10.3 In welcher Situation sollte ein Notarzt *von vornherein* mitalarmiert werden?

  a) Notfall mit schwerwiegender Störung der Atmung.
  b) Notfall mit schwerwiegender Störung des Herz-Kreislauf-Systems.
  c) Unfall, bei dem mit schweren Verletzungen gerechnet werden muß.
  b) Unfall, bei dem mit mehreren Verletzten gerechnet werden muß.
  e) In allen genannten Situationen.

10.4 In welcher Situation sollte der Notarzt, wenn nicht von Anfang an erfolgt, *nachalarmiert* werden?

  a) Atem- und Kreislaufstillstand.
  b) Plötzlich auftretende Herzrhythmusstörungen mit Blutdruckabfall.
  c) Anhaltender Krampfanfall.
  d) Notwendig werdende kontrollierte Beatmung.
  e) In allen genannten Situationen.

10.5 In welcher der genannten Situationen ist ein Mittransport von Angehörigen immer *sinnvoll?*

    a) Bewußtlose Person.
    b) Kindlicher Notfall.
    c) Intoxikierter Patient.
    d) Wiedererwachter Epileptiker.
    e) Schwer Schädel-Hirn-Verletzter.

10.6 In welcher der genannten Situationen ist der Einsatz eines Rettungshubschraubers *vorzuziehen?*

    a) Sekundäreinsatz über weite Strecken.
    b) Transport einer Vielzahl von Patienten.
    c) Patient wünscht einen Hubschrauberflug.
    d) Patient ist im Besitz eines Flugscheins.
    e) Immer wenn der Rettungshubschrauber vor Ort ist.

10.7 Welche der genannten Maßnahmen ist *nicht* geeignet, den Landeanflug des Rettungshubschraubers zu erleichtern?

    a) Einweisung durch Winken.
    b) Freimachen einer geeigneten Landefläche.
    c) Information über Funk über spezielle Gegebenheiten.
    d) Einschalten von Lichtquellen bei ungünstigen Witterungsbedingungen.
    e) Dauerhupton aller anwesenden Fahrzeuge.

10.8 Welches der genannten Argumente bezüglich des Vorteils eines Rettungshubschraubers ist *nicht* stichhaltig?

    a) Bessere Einsatzbedingungen rund um die Uhr.
    b) Schonender Transport.
    c) Schneller Abtransport von Material und Helfern.
    d) Unabhängigkeit von Straßenverkehrsverhältnissen.
    e) Alle genannten Argumente sind stichhaltig.

10.9 Welcher der genannten Faktoren spricht *gegen* die Landung eines Rettungshubschraubers?

    a) Keine Hochspannungsleitung in der Nähe.
    b) Ebene Landefläche.
    c) Fester Untergrund.
    d) Landeplatz von 7·7 m.
    e) Keiner der genannten Faktoren spricht dagegen.

10.10 Welche Grundregel gilt für die Annäherung an einen soeben *gelandeten* Rettungshubschrauber?

    a) Immer von hinten, Blick zur Hecktür.
    b) Immer von vorne, Blickkontakt zum Piloten.
    c) Nur auf Anweisung der Polizei.
    d) Immer von der Seite, Blick zur Patiententrage.
    e) Es gibt keine grundsätzlichen Regeln.

Organisation und Einsatztaktik

10.11 Die Landefläche für einen Hubschrauber sollte eine *Fläche* haben von

a) 7·7 m;
b) 15·15 m;
c) 25·25 m;
d) 35·35 m;
e) 45·45 m.

10.12 In welcher der genannten Situationen kann auf die Hinzuziehung der Polizei *verzichtet* werden?

a) Natürlicher Tod durch Herzversagen.
b) Verkehrsunfall mit Verletzten.
c) Selbstmord durch CO_2-Inhalation.
d) Messerstecherei mit mehreren Leichtverletzten.
e) Tod durch Einklemmen in einer Schrottpresse.

10.13 Welche der folgenden Aussagen zu den Warntafeln beim Transport gefährlicher Güter ist *falsch?*

a) Die obere Zahl kennzeichnet die Gefährlichkeit.
b) Die Warntafeln sind orangenfarben rückstrahlend.
c) Ziffernkombinationen mit der Zahl 7 deuten auf spezielle Gefahren hin.
d) Die obere Ziffernreihe ist zweistellig, die untere vierstellig.
e) Die untere Zahl kodiert die genaue chemische Bezeichnung.

10.14 Bei welcher der folgenden Erkrankungen ist schon der Krankheitsverdacht *meldepflichtig* (Bundesseuchengesetz)?

a) Keuchhusten.
b) Tollwut.
c) Masern.
d) Scharlach.
e) AIDS.

10.15 Welche der folgenden Informationen muß nach Eintritt eines *Massenunfalles* von der Rettungsleitstelle eingeholt werden?

a) Zahl der Ärzte, die an den Schadensort zu bringen sind.
b) Zahl der Intensivbehandlungsplätze, die aktuell in einer Klinik zur Verfügung stehen.
c) Zahl der Leichtverletzten, die in einem Krankenhaus aufgenommen werden können.
d) Zahl der Op.-Teams, die in einer Klinik parallel arbeiten können.
e) Alle genannten Informationen.

10.16 Welche der folgenden Notfallmeldungen erfordert primär *keine* Notarztalarmierung?

    a) Asthmaanfall mit Zyanose.
    b) Stumpfe Bauchverletzung mit Schockzeichen.
    c) Vorübergehender Ohnmachtsanfall.
    d) Einklemmung mit Atemnot.
    e) Zunehmendes Engegefühl in der Brust.

Kapitel 11
Kreislaufstillstand und Wiederbelebung

11.1 Welche der genannten Komplikationen ist *untypisch* im Rahmen einer Reanimation?

    a) Hämatothorax.
    b) Sternumfraktur.
    c) Rippenfraktur.
    d) Pneumothorax.
    e) Beckenfraktur.

11.2 Wiederholte *Unterbrechungen* der Wiederbelebungsmaßnahmen führen zu

    a) verschlechterten Wiederbelebungschancen des Herzens;
    b) zusätzlicher Schädigung der Zellen durch Sauerstoffmangel;
    c) einer Zunahme der metabolischen Azidose;
    d) einer Zunahme der Spätschäden nach Reanimation;
    e) allen genannten Schäden.

11.3 Die elektrische *Defibrillation* ist Methode der Wahl bei

    a) Asystolie;
    b) Kammerflimmern;
    c) Sinustachykardie;
    d) Vorhofflimmern;
    e) elektromechanischer Entkoppelung.

11.4 Die metabolische *Azidose* beim Kreislaufstillstand wird behandelt durch

    a) NaCl 0,9%;
    b) Ringer-Laktatlösung;
    c) Natriumbikarbonatlösung;
    d) Suprarenin;
    e) Xylocain.

11.5 Die Ableitung eines *EKG* beim Kreislaufstillstand

    a) dient zur Bestimmung des Schockindex;
    b) ersetzt die Blutdruckmessung;
    c) liefert Information über die Durchblutung des Herzens;
    d) ermöglicht die Unterscheidung von Asystolie und Kammerflimmern;
    e) klärt die Ursache des Kreislaufstillstandes.

11.6 Bei der kardiopulmonalen Reanimation durch *zwei* Helfer werden pro Minute durchgeführt ca.

a) 60-80 Herzdruckmassagen und 10-12 Beatmungen;
b) 10-12 Herzdruckmassagen und 60-80 Beatmungen;
c) 30-40 Herzdruckmassagen und 30-40 Beatmungen;
d) 60-80 Herzdruckmassagen und 30-40 Beatmungen;
e) 60-80 Herzdruckmassagen und 60-80 Beatmungen.

11.7 Der Brustkorb des *Erwachsenen* sollte bei der Herzdruckmassage zusammengedrückt werden um ca.

a) 1-2 cm;
b) 2-3 cm;
c) 4-5 cm;
d) 5-8 cm;
e) 8-10 cm.

11.8 Die *Defibrillationselektroden* sollen aufgesetzt werden

a) auf jeder Brustwarze;
b) entlang der Herzachse;
c) oberhalb und unterhalb des linken Schlüsselbeins;
d) untereinander auf dem Brustbein;
e) auf dem rechten und linken Rippenbogen.

11.9 Zu welchem Zeitpunkt wird der Notarzt bei massiv *unterkühltem* Patienten eine Reanimation beenden (lassen)?

a) Nach 10 min.
b) Nach 30 min.
c) Nach Normalisierung der Körpertemperatur in der Klinik.
d) Nach Erreichen einer Körpertemperatur von 32 °C.
e) Nur wenn Kammerflimmern vorliegt.

11.10 Welche der aufgeführten *Lagerungsmaßnahmen* eignet sich zur Durchführung einer Wiederbelebung?

a) Rückenlage.
b) Knierolle.
c) Stabile Seitenlage.
d) Oberkörperhochlagerung.
e) Bauchlage.

11.11 Welche der genannten Maßnahmen eignet sich zur Behebung einer *Asystolie?*

a) Nitrolingualspraygabe.
b) Suprarenininjektion.
c) Defibrillation.
d) Isoptinsalbenanwendung.
e) Xylocaininfusion.

Kreislaufstillstand und Wiederbelebung

11.12 Typisches Zeichen des klinischen Todes ist *nicht*

a) weite Pupillen;
b) fehlender Karotispuls;
c) Pupillendifferenz;
d) Atemstillstand;
e) Bewußtlosigkeit.

11.13 Bei der kardiopulmonalen Reanimation durch *einen* Helfer gilt für das Verhältnis Herzdruckmassage : Beatmung?

a) 1:1.
b) 15:2.
c) 2:15.
d) 5:1.
e) 1:5.

11.14 Bei der kardiopulmonalen Reanimation nichtintubierter Patienten durch *zwei* Helfer gilt für das Verhältnis Herzdruckmassage : Beatmung?

a) 1:1.
b) 15:2.
c) 2:15.
d) 5:1.
e) 1:5.

11.15 Welche der genannten Maßnahmen ist beim Atem- und Kreislaufstillstand *zuerst* durchzuführen?

a) Herzdruckmassage.
b) Sauerstoffzufuhr.
c) Schaffung eines venösen Zugangs.
d) Injektion von Suprarenin.
e) Freimachen der Atemwege.

11.16 Welche der genannten Maßnahmen ergreifen Sie bei einem Patienten mit Schnappatmung *zuerst?*

a) Herzdruckmassage.
b) Endotracheale Intubation.
c) Beatmung.
d) Schaffung eines venösen Zugangs.
e) Sauerstoffnasensonde.

11.17 In welchem *Zeitraum* nach Kreislaufstillstand kommt es zum Weitwerden der Pupillen?

a) Sofort.
b) Nach 5-10 s.
c) Nach ca. 1 min.
d) Nach 2-3 min.
e) Nach 4-5 min.

11.18 Welches der genannten EKG-Bilder paßt *nicht* zum Befund Kreislaufstillstand?

   a) Vorhofflimmern.
   b) Asystolie.
   c) Elektromechanische Entkoppelung.
   d) Kammerflimmern.
   e) Alle genannten EKG-Bilder sind typisch für den Kreislaufstillstand.

11.19 Durch *korrekte* Herzdruckmassage werden arterielle Blutdruckwerte erreicht von

   a) 30–50 mm Hg;
   b) 50–70 mm Hg;
   c) 80–100 mm Hg;
   d) 120–140 mm Hg;
   e) 140–180 mm Hg.

11.20 Welche der genannten Substanzen ist am besten geeignet, eine *Asystolie* zu beseitigen?

   a) Atropin.
   b) Alupent.
   c) Natriumbikarbonat.
   d) Xylocain.
   e) Suprarenin.

11.21 Welches der genannten Symptome weist auf eine *erfolglose* Reanimation hin?

   a) Zunehmend entrundete Pupillen.
   b) Karotispuls bei jeder Herzdruckmassage tastbar.
   c) Abnahme der Zyanose.
   d) Kleiner werdende Pupillen.
   e) Wiedereinsetzen der Spontanatmung.

11.22 Bei der kardiopulmonalen Reanimation sollten die Medikamente *grundsätzlich* gegeben werden

   a) intramuskulär;
   b) intraarteriell;
   c) intravenös;
   d) intrakutan;
   e) subkutan.

11.23 Der Erfolg einer kardiopulmonalen Reanimation kann *nicht* beurteilt werden durch

   a) Pulstastung;
   b) Pupillenbeurteilung;
   c) Abhören des Herzens;
   d) Feststellen von Rasselgeräuschen über der Lunge;
   e) EKG-Ableitung.

Kreislaufstillstand und Wiederbelebung

11.24 Unter *elektromechanischer Entkoppelung* versteht man

a) Störung im Defibrillationsgerät;
b) Krämpfe bei Stromunfallpatienten;
c) elektrische Aktivität des Herzens ohne Pumpleistung;
d) Überleitungskabel zum EKG-Monitor;
e) Übererregbarkeit der Herzmuskulatur.

11.25 Welche der genannten Aussagen über die kardiopulmonale Reanimation durch zwei Helfer bei Erwachsenen ist *falsch?*

a) Druckpunkt: untere Sternumhälfte, oberhalb des Schwertfortsatzes.
b) Druckentlastung: nach je 5 Kompressionen Hände vom Thorax abheben.
c) Druckrichtung: senkrecht von oben.
d) Druckdauer: Druck- und Entlastungsphase sollen etwa gleich lang sein.
e) Druckfrequenz: auf je 5 Kompressionen folgt eine Beatmung.

11.26 Nach welchem Zeitraum treten in der Regel beim Kreislaufstillstand *unwiderrufliche* Schäden im Gehirn ein?

a) Nach 2 min.
b) Nach 5 min.
c) Nach 8 min.
d) Nach 10 min.
e) Nach 15 min.

11.27 In welcher der genannten Situationen ist der *praekordiale Schlag* angezeigt?

a) Zur Behebung eines Atemstillstands.
b) Zum Freimachen der Atemwege bei Fremdkörperaspiration.
c) Zur Behandlung eines beobachteten Kreislaufstillstands.
d) Zur Behebung von Vorhofflimmern.
e) Zur Behandlung einzelner ventrikulärer Extrasystolen.

11.28 Welches der genannten Krankheitsbilder *kann* zu einem Kreislaufstillstand führen?

a) Herzrhythmusstörungen.
b) Elektrolytungleichgewicht.
c) Überempfindlichkeitsreaktionen.
d) Herzinfarkt.
e) Alle genannten Erkrankungen.

11.29–11.38

Notfallmeldung:
Aus einer Telefonzelle wird über die allgemeine Notrufnummer gemeldet, in der Innenstadt sei ein Mann auf der Straße umgefallen, würde zunehmend blau anlaufen und nicht mehr atmen. Er liege leblos da.

11.29 Welche Maßnahmen sind von seiten der **Rettungsleitstelle** zu ergreifen?
- a) Überbrückend Krankenwagen, der in unmittelbarer Nähe von einem Einsatz zurückkehrt, alarmieren.
- b) Notarzt alarmieren.
- c) Rettungswagen alarmieren.
- d) Alle genannten Maßnahmen.
- e) Keine der genannten Maßnahmen, da für derartige Notfälle immer der Hausarzt zuständig ist.

Situation am Notfallort (zwei Rettungssanitäter anwesend):
Ein etwa 60jähriger Mann liegt bewegungslos in Seitenlage auf dem Gehsteig.

11.30 Welche Krankheitsbilder kommen aufgrund der Notfallmeldung und der Situation **ursächlich** in Betracht?
- a) Epileptischer Anfall.
- b) Intrakranielle Blutung.
- c) Atemwegsverlegung.
- d) Kreislaufstillstand.
- e) Alle genannten Krankheitsbilder.

11.31 Welche *Erstmaßnahmen* sind vom Rettungsassistenten/Rettungssanitäter durchzuführen?
- a) Suche nach offensichtlichen Verletzungen.
- b) Pulskontrolle.
- c) Feststellung von Atemtätigkeit.
- d) Ermittlung der Bewußtseinslage.
- e) Alle genannten Maßnahmen.

11.32 Welche *Maßnahmen* sind beim Befund Atem- und Kreislaufstillstand zu ergreifen?
- a) Herzdruckmassage.
- b) Beatmung.
- c) Freimachen der Atemwege.
- d) Sauerstoffzufuhr.
- e) Alle genannten Maßnahmen.

11.33 Welche der *erweiterten* Maßnahmen sind (insbesondere) nach Eintreffen des Arztes notwendig?
- a) Vorbereiten einer Natriumbikarbonatinfusion.
- b) Bereitstellung eines Monitordefibrillationsgeräts.
- c) Venöser Zugang.
- d) Ableitung eines EKG.
- e) Alle genannten Maßnahmen.

Kreislaufstillstand und Wiederbelebung

11.34 Welches der aufgeführten Medikamente kommt in dieser Situation primär *nicht* in Betracht?

a) Xylocain.
b) Valium.
c) Suprarenin.
d) Natriumbikarbonat.
e) Alle genannten Medikamente bewirken hier eine Kreislaufstabilisierung.

Weiterer Verlauf:
Durch adäquate Maßnahmen kommt es zum Wiedereinsetzen einer effektiven Herztätigkeit und einer insuffizienten Spontanatmung. Puls: unregelmäßig, 70/min, Blutdruck (RR): 65/40 mm Hg, Pupillen: mittelweit mit träger Lichtreaktion.

11.35 Welche Maßnahmen sind zu diesem Zeitpunkt *sinnvoll?*

a) Assistierte Beatmung.
b) Blutdrucküberwachung.
c) Infusion von Dopamin/Dobutrex.
d) Kontinuierliches EKG-Monitoring.
e) Alle genannten Maßnahmen.

11.36 Mit welchen *Komplikationen* muß im weiteren Verlauf gerechnet werden?

a) Atemstillstand.
b) Herzrhythmusstörungen.
c) Kammerflimmern.
d) Blutdruckabfall.
e) Mit allen genannten Komplikationen.

11.37 Mit welcher inspiratorischen *Sauerstoffkonzentration* sollte der Patient bis zum Eintreffen in der Klinik beatmet werden?

a) 100%.
b) 75%.
c) 50%.
d) 30%.
e) 21%.

11.38 Welche der genannten Maßnahmen ist vom Rettungsassistenten/Rettungssanitäter *zuerst* zu ergreifen, wenn es während der Fahrt zum Kreislaufstillstand kommt?

a) Lidocainbolusgabe.
b) Defibrillation.
c) Suprarenininjektion.
d) Natriumbikarbonatinfusion.
e) Basismaßnahmen der Reanimation.

Kapitel 12

Störungen der Atmung

12.1 Unter einem *Pseudokruppanfall* versteht man eine

  a) kurzzeitige Bewußtlosigkeit bei Herzrhythmusstörungen;
  b) besondere Form eines Krampfanfalls bei Schwangeren;
  c) akute Entzündung der Atemwege bei kleinen Kindern;
  d) durch zu hohe Harnsäure bedingte Schmerzattacke in einzelnen Gelenken;
  e) Erregungszustand im Rahmen einer Gehirnhautentzündung.

12.2 Welches der genannten Medikamente ist *nicht* zur Behandlung eines Kindes mit Pseudokrupp geeignet?

  a) Valium.
  b) Chloralhydratrektiolen.
  c) Kortisonpräparate.
  d) Morphin.
  e) Sauerstoff.

12.3 Welches der genannten Krankheitsbilder kann durch *Aspiration* von Mageninhalt ausgelöst werden?

  a) Pneumonie.
  b) Pneumothorax.
  c) Asthma bronchiale.
  d) Tuberkulose.
  e) Kardiales Lungenödem.

12.4 Welche der genannten Maßnahmen ist *nicht* zur Vermeidung einer Aspiration geeignet?

  a) Endotracheale Intubation.
  b) Stabile Seitenlage.
  c) Mundkeil.
  d) Vermeidung hoher Beatmungsdrucke bei Maskenbeatmung.
  e) Vermeidung einer abdominellen Kompression.

Störungen der Atmung

12.5 Welche der genannten Maßnahmen eignet sich *nicht* zur Behandlung eines Patienten nach Aspiration?

   a) Absaugen.
   b) PEEP-Beatmung.
   c) Sauerstoffzufuhr.
   d) Endotracheale Intubation.
   e) Beatmung mit niedrigen Sauerstoffkonzentrationen.

12.6 Was versteht man unter einem *Spannungspneumothorax?*

   a) Pneumothorax nach Punktion mit einer Ventilkanüle.
   b) Ansammlung von Luft im Pleuraraum, die sich von alleine zurückbildet.
   c) Akut lebensbedrohliche Situation mit zunehmender Luftmenge im Pleuraraum.
   d) Erschwerte Atmung bei enggestellten Bronchien.
   e) Durch PEEP-Beatmung ausgelöste Veränderungen des Lungengewebes.

12.7 Welche der genannten Maßnahmen eignet sich zur Behebung eines *Spannungspneumothorax?*

   a) PEEP-Beatmung.
   b) Lagerung in Kopftieflage.
   c) Tracheotomie.
   d) Pleurapunktion.
   e) Koniotomie.

12.8 Unter einem *Hyperventilationssyndrom* versteht man

   a) verstärkte Atmung auf Grundlage einer seelischen Ursache;
   b) durch Störung im Säuren-Basen-Haushalt verminderte Atmung;
   c) durch enggestellte Bronchien erschwerte Atmung;
   d) durch Störung im Säuren-Basen-Haushalt verstärkte Atmung;
   e) durch Entzündung im Kehlkopfbereich gestörte Atmung.

12.9 Welche der genannten Komplikationen kann *sicher* durch eine endotracheale Intubation verhindert werden?

   a) Erbrechen.
   b) Aspiration.
   c) Zentrale Atemstörung.
   d) Pneumothorax.
   e) Lungenödem.

12.10 Eine *Zyanose* entsteht durch

   a) Übersäuerung des Bluts;
   b) Überschuß an Kohlendioxid;
   c) Mangel an Kohlendioxid;
   d) Überschuß an Sauerstoff;
   e) Mangel an Sauerstoff.

12.11 Welcher der genannten Faktoren kann einen *Asthma-bronchiale-Anfall* auslösen?

   a) Psychische Belastung.
   b) Sauerstoffmangel.
   c) Durchfallerkrankung.
   d) Linksherzversagen.
   e) Flüssigkeitsmangel.

12.12 Welches der genannten Symptome ist *typisch* für einen Asthma-bronchiale-Anfall?

   a) Einseitig aufgehobenes Atemgeräusch.
   b) Fieber.
   c) Inverse Atmung.
   e) Paradoxe Atmung.
   e) Keuchende, pfeifende Atmung.

12.13 Welche der genannten Maßnahmen eignet sich *nicht* zur Behandlung eines Patienten im Status asthmaticus?

   a) Sauerstoffzufuhr.
   b) Sedierung.
   c) Gabe von Euphyllin.
   d) PEEP-Beatmung.
   e) Gabe von Kortisonpräparaten.

12.14 Unter einem *Status asthmaticus* versteht man

   a) Sonderform des Asthmas mit Ausbildung eines Lungenödems.
   b) Sonderform des Asthmas mit Linksherzbelastung.
   c) Schwerer, über Stunden andauernder Asthmaanfall.
   d) Zustand nach Abklingen eines Asthmaanfalls.
   e) Relativ harmloser Asthmaanfall.

12.15 Beim Asthma bronchiale ist *vor allem* die

   a) Einatmung erschwert;
   b) Ausatmung erschwert;
   c) Atemregulation gestört;
   d) Zwerchfellatmung vermindert;
   e) Zwischenrippenmuskulatur gelähmt.

12.16 *Typisch* für einen Pseudokruppanfall ist

   a) Schwellung des Kehlkopfdeckels;
   b) bellender Husten;
   c) schwerkranker Allgemeinzustand;
   d) sehr häufig Intubation notwendig.
   e) Alle genannten Antworten sind richtig.

Störungen der Atmung

12.17 Unter *paradoxer Atmung* versteht man die für

    a) Störungen des Säuren-Basen-Haushalts typische Atemform;
    b) Verlegung der Atemwege typische Atemform;
    c) Rippenserienfrakturen typische Atemform;
    d) Schädel-Hirn-Verletzte typische Atemform;
    e) Zwerchfellruptur typische Atemform.

12.18 Welches der genannten Gase hat die *entscheidende* Bedeutung beim sog. Silounfall (Futtermittel)?

    a) Kohlenmonoxid.
    b) Kohlendioxid.
    c) Stickoxid.
    d) Stickstoff.
    e) Reizgase.

12.19 Welche der genannten Maßnahmen beinhaltet spezielle *Gefahren* für den Helfer bei einem Silounfall (Futtermittel)?

    a) Atemspende.
    b) Rettung.
    c) Notfalldiagnostik.
    d) Lagerung.
    e) Sauerstoffzufuhr.

12.20 Ein akutes *Lungenödem* kann ausgelöst werden durch

    a) Linksherzversagen;
    b) Überinfusion;
    c) Reizgasinhalation;
    d) hypertensive Krise;
    e) alle genannten Erkrankungen.

12.21 Welche der genannten Eigenschaften besitzt der Wendl-Tubus *nicht?*

    a) Kann zu Verletzungen der Nasenschleimhaut führen.
    b) Kann durch Schleim verlegt werden.
    c) Verhindert sicher eine Aspiration.
    d) Steht in verschiedenen Größen zur Verfügung.
    e) Erleichtert Atemspende und Masken-Beutel-Beatmung.

12.22 Welche der genannten Maßnahmen ist zur Behandlung eines Atemstillstands *nicht* geeignet?

    a) Gabe von atemanregenden Medikamenten.
    b) Atemspende.
    c) Freimachen der Atemwege.
    d) Freihalten der Atemwege.
    e) Endotracheale Intubation.

12.23 Unter einem *Nasopharyngealtubus* versteht man einen

a) zweifach gebogenen Tubus zur endotrachealen Intubation;
b) durch den Mund in den Rachen vorgeschobenen Tubus;
c) durch die Nase in den Rachen vorgeschobenen Tubus;
d) einfach gebogenen Tubus zur endotrachealen Intubation;
e) Spezialtubus zur Luftröhrenspiegelung.

12.24 u. 12.25
Ein Patient (75 Jahre, Diabetes mellitus bekannt) hat zu Hause Atemnot, Fieber, fühlt sich sehr schwach und hustet seit Tagen viel zähen grüngelben Schleim ab.

12.24 Welche Maßnahmen ergreifen Sie *unmittelbar?*

a) Sauerstoffzufuhr.
b) Oberkörperhochlagerung.
c) Pulsmessung.
d) Blutdruckmessung.
e) Alle genannten Maßnahmen.

12.25 Welches *Krankheitsbild* könnte den Zustand verursachen?

a) Beginnendes Coma diabeticum.
b) Pneumothorax.
c) Asthma bronchiale.
d) Pneumonie.
e) Lungenödem.

12.26–12.28
In einem Festzelt ringt ein Besucher während des Essens nach Luft, wird zyanotisch und fällt bewußtlos zu Boden, wobei er noch kurzzeitig ruckartige Atembewegungen zeigt.

12.26 Welches *Krankheitsbild* könnte vorliegen?

a) Lungenembolie.
b) Asthma-bronchiale-Anfall.
c) Verlegung der Atemwege.
d) Herzinfarkt.
e) Alkoholintoxikation.

12.27 Welche *Maßnahmen* ergreifen Sie?

a) Atemkontrolle.
b) Pulskontrolle.
c) Inspektion des Mund-Rachen-Raums.
d) Entfernung von Fremdkörpern aus den Atemwegen.
e) Alle genannten Maßnahmen.

Störungen der Atmung

12.28 Welches der genannten *Instrumente* kann in dieser Situation hilfreich sein?

  a) Guedel-Tubus.
  b) Mundkeil.
  c) Punktionskanüle.
  d) Magill-Zange.
  e) Wendl-Tubus.

12.29 u. 12.30
Während eines Fußballspiels verspürt ein junger Mann plötzlich einseitig ein atemabhängiges Stechen im Brustkorb, Hustenreiz und Atemnot. Puls und Blutdruck sind unauffällig.

12.29 Welches *Krankheitsbild* könnte am ehesten vorliegen?

  a) Nierenkolik.
  b) Gallenkolik.
  c) Pneumothorax.
  d) Lungenembolie.
  e) Herzinfarkt.

12.30 Welche *Maßnahme* ergreifen Sie?

  a) Sauerstoffzufuhr.
  b) Schocklagerung.
  c) Gabe von Nitroglyzerin.
  d) Intubation.
  e) Überdruckbeatmung.

12.31–12.36
Notfallmeldung:
Eine ältere Frau ruft auf der Rettungsleitstelle an, ihr Mann habe seit Stunden einen Asthmaanfall. Er leide seit Jahren an dieser Erkrankung und wäre bereits mehrfach in verschiedenen Krankenhäusern und Sanatorien behandelt worden. Der ärztliche Bereitschaftsdienst sei bereits dagewesen, aber der Zustand hätte sich weiter verschlechtert. Er ringe verzweifelt nach Luft.

12.31 Welche Maßnahmen sind von seiten der *Rettungsleitstelle* zu ergreifen?

  a) Weitergabe an den ärztlichen Bereitschaftsdienst.
  b) Entsendung eines Krankenwagens.
  c) Alarmierung des Notarztwagens.
  d) Dem Notfallort benachbart wohnende ehrenamtliche Rettungshelfer informieren.
  e) Das zu diesem Zeitpunkt dem Notfall am nächsten befindliche Fahrzeug alarmieren unabhängig von der Besatzung und Ausrüstung.

Situation am Notfallort (Zwei Rettungssanitäter anwesend):
Der 65jährige Mann steht auf das Waschbecken gestützt, zyanotisch, dyspnoisch, mit laut hörbarem, pfeifendem Atemgeräusch im Bad.

12.32 Welche *Erstmaßnahmen* ergreifen Sie?

   a) Patient aufrecht hinsetzen lassen.
   b) Sauerstoffzufuhr.
   c) Pulskontrolle.
   d) Beruhigung des Patienten.
   e) Alle genannten Maßnahmen.

12.33 Welches *Krankheitsbild* könnte am ehesten vorliegen?

   a) Herzinfarkt.
   b) Lebensbedrohlicher Status asthmaticus.
   c) Lungenembolie.
   d) Hypoglykämie.
   e) Apoplektischer Insult.

12.34 Welche *notärztlichen* Maßnahmen kommen nach dessen Eintreffen in Betracht?

   a) Gabe von Medikamenten zur Bronchialerweiterung.
   b) Gabe von Valium.
   c) Gabe von Kortisonpräparaten.
   d) Langsame Infusion einer Vollelektrolytlösung.
   e) Alle genannten Maßnahmen.

12.35 Welche der genannten Maßnahmen ist *nicht* geeignet den Zustand des Patienten zu bessern?

   a) Beruhigendes Auftreten.
   b) Berotecaerosolanwendung.
   c) Flachlagerung.
   d) Informationen über das weitere Vorgehen.
   e) Alle Maßnahmen sind geeignet.

Weiterer Verlauf:
Unter korrekter Therapie bessert sich der Zustand des Patienten.

12.36 Welche Maßnahmen sind während des *Transports* ggf. durchzuführen?

   a) Sauerstoffzufuhr.
   b) Puls-, Blutdrucküberwachung.
   c) Euphyllintropf.
   d) Oberkörperhochlagerung.
   e) Alle genannten Maßnahmen.

Störungen der Atmung

12.37–12.47
Notfallmeldung:
Ein etwa 1½jähriges Kind bekäme plötzlich keine Luft mehr.

12.37 Welche *weiteren* Informationen sollten von seiten der Rettungsleitstelle erfragt werden?

   a) Bewußtseinslage.
   b) Erhaltene Spontanatmung.
   c) Hautfarbe.
   d) Alle genannten Informationen.
   e) Grundsätzlich keine weiteren Fragen stellen.

Weitere Aussagen:
Das Kind ringe nach Luft, und es pfeife bei jedem Atemzug.

12.38 Welche Rettungsmittel sind in dieser Situation einzusetzen?

   a) Ärztlicher Notfalldienst.
   b) Krankentransportwagen.
   c) Notarztwagen.
   d) Rettungswagen.
   e) Keines der genannten.

Situation am Notfallort:
Bei der Ankunft der Rettungssanitäter ist der Junge maximal unruhig, peripher zyanotisch, hustet und schreit mit angestrengter heiserer Stimme.

12.39 Welche *Erstmaßnahmen* sind zu ergreifen?

   a) Sauerstoffzufuhr.
   b) Lagerung.
   c) Beruhigendes Ansprechen.
   d) Orientierende Untersuchung.
   e) Alle genannten Maßnahmen.

12.40 Welches Symptom ist relativ *unwahrscheinlich?*

   a) Tachykardie.
   b) Schwitzen.
   c) Schnelle Atmung.
   d) Bradykardie.
   e) Einsatz der Atemhilfsmuskulatur.

12.41 Welche *ärztlichen* Maßnahmen werden nach Ankunft des Notarzts womöglich ergriffen?

   a) Abhören der Lunge.
   b) Injektion von Valium.
   c) Anlage eines venösen Zugangs.
   d) Gabe von Fortecortin.
   e) Alle genannten Maßnahmen.

12.42 Welches der genannten Krankheitsbilder kommt ursächlich *nicht* in Betracht?

   a) Asthma bronchiale.
   b) Pseudokrupp.
   c) Fremdkörperaspiration.
   d) Epilepsie.
   e) Epiglottitis.

12.43 Falls eine *Intubation* des Kindes notwendig werden würde, welcher der genannten Tuben wäre am besten geeignet?

   a) Tubus: 20 Charr (4,5 mm).
   b) Tubus: 16 Charr (3,5 mm).
   c) Tubus: 12 Charr (2,5 mm).
   d) Tubus: 22 Charr (5,0 mm).
   e) Keiner der genannten Tuben ist geeignet.

Weiterer Verlauf:

Der Zustand des Kindes bessert sich unter der alleinigen medikamentösen Behandlung.

12.44 *Der anschließende Transport* wird wahrscheinlich erfolgen in

   a) eine kinderärztliche Praxis;
   b) eine Kinderklinik;
   c) ein Sanatorium für Lungenerkrankung;
   d) eine thoraxchirurgische Abteilung;
   e) keine der genannten Einrichtungen.

12.45 Welche der genannten Maßnahmen während des Transports ist *sinnvoll?*

   a) Begleitung eines Elternteils.
   b) Sauerstoffzufuhr.
   c) Altersentsprechende Information des Kindes über den Fortgang.
   d) Wärmeerhaltung.
   e) Alle genannten Maßnahmen.

12.46 Welches der genannten Medikamente hat *keinen* Platz in der Behandlung dieses Kindes?

   a) Euphyllin.
   b) Valium.
   c) Dopamin.
   d) Chloralhydratrektiolen.
   e) Fortecortin.

12.47 Wodurch ist das Kind während der Fahrt am *wenigsten* gefährdet?

   a) Relativer Flüssigkeitsmangel.
   b) Auskühlung.
   c) Fieberkrampf.
   d) Erneuter Atemnotanfall.
   e) Erregungsbedingt erhöhter Sauerstoffverbrauch.

12.48 Welche *Ursache* liegt der Störung der Atmung bei der „Höhenkrankheit" zugrunde?

    a) Verminderte Erythrozytenbildung.
    b) Verstärkte Erythrozytenbildung.
    c) Der geringere Sauerstoffanteil in der Umgebungsluft.
    d) Der Rückgang des Luftdruckes.
    e) Psychische Dysregulationen.

Kapitel 13
Störungen des Herz-Kreislauf-Systems

Ordnen Sie den Begriffen 13.1–13.4 jeweils eine der folgenden *Definitionen* zu:

13.1	Aneurysma	a) operatives Freilegen eines Blutgefäßes
13.2	Embolie	b) allmählicher Gefäßverschluß durch Anlagerung von Gerinnseln
13.3	Venae sectio	c) plötzlicher Gefäßverschluß durch verschlepptes Material
13.4	Thrombose	d) Aussackung eines Gefäßes

13.5 Eine *Tieflagerung* der betroffenen Extremität ist günstig

    a) bei arterieller Embolie;
    b) bei venöser Thrombose;
    c) zur Schmerzlinderung bei Nervenverletzung;
    d) zur Schockbekämpfung;
    e) zur Verminderung der Blutverluste bei einer Verletzung.

13.6 Welcher der genannten Faktoren kann *keine* hypertensive Krise auslösen?

    a) Nierenerkrankung.
    b) Psychische Belastung.
    c) Nebennierentumor.
    d) Bestimmte Medikamente.
    e) Flüssigkeitsmangel.

13.7 Welche der genannten Lagerungsmaßnahmen eignet sich zur Versorgung eines Patienten mit einer *hypertensiven Krise?*

    a) Erhöhter Oberkörper.
    b) Schocklage.
    c) Linksseitenlage.
    d) Rechtsseitenlage.
    e) Flachlagerung.

Störungen des Herz-Kreislauf-Systems

13.8 Welches der genannten Symptome ist *nicht* typisch für eine vasovagale Synkope?

   a) Jugendliches Alter.
   b) Bradykardie.
   c) Stundenlange Bewußtlosigkeit.
   d) Hypotonie.
   e) Besserung durch Flachlagerung.

13.9 Welche der genannten Maßnahmen eignet sich *nicht* zur Behandlung der vasovagalen Synkope?

   a) Sauerstoffzufuhr.
   b) Anheben der Beine.
   c) Flachlagerung.
   d) Gabe von Nitrolingualspray bzw. -kapseln.
   e) Beruhigung.

13.10-13.12
Ein Patient klagt über plötzlich aufgetretene, stärkste Schmerzen und Kribbeln in einem Unterschenkel und Fuß. Der Fuß ist weiß und kalt. Der Puls ist unregelmäßig (ca. 60/min), der Blutdruck 125/85 mmHg.

13.10 Welches *Krankheitsbild* könnte vorliegen?

   a) Aortenruptur.
   b) Beckenvenenthrombose.
   c) Arterielle Embolie.
   d) Nervenverletzung.
   e) Muskelverletzung.

13.11 Welche der genannten *Grunderkrankungen* könnte dieser akuten Störung zugrunde liegen?

   a) Schilddrüsenüberfunktion.
   b) Nebennierentumor.
   c) Herzrhythmusstörungen.
   d) Gicht.
   e) Alle genannten Erkrankungen.

13.12 Welche der genannten Maßnahmen eignet sich zur *Erstbehandlung?*

   a) Hochlagerung des Beins.
   b) Tieflagerung des Beins.
   c) Massage.
   d) Wärmezufuhr.
   e) Durchblutungsfördernde Salben.

13.13–13.18
Ein Patient gibt an, er habe stärkste Schmerzen in der Brust und könne nicht durchatmen.

13.13 Welches *Krankheitsbild* könnte vorliegen?

a) Angina-pectoris-Anfall.
b) Herzinfarkt.
c) Lungenembolie.
d) Pneumothorax.
e) Alle genannten Erkrankungen.

13.14 Welche *Erstmaßnahme* ergreifen Sie?

a) Pulsmessung.
b) Blutdruckmessung.
c) Dem Blutdruck angepaßte Lagerung.
d) Sauerstoffzufuhr.
e) Alle genannten Maßnahmen.

13.15 Welche *weiteren* Informationen sind wichtig?

a) Eingenommene Medikamente.
b) Art des Schmerzes.
c) Frühere gleichartige Ereignisse.
d) Schmerzausstrahlung.
e) Alle genannten Informationen.

13.16 Welche weiteren *notärztlichen* Maßnahmen kommen in Betracht?

a) Nitroglyzeringabe.
b) Glukosezufuhr.
c) Volumengabe.
d) Injektion von Euphyllin.
e) Alle genannten Maßnahmen.

13.17 Mit welchen *Komplikationen* müssen Sie rechnen?

a) Blutdruckabfall.
b) Herzrhythmusstörungen.
c) Zunahme der Schmerzen.
d) Bewußtseinsstörung.
e) Mit allen genannten Komplikationen.

13.18 Welche Medikamente kommen für die notärztliche Behandlung *nicht* in Betracht?

a) Valium.
b) Morphin.
c) Dolantin.
d) Buscopan.
e) Alle genannten Medikamente sind geeignet.

Störungen des Herz-Kreislauf-Systems

13.19 Typische Symptome für ein Lungenödem sind alle *außer*

a) Atemnot;
b) Unruhe;
c) Zyanose;
d) aufgehobenes Atemgeräusch;
e) Rasseln.

13.20 Welche der genannten Maßnahmen eignet sich *nicht* zur Behandlung eines Patienten mit Lungenödem?

a) Gabe von Lasix.
b) Sauerstoffzufuhr.
c) Schocklagerung.
d) Gabe von Nitroglyzerin.
e) Unblutiger Aderlaß.

13.21 Welche der folgenden Aussagen zum kardiogenen Schock ist *richtig?*

a) Über 90% der Patienten überleben.
b) Volumengabe ist wichtig.
c) Gabe von Dopamin/Dobutex ist sinnvoll.
d) Schocklagerung verbessert die Situation.
e) Ursache ist meist eine Lungenembolie.

13.22 Welche der genannten Maßnahmen eignet sich *nicht* zur Behandlung eines Patienten im kardiogenen Schock?

a) Sauerstoffzufuhr.
b) Venöser Zugang.
c) Beruhigung.
d) Herzrhythmusnormalisierung.
e) Blutdrucksenkung.

13.23-13.25
Ein Patient mit der Verdachtsdiagnose Herzinfarkt wird zunehmend kaltschweißig, tachykard und kurzatmig.

13.23 Welches *Krankheitsbild* könnte vorliegen, wenn der Blutdruck bei 90/70 mm Hg liegt?

a) Nitroglyzerinallergie.
b) Kardiogener Schock.
c) Luftembolie.
d) Herzbeuteleinriß.
e) Endotoxinschock.

13.24 Welche *Lagerungsmaßnahmen* führen Sie durch?

a) Schocklagerung.
b) Rechtsseitenlage.
c) Linksseitenlage.
d) Mäßig angehobener Oberkörper.
e) Kopftieflagerung.

13.25 Aus welchem Grund sollte dieser Patient *keine* intramuskulären Spritzen erhalten?

  a) Unkontrollierbarer Wirkungseintritt.
  b) Verfälschung der Laborwerte.
  c) Wegen eventuell anstehender „Auflösungsbehandlung" (Lyse).
  d) Aus allen genannten Gründen.
  e) Intramuskuläre Spritzen sind hier günstig, da sie länger wirksam sind als i.v.-Spritzen.

13.26 Welches Medikament eignet sich zur Behandlung gehäuft auftretender *Kammerextrasystolen?*

  a) Suprarenin.
  b) Xylocain.
  c) Atropin.
  d) Alupent.
  e) Kalzium.

13.27 Welches der genannten Symptome ist *nicht* typisch für einen Adams-Stokes-Anfall?

  a) Zyanose.
  b) Tachykardie.
  c) Blässe.
  d) Bradykardie.
  e) Bewußtlosigkeit.

13.28 Welche der genannten Maßnahmen eignet sich zur Behandlung eines Patienten mit *Adams-Stokes-Anfall?*

  a) Freihalten der Atemwege.
  b) Kreislaufüberwachung.
  c) Atropingabe.
  d) Stabile Seitenlage.
  e) Alle genannten Maßnahmen.

13.29 Welches der genannten Medikamente hat eine *Senkung* der Herzfrequenz zur Folge?

  a) Atropin.
  b) Suprarenin.
  c) Alupent.
  d) Euphyllin.
  e) Isoptin.

13.30 Welche der genannten Erstmaßnahmen eignet sich *nicht* zur Behandlung eines Patienten mit Brustschmerzen unklarer Ursache?

  a) Sedierung.
  b) Schmerzbekämpfung.
  c) Pleurapunktion.
  d) Lagerung mit erhöhtem Oberkörper.
  e) Sauerstoffzufuhr.

Störungen des Herz-Kreislauf-Systems

13.31 Welcher der genannten Faktoren spricht mehr *gegen* einen Angina-pectoris-Anfall und *für* die Verdachtsdiagnose Herzinfarkt?

   a) Besserung der Beschwerden nach Gabe von Nitroglyzerinspray.
   b) Mehrfach durchgemachte, gleichartige Ereignisse.
   c) Fehlen von EKG-Veränderungen.
   d) Anfallsdauer weniger als 10 min.
   e) Neu aufgetretene Herzrhythmusstörungen.

13.32 Welche der genannten Herzrhythmusstörungen ist als die relativ *harmloseste* anzusehen?

   a) Ventrikuläre Tachykardie.
   b) Kammerflattern.
   c) Vorhofextrasystolen.
   d) Kammerbradykardie.
   e) Höhergradiger AV-Block.

13.33 Mit welchen *Komplikationen* muß bei Vorliegen von Vorhofflimmern gerechnet werden?

   a) Kammertachykardie.
   b) Kammerbradykardie.
   c) Unregelmäßiger Puls.
   d) Pulsdefizit.
   e) Mit allen genannten Komplikationen.

13.34 Typische Zeichen einer akuten großen Lungenembolie sind *nicht*

   a) Brustschmerz;
   b) Atemnot;
   c) Halsvenenstauung;
   d) Zyanose;
   e) spastische Atemgeräusche.

13.35 Welche der genannten Maßnahmen eignet sich *nicht* zur Behandlung eines Patienten mit Lungenembolie?

   a) Venöser Zugang.
   b) Sauerstoffzufuhr.
   c) Oberkörperhochlagerung.
   d) Schmerzbekämpfung.
   e) Blutdrucksenkung.

13.36 Welche der genannten Umstände kann eine Lungenembolie *auslösen?*

   a) Thrombose in den unteren Extremitäten.
   b) Einzelne Bluterkrankungen.
   c) Aufstehen nach großen Operationen und langer Bettruhe.
   d) Schwangerschaft.
   e) Alle genannten Umstände.

13.37–13.41

Notfallmeldung:
Aus einer betriebsärztlichen Praxis wird bei der Rettungsleitstelle ein Fahrzeug angefordert. Ein vom Betriebsarzt versorgter Patient soll mit Verdacht auf akutes Lungenödem in das örtliche Krankenhaus transportiert werden.

13.37 Welches der genannten **Rettungsmittel** sollte von der Rettungsleitstelle eingesetzt werden?

  a) Das zu diesem Zeitpunkt dem Notfallort nächste freie Fahrzeug, unabhängig von der Ausstattung.
  b) Weitergabe an die Taxizentrale.
  c) Rettungswagen/Notarztwagen.
  d) Krankentransportwagen.
  e) Unbedingt den Rettungshubschrauber, da nur dort eine adäquate Höhenbehandlung durchführbar ist.

Situation am Notfallort (zwei Rettungssanitäter anwesend):
Der Patient leidet unter stärkster Atemnot und hustet fleischwasserfarbenes Sputum ab. Die Haut ist feucht und zyanotisch. Er ist halbsitzend gelagert. Der Blutdruck liegt nach Angaben des Arztes bei 130/80 mm Hg, der Puls bei 140 Schläge/min.

13.38 Welche Maßnahme erscheint *nicht* sinnvoll?

  a) Sauerstoffzufuhr.
  b) Nachalarmierung des Notarztes.
  c) Veränderung der Lagerung.
  d) Anlegen von Blutdruckmanschetten an allen Extremitäten.
  e) Absaugen.

13.39 Welche Medikamente kommen für die **ärztliche** Behandlung in dieser Situation in Frage?

  a) Valium.
  b) Lasix.
  c) Nitroglyzerin.
  d) Alle genannten Medikamente.
  e) Keines der genannten Medikamente.

13.40 Welche Maßnahmen sind **während** des Transports durchzuführen?

  a) EKG-Monitoring.
  b) Blutdrucküberwachung.
  c) Oberkörperhochlagerung.
  d) Sauerstoffzufuhr.
  e) Alle genannten Maßnahmen.

13.41 Mit welchen **Komplikationen** müssen Sie während des Transports rechnen?

  a) Zunahme der Zyanose.
  b) Herzrhythmusstörungen.
  c) Blutdruckabfall.
  d) Harndrang.
  e) Mit allen genannten Komplikationen.

Störungen des Herz-Kreislauf-Systems

13.42–13.46
Sie werden zu einem Patienten gerufen, der mehrfach Blut erbrochen hat. Er ist blaß, reagiert nicht auf Ansprache. Die Wohnung erscheint völlig verwahrlost. Die Ehefrau gibt an, daß er bereits mehrfach solche Blutungen gehabe habe und er wegen „der kaputten Leber" im Krankenhaus behandelt worden sei.

13.42 Welches *Krankheitsbild* könnte vorliegen?

a) Blutung im oberen Magen-Darm-Bereich.
b) Gallenkolik.
c) Darmverschluß.
d) Eingeklemmter Leistenbruch.
e) Milzruptur.

13.43 Welche *Maßnahme* ergreifen Sie?

a) Puls- und Blutdruckmessung.
b) Sauerstoffzufuhr.
c) Notarztalarmierung.
d) Lagerung des Patienten.
e) Alle genannten Maßnahmen.

13.44 Wie beurteilen Sie die zusätzliche Information, daß er seit Tagen *tiefschwarzen* Stuhlgang gehabt habe?

a) Zusätzliches Hämorrhoidalleiden.
b) Hinweis auf länger bestehende Blutung im Magen-Darm-Trakt.
c) Durch Einnahme von magensäurebindenden Medikamenten bedingt.
d) Durch verminderte Nahrungsaufnahme bedingt.
e) Hinweis auf eine zusätzliche Dickdarmerkrankung.

13.45 Wie *lagern* Sie den Patienten während des Transports, wenn er kreislaufstabil ist [Puls 88/min, Blutdruck (RR) 130/80 mm Hg].

a) Oberkörperhochlagerung.
b) Stabile Seitenlage.
c) Schocklagerung.
d) a + b.
e) b + c.

13.46 Mit welchen *Komplikationen* müssen Sie rechnen?

a) Blutdruckabfall.
b) Atemstörungen.
c) Aspiration.
d) Erbrechen.
e) Mit allen genannten Komplikationen.

13.47-13.52

Notfallmeldung:
Eine junge Frau ruft aufgeregt bei der Rettungsleitstelle an und berichtet, ihre Freundin habe stärkste Unterleibsschmerzen und blute aus der Scheide. Sie sei sehr blaß und unruhig.

13.47 Welche *zusätzlichen* Informationen sollten von seiten der Rettungsleitstelle erfragt werden?

a) Bewußtseinslage.
b) Dauer der Blutung.
c) Adresse des Notfallorts.
d) Ausmaß der Blutung.
e) Alle genannten Informationen.

13.48 Welches *Krankheitsbild* könnte vorliegen?

a) Komplikationen in einer normalen Schwangerschaft.
b) Kriminelles Delikt.
c) Verletzung des äußeren Genitals.
d) Extrauteringravidität.
e) Alle genannten Krankheitsbilder.

13.49 Welche *Rettungsmittel* kommen für einen solchen Einsatz in Betracht?

a) Ausschließlich ärztlicher Bereitschaftsdienst.
b) Krankentransportwagen.
c) Notarztwagen.
d) Alle genannten.
e) Keines der genannten; in diesen Situationen ist immer ein Rettungshubschrauber zu alarmieren.

Situation am Notfallort (zwei Rettungssanitäter anwesend):
Die Patientin liegt gekrümmt mit angezogenen Beinen im Bett, ist auffallend blaß und klagt über starke Bauchschmerzen. Puls: 130/min, Blutdruck (RR) 90/70 mm Hg

13.50 Welche *Maßnahmen* sollten die Rettungssanitäter ergreifen?

a) Beruhigen der Patientin.
b) Puls- und Blutdruckmessung.
c) Sauerstoffzufuhr.
d) Lagerung mit Knierolle in Kopf-tief-Lage.
e) Alle genannten Maßnahmen.

13.51 Welche weiteren Maßnahmen kommen noch bei *Notarztanwesenheit* in Betracht?

a) Infusion von Volumenersatzmitteln.
b) Venöser Zugang.
c) Ringer-Laktatinfusion.
d) Körperliche Untersuchung.
e) Alle genannten Maßnahmen.

Störungen des Herz-Kreislauf-Systems

Weiterer Verlauf:
Nach entsprechender Versorgung beginnt der Transport.

13.52 Mit welchen *Komplikationen* muß gerechnet werden?

    a) Blutdruckabfall.
    b) Änderung der Bewußtseinslage.
    c) Erbrechen.
    d) Kreislaufzentralisation.
    e) Mit allen genannten Komplikationen.

13.53–13.62
Notfallmeldung:
Ein junger Mann mit bekannter Bienenstichallergie sei mehrfach gestochen worden und habe einen starken Hautausschlag.

13.53 Welche *weiteren* Informationen sollten durch die Rettungsleitstelle erfragt werden?

    a) Bewußtseinslage.
    b) Atembeschwerden.
    c) Verfügbarkeit von Medikamenten zur Eigenbehandlung.
    d) Genaue Ortsangabe.
    e) Alle genannten Informationen.

13.54 Welche *Anweisungen* sollten von der Rettungsleitstelle gegeben werden?

    a) Bitte um Einweisung des Rettungsdienstfahrzeugs.
    b) Lagerung des Patienten.
    c) Ständige Anwesenheit einer Person beim Patienten.
    d) Anwendung von Medikamenten, welche der Patient ggf. mit sich führt.
    e) Alle genannten Anweisungen.

13.55 Welche *Rettungsmittel* kommen zur Versorgung des Patienten in Betracht?

    a) Rettungshubschrauber.
    b) Notarzteinsatzfahrzeug und Rettungswagen.
    c) Notarztwagen.
    d) Alle genannten.
    e) Keines der genannten.

Situation am Notfallort (Notarzt und zwei Rettungssanitäter anwesend):
Bei Ankunft des Rettungsdienstes in dem weitläufigen Obstanbaugebiet liegt ein junger Mann, blaß mit peripherer Zyanose flach auf dem Boden.

13.56 Welche *Erstmaßnahmen* sind zu ergreifen?

    a) Bewußtseinsüberprüfung.
    b) Pulstastung.
    c) Atemkontrolle.
    d) Sauerstoffzufuhr.
    e) Alle genannten Maßnahmen.

Weiterer Verlauf:
Der Patient ist kaum ansprechbar. Die Pulse an der A. radialis sind nicht, an der A. carotis sehr schwach tastbar, offensichtliche Bradykardie.

13.57 Welche *Maßnahmen* sind einzuleiten?

    a) Anheben der Beine.
    b) Anlage eines venösen Zugangs.
    c) Infusion eines Volumenersatzmittels.
    d) Vorbereitung von Notfallmedikamenten.
    e) Alle genannten Maßnahmen.

13.58 Welches der genannten Medikamente eignet sich *nicht* zur Behandlung dieses Patienten?

    a) Adrenalin.
    b) Tavegil.
    c) Catapresan.
    d) Fortecortin.
    e) Ringer-Laktat.

13.59 Mit welchen *Komplikationen* muß gerechnet werden?

    a) Atemstillstand.
    b) Kreislaufstillstand.
    c) Notwendigkeit einer (assistierten) Beatmung.
    d) Erbrechen.
    e) Mit allen genannten Komplikationen.

13.60 Welche der folgenden Aussagen ist *richtig?*

    a) Wichtigste Erstmaßnahme im anaphylaktischen Schock ist die Gabe von Kortisonpräparaten.
    b) Adrenalin wird in der Dosis von 1–2 mg s.c. unverdünnt gegeben.
    c) Die Flüssigkeitszufuhr ist auf ein absolutes Minimum zu begrenzen.
    d) Häufig muß Adrenalin alle 3–5 min in einer Dosis von 0,1 mg gegeben werden.
    e) Fast jede allergische Reaktion endet im anaphylaktischen Schock.

13.61 Welche Maßnahmen sind *während* des Transports durchzuführen?

    a) Transportbeginn erst nach Stabilisierung der Vitalfunktionen.
    b) Kontinuierliche Monitorüberwachung.
    c) Ständige Blutdrucküberwachung.
    d) Immer Sauerstoff zuführen.
    e) Alle genannten Maßnahmen.

13.62 In welche *Einrichtung* sollte der Patient transportiert werden?

    a) Nächste Arztpraxis.
    b) Medizinische Intensivstation.
    c) Arztpraxis mit Zusatzbezeichnung Allergologie.
    d) Internistisches Belegkrankenhaus.
    e) In keine der genannten Einrichtungen.

Störungen des Herz-Kreislauf-Systems

13.63 Welches der folgenden Symptome ist *untypisch* für einen Angina-pectoris-Anfall?

   a) Ähnliche Beschwerden in der Vergangenheit.
   b) Unruhe, Angst.
   c) Stundenlanges Anhalten der Beschwerden.
   d) Engegefühl in der Brust.
   e) Besserung der Beschwerden nach Nitrogabe.

13.64 Welche der folgenden Angaben über den Herzinfarkt ist *falsch?*

   a) Die Sterblichkeit in der ersten Viertelstunde ist hoch.
   b) Meist wird eine Asystolie ausgelöst.
   c) Die Sauerstoffgabe ist obligatorisch.
   d) Rhythmusstörungen sind häufig.
   e) Übelkeit und Erbrechen können auftreten.

13.65 Typische Zeichen des Adams-Stokes-Anfall sind alle *außer*

   a) Erregungszustand.
   b) Langsamer Puls.
   c) Krämpfe.
   d) Blässe.
   e) Lippenzyanose.

13.66 Welche der folgenden Aussagen zum Notfall bei Herzschrittmacherträgern ist *richtig?*

   a) Schrittmacherträger dürfen nicht defibrilliert werden.
   b) Medikamente sollten nur über zentralvenöse Zugänge appliziert werden.
   c) Pulslosigkeit trotz regelmäßiger Zacken im EKG ist möglich.
   d) Medikamente wie Suprarenin und Xylocain dürfen nicht eingesetzt werden.
   e) Die Batterien der Aggregate haben Reserven für mehrere Jahrzehnte.

13.67 Welche der folgenden Ursachen kann *keinen* Ausfall der Herzschrittmacheraktion auslösen?

   a) Elektrodenbruch zwischen Aggregat und Herz.
   b) Batterieerschöpfung, Aggregatausfall.
   c) Elektrodendislokation in der Herzkammer.
   d) Eigenerregungen des Herzens.
   e) Reizschwellenerhöhung des Myokards.

13.68 Bei welcher der aufgeführten Diagnosen wird eine *Druckinfusion* vorbereitet?

   a) Im 1. Stadium des Hitzschlages.
   b) Beim schweren Lungenödem.
   c) Im Zentralisationsstadium eines kardiogenen Schocks.
   d) Bei einer schweren metabolischen Azidose.
   e) Bei Verdacht auf innere Blutungen in den Bauchraum.

Kapitel 14

Störungen des Bewußtseins

Ordnen Sie den folgenden Begriffen 14.1–14.10 jeweils einen der genannten *Fachausdrücke* zu:

14.1	gedrückte Stimmungslage	a)	Tetraplegie
14.2	gehobene Stimmungslage	b)	Suizid
14.3	Erinnerungslücke	c)	Koma
14.4	Lähmung	d)	Parese
14.5	Lähmung aller Extremitäten	e)	Intoxikation
14.6	schläfriger Zustand	f)	Somnolenz
14.7	Schmerzlosigkeit	g)	Analgesie
14.8	Selbstmord	h)	Euphorie/Manie
14.9	tiefe Bewußtlosigkeit	i)	Depression
14.10	Vergiftung	k)	Amnesie

14.11 Welche der genannten Erkrankungen kann üblicherweise *keine* akute Bewußtseinsstörung auslösen?

    a) Hirntumor.
    b) Meningitis.
    c) Hirnblutung.
    d) Hirnembolie.
    e) Hirnatrophie.

14.12 Welche der genannten Maßnahmen ergreifen Sie, wenn ein Patient die vom Hausarzt angeordnete Einweisung ins Krankenhaus klar und eindeutig *verweigert?*

    a) Unverrichteter Dinge zum Standort zurückkehren.
    b) Patienten auf der Trage festschnallen und transportieren.
    c) Kollegen zur Hilfe holen.
    d) Kontakt mit Hausarzt aufnehmen.
    e) Betäubungsmittel injizieren und anschließend transportieren.

Störungen des Bewußtseins

14.13 Sie werden zu einem Patienten gerufen, der aufgeregt umherläuft, wild mit den Armen fuchtelt, schreit und angibt, er müsse sich mit grünen Männern aus UFO's herumschlagen.
Welche *Maßnahme* ergreifen Sie, wenn die Ehefrau angibt, bereits bedroht worden zu sein?

   a) Polizei hinzurufen.
   b) Notarzt hinzurufen.
   c) Gespräch beginnen.
   d) Auf agressive Handlungen gefaßt sein.
   e) Alle genannten Maßnahmen.

14.14 Ein sonst immer gesunder Säugling mit akuter Durchfallerkrankung beginnt plötzlich zu krampfen.
Welches *Krankheitsbild* könnte vorliegen?

   a) Hyperventilationssyndrom.
   b) Fieberkrampf.
   c) Sauerstoffmangel.
   d) Epileptischer Anfall.
   e) Wundstarrkrampf.

14.15 Welche primär „internistischen" Erkrankungen können zum Bild eines *apoplektischen Insults* führen?

   a) Hypotonie.
   b) Herzrhythmusstörungen.
   c) Hypoglykämie.
   d) Hirntumor.
   e) Alle genannten Erkrankungen.

14.16 Welches der genannten Symptome paßt *nicht* zur Diagnose Schlaganfall?

   a) Hängender Mundwinkel.
   b) Schlaffe Lähmung beider Beine.
   c) Hypertonie.
   d) Bewußtseinsstörung.
   e) Alter des Patienten: 76 Jahre.

14.17 Welcher der genannten Faktoren kann typischerweise *nicht* zum Bild des apoplektischen Insults führen?

   a) Starker Blutdruckabfall.
   b) Hirngefäßverschluß.
   c) Hirnblutung.
   d) Hirnembolie.
   e) Hirnatrophie.

14.18 Welche der genannten Maßnahmen eignet sich *nicht* zur Behandlung eines Patienten mit Schlaganfall?

   a) Dem Blutdruck entsprechende Lagerung.
   b) Sauerstoffzufuhr.
   c) Schonende Blutdrucknormalisierung.
   d) Freihalten der Atemwege.
   e) Sedierung.

14.19 Ein bewußtseinsgetrübter Patient hat zuvor kurzzeitig gekrampft, eingenäßt und blutet aus dem Mund. Puls und Blutdruck sind normal.
Welches *Krankheitsbild* könnte vorliegen?

   a) Adam-Stokes-Anfall.
   b) Coma diabeticum.
   c) Vasovagale Synkope.
   d) Epileptischer Anfall.
   e) Keines der genannten Krankheitsbilder.

14.20 Welche der genannten Maßnahmen eignet sich *nicht* zur notärztlichen Behandlung eines Patienten im Status epilepticus?

   a) Intravenöse Injektion von Valium.
   b) Freihalten der Atemwege.
   c) Ende des Anfalls abwarten.
   d) Lagerung.
   e) Schutz des Patienten vor Eigenverletzung.

14.21 Welche der folgenden Erkrankungen kann zu einer *Bewußtlosigkeit* führen?

   a) Hirntumor.
   b) Diabetes mellitus.
   c) Herzrhythmusstörungen.
   d) Atemstörungen.
   e) Alle genannten Erkrankungen.

14.22 Ein *klonischer* Krampf ist dadurch charakterisiert, daß

   a) er nur die obere Körperhälfte betrifft;
   b) er nur die untere Körperhälfte betrifft;
   c) er schnell aufeinanderfolgende Muskelzuckungen zeigt;
   d) es zu schlaffen Lähmungen einer Körperseite kommt;
   e) es zu einer minutenlangen Dauerkontraktion beider Beine kommt.

14.23 Welche der genannten Maßnahmen sind bei einem Bewußtlosen *nicht* angezeigt?

   a) Sauerstoffzufuhr.
   b) Puls-Blutdruck-Messung.
   c) Blutzuckerbestimmung.
   d) Stabile Seitenlage.
   e) Blutdrucksenkung.

Störungen des Bewußtseins

14.24 Welchen der genannten Anfälle würde man als *symptomatischen* Krampfanfall bezeichnen?

a) Wadenkrampf bei Überanstrengung.
b) Krampf bei akuter Hirnhautentzündung.
c) Tonisch-klonischer Krampf bei Epileptikern.
d) Muskelkrämpfe bei Hitzeerschöpfung.
e) Keinen der genannten Anfälle.

14.25 Unter einem *fokalen* Krampfanfall versteht man

a) Krampfanfall bei Kindern;
b) einen auf einzelne Muskelgruppen beschränkten Krampfanfall;
c) einen auf den gesamten Körper ausgebreiteten Krampfanfall;
d) einen auf beide Beine beschränkten Krampfanfall;
e) keine der genannten Definitionen ist richtig.

14.26 Durch welchen der genannten Faktoren wird ein *epileptischer* Anfall akut ausgelöst?

a) Durch akuten Anstieg des Kohlendioxids im Blut.
b) Durch krankhafte elektrische Entladungen in Hirnzellen.
c) Durch akuten Anstieg des Sauerstoffs im Blut.
d) Durch akuten Anstieg des Kalziums im Blut.
e) Durch Medikamente wie Valium, Trapanal, etc.

14.27 Welche der folgenden Aussagen zum *epileptischen* Anfall ist richtig?

a) Anfälle bei Erwachsenen sind immer epileptische Anfälle.
b) Anfälle bei Kindern sind sicherer Hinweis auf Hirntumor.
c) Anfälle enden in der Mehrzahl der Fälle ohne medikamentöse Maßnahmen.
d) Fast jeder Anfall geht in einen Status epilepticus über.
e) Hauptauslöser sind Schilddrüsenerkrankungen.

14.28 Welches der genannten Organversagen kann *nicht* zu einer Bewußtlosigkeit führen?

a) Herzversagen.
b) Nierenversagen.
c) Milzversagen.
d) Leberversagen.
e) Keine der genannten Erkrankungen.

14.29–14.37
Notfallmeldung:
Ein Säugling habe plötzlich zu zucken und zu krampfen begonnen und sei blau angelaufen. Er atme nicht mehr.

14.29 Welches *Rettungsmittel* ist von der Leitstelle einzusetzen?

a) Information eines in dem gleichen Stadtteil wohnenden Kinderarztes.
b) Weitergabe an den ärztlichen Bereitschaftsdienst.
c) Krankenwagen.
d) Notarztwagen bzw. NEF + Rettungswagen.
e) Keines der genannten Rettungsmittel.

Situation am Notfallort (zunächst nur zwei Rettungssanitäter anwesend):
Beim Eintreffen liegt ein wenige Monate alter Säugling krampfend und zyanotisch in seinem Bettchen.

14.30 Welche *Erstmaßnahmen* sind zu ergreifen?

    a) Atemkontrolle.
    b) Freimachen der Atemwege.
    c) Pulszählung.
    d) Lagerung.
    e) Alle genannten Maßnahmen.

14.31 Welches der folgenden Krankheitsbilder kommt als *Ursache* in Betracht?

    a) Infektionskrankheit.
    b) Hypoglykämie.
    c) Intoxikation.
    d) Epilepsie.
    e) Alle genannten Krankheitsbilder.

14.32 Welche der genannten *Maßnahmen* ist (nach Eintreffen des Notarztes) zu ergreifen?

    a) Venöser Zugang.
    b) Blutzuckerbestimmung.
    c) Sauerstoffzufuhr.
    d) Abschätzung der Körpertemperatur.
    e) Alle genannten Maßnahmen.

14.33 Welches der genannten Medikamente kommt zur Behandlung des Patienten durch den Notarzt *nicht* in Frage?

    a) Nitrolingualspray.
    b) Valium.
    c) Fortecortin.
    d) Glukoselösung.
    e) Trapanal.

Weiterer Verlauf:
Bei der körperlichen Untersuchung fällt eine deutliche Temperaturerhöhung des Kindes auf. Die Eltern berichten, daß das Kind bereits am Vorabend schlecht getrunken habe und die Nacht über sehr unruhig gewesen sei. Den ganzen Tag über habe es sich irgendwie nicht wohl gefühlt. Sonst sei es bisher immer gesund gewesen. Ähnliche Ereignisse habe es bisher noch nie gegeben.

14.34 Welches *Krankheitsbild* wird wahrscheinlich vorliegen?

    a) Asthmaanfall.
    b) Fieberkrampf.
    c) Coma diabeticum.
    d) Hirnblutung.
    e) Schädel-Hirn-Verletzung.

Störungen des Bewußtseins

14.35 Welchen *Vorteil* bringt in dieser Situation die Schaffung eines venösen Zugangs durch den Notarzt?

a) Möglichkeit der Blutzuckerbestimmung.
b) Unmittelbare Krampfunterbrechung durch i. v. zugeführte Medikamente.
c) Schnellerer Wirkungseintritt von Medikamenten als bei rektaler Zufuhr.
d) Alle genannten Angaben sind richtig.
e) Ein venöser Zugang bringt keinerlei Vorteile.

14.36 *Wohin* sollte das Kind nach Ende des Krampfanfalls gebracht werden?

a) Es sollte möglichst zu Hause in der gewohnten Umgebung bleiben.
b) Der Hausarzt sollte um einen gelegentlichen Besuch gebeten werden.
c) Stationäre Aufnahme in eine Kinderklinik.
d) Transport in ein neurologisches bzw. neurochirurgisches Zentrum.
e) Keine der genannten Maßnahmen ist richtig.

14.37 Mit welchen *Komplikationen* muß während des Transports gerechnet werden?

a) Unruhiges Erwachen.
b) Erneuter Krampfanfall.
c) Tiefe Schläfrigkeit.
d) Alle genannten Komplikationen.
e) Keine der genannten Komplikationen.

14.38 Welche der folgenden Aussagen zu „Krämpfen" ist *falsch?*

a) Generalisierte Krämpfe sind über den ganzen Körper ausgebreitet.
b) Epileptische und hypoglykämische Krämpfe können anhand der Dauer leicht unterschieden werden.
c) Typisch für klonische Krämpfe sind lang andauernde Muskelkontraktionen.
d) Ursache eines symptomatischen Krampfanfalles ist z. B. eine infektiöse Erkrankung des Gesamtorganismus oder des Gehirns.
e) Nach Ende eines epileptischen Krampfanfalles besteht keine Gefährdung mehr für den Patienten.

14.39 Welches der folgenden Zeichen ist *nicht* typisch für einen epileptischen Anfall?

a) Erhaltene Spontanatmung.
b) Plötzlicher Bewußtseinsverlust, Hinstürzen.
c) Tonisch-klonische Krämpfe.
d) Weite, lichtstarre Pupillen.
e) Zyanose.

14.40 Welche der genannten Substanzen kann üblicherweise *keine* akuten Angst- und Erregungszustände auslösen?

a) β-Blocker.
b) Haschisch, Marihuana.
c) LSD.
d) Kokain.
e) Alkohol.

Kapitel 15
Störungen des Wasser- und Elektrolythaushalts

15.1 Unter *Dehydration* versteht man

    a) Medikament aus der Gruppe der Psychopharmaka;
    b) Überladung des Organismus mit Infusionslösung;
    c) Explosionsverletzung;
    d) Zustand von Flüssigkeitsmangel;
    e) Schlangenbißverletzung.

15.2 Welche der genannten Erkrankungen kann zu *Störungen* des Wasser-Elektrolyt-Haushalts führen?

    a) Erbrechen.
    b) Durchfall.
    c) Schwitzen.
    d) Fehlendes Durstgefühl.
    e) Alle genannten Zustände.

15.3 Welche der genannten Infusionslösungen eignet sich besonders zur Erstbehandlung eines *Flüssigkeitsmangels,* der durch ausgeprägte Durchfälle entstanden ist?

    a) Ringer-Laktatlösung.
    b) Natriumbikarbonat.
    c) 5%ige Glukoselösung.
    d) 5%ige Fruktoselösung.
    e) 40%ige Glukoselösung.

15.4 Bei welcher der genannten Erkrankungen ist der Flüssigkeitsverlust *nicht* von zentraler Bedeutung?

    a) Hitzeerschöpfung.
    b) Säuglingstoxikose.
    c) Coma diabeticum.
    d) Verbrennung.
    e) Hyperventilationssyndrom.

Störungen des Wasser- und Elektrolythaushalts

15.5 Typisches Zeichen eines Flüssigkeitsmangels ist *nicht*

  a) Durstgefühl;
  b) trockene Zunge;
  c) stehende Hautfalten;
  d) Ödeme;
  e) verminderte Urinproduktion.

15.6 Welche der genannten Maßnahmen eignet sich *nicht* zur Behandlung eines Flüssigkeitsmangels?

  a) Flüssigkeitszufuhr oral.
  b) Flachlagerung.
  c) Infusion.
  d) Aderlaß.
  e) Venöser Zugang.

15.7 Welches der genannten Symptome ist *untypisch* für eine Überladung des Körpers mit Flüssigkeit?

  a) Halsvenenstauung.
  b) Beginnendes Lungenödem.
  c) Vermehrter Harndrang.
  d) Periphere Ödeme.
  e) Stehende Hautfalten.

15.8 Mit welcher der genannten Komplikationen müssen Sie *nicht* beim Säugling mit tagelangen Durchfällen rechnen?

  a) Flüssigkeitsmangel.
  b) Elektrolytverlust.
  c) Hypoglykämie.
  d) Krampfneigung.
  e) Hypertonie.

15.9 Welche der genannten Maßnahmen eignet sich *nicht* zur Erstbehandlung einer beginnenden Überinfusion?

  a) Unterbrechung der Infusion.
  b) Sauerstoffinhalation.
  c) Flachlagerung.
  d) Gabe von Diuretika durch den Notarzt.
  e) Unblutiger Aderlaß.

15.10 Welcher der genannten Mineralstoffe hat für den Wasser-Elektrolyt-Haushalt *keine* Bedeutung?

  a) Natrium.
  b) Eisen.
  c) Kalium.
  d) Chlor.
  e) Keiner der genannten Stoffe hat eine Bedeutung.

Kapitel 16
Störungen des Wärmehaushalts

Ordnen Sie den Begriffen 16.1–16.3 jeweils eine der folgenden *Definitionen* zu:

16.1 Hitzeohnmacht

16.2 Hitzschlag

16.3 Sonnenstich

a) akute Lebensgefahr – durch Versagen der Gegenregulation bedingter Anstieg der Körpertemperatur über 41 °C

b) durch direkte Sonneneinstrahlung bedingte Reizung der Hirnhäute

c) durch ungeeignete Kleidung bedingter Wärmestau mit Kollapserscheinungen

16.4 Welche der genannten Körperregionen ist typischerweise *nicht* durch eine Erfrierung gefährdet?

a) Füße.
b) Gesicht.
c) Ohren.
d) Leiste.
e) Hände.

16.5 Welches der genannten Symptome ist *untypisch* für eine Erfrierung?

a) Gefühlsstörung.
b) Schwellung.
c) Blässe.
d) Schmerzen.
e) Stehende Hautfalten.

16.6 Welche der genannten Maßnahmen eignet sich *nicht* zur Behandlung einer ausgedehnten Erfrierung?

a) Steriler Verband.
b) Bewegungsverbot.
c) Lagerung.
d) Polsterung.
e) Druckverband.

Störungen des Wärmehaushalts

16.7 Welche der genannten *Maßnahmen* eignet sich zur Behandlung einer Erfrierung?

    a) Steriler gepolsterter Verband.
    b) Kühlung der gesamten Extremität.
    c) Abreiben mit Schnee.
    d) Passive Bewegung.
    e) Intensive Massage und Erwärmung.

16.8 Eine *schnelle* Aufwärmung eines Unterkühlten

    a) erfolgt durch Abfrottieren des Körpers;
    b) erfolgt durch Infusion ca. 20 °C warmer Infusionslösungen;
    c) ist völlig ungefährlich und sollte stets versucht werden;
    d) ist eine Maßnahme die nur in der Klinik erfolgen kann.
    e) Alle Aussagen sind falsch.

16.9 Eine *Unterkühlung* liegt vor, wenn

    a) durch Kälte bedingte Hauterscheinungen (z. B. Blasen) nachweisbar sind;
    b) die Kerntemperatur unter 35 °C liegt;
    c) an den Extremitäten die Hauttemperatur unter 35 °C liegt;
    d) der Patient über Schüttelfrost klagt.
    e) Keine der Aussagen ist richtig.

16.10 Welches der genannten Symptome ist *nicht* typisch für einen Sonnenstich?

    a) Nackensteife.
    b) Körpertemperatur über 40 °C.
    c) Übelkeit.
    d) Kopfschmerzen.
    e) Erhitzter, roter Kopf.

16.11 Welche der genannten Maßnahmen eignet sich *nicht* zur Behandlung eines Patienten mit hitzebedingter Kreislaufstörung?

    a) Sicherstellung der Atmung.
    b) Lagerung in kühler, schattiger Umgebung.
    c) Infusion einer Vollelektrolytlösung.
    d) Sauerstoffzufuhr.
    e) Unblutiger Aderlaß.

16.12 Welche der genannten Maßnahme eignet sich *nicht* zur Behandlung eines Patienten mit Hitzschlag?

    a) Besprengung mit Wasser.
    b) Besprühen mit Alkoholdesinfektionsspray.
    c) Entkleiden.
    d) Einflößen von kaltem Bier.
    e) Sauerstoffzufuhr.

16.13 Bei der allgemeinen Unterkühlung tritt eine *Bewußtlosigkeit* normalerweise ein bei ca.

   a) 35 °C;
   b) 33 °C;
   c) 30 °C;
   d) 27 °C.
   e) Die Körpertemperatur hat keinen Einfluß auf die Bewußtseinslage.

16.14 Welche der genannten *Maßnahmen* eignet sich zur Behandlung eines Patienten mit einer Temperatur von 31 °C?

   a) Patienten zum Herumlaufen auffordern.
   b) Durchblutung durch Bürstenmassage verbessern.
   c) Patienten passiv durchbewegen, massieren.
   d) Patienten alkoholische Getränke anbieten.
   e) Keine der genannten Maßnahmen eignet sich.

16.15 Welcher der genannten Effekte wird durch *Alkoholzufuhr* allgemein ausgelöst?

   a) Gefäßengstellung.
   b) Gefäßweitstellung.
   c) Verbesserte Atemfunktion.
   d) Kreislaufstabilisierung.
   e) Verstärkter Glukosestoffwechsel.

16.16 Unter einer *Hibler-Packung* versteht man

   a) eine bei Verbrennungen angewandte Verbandstechnik;
   b) ein zur Behandlung von Unterkühlung eingesetztes Verfahren;
   c) sterile Verpackung;
   d) Verpackungsmaterial der Fa. Hibler.
   e) Keine der genannten Aussagen ist richtig.

16.17–16.28
Notfallmeldung:
In einem Skigebiet seien zwei Skifahrer von einer Lawine verschüttet worden.

16.17 Welches *Rettungsmittel* ist von seiten der Rettungsleitstelle einzusetzen?

   a) Entsendung des Rettungshubschraubers.
   b) Information der Seilbahngesellschaft.
   c) Einschaltung des Pistendienstes.
   d) Unterrichtung der Bergwacht.
   e) Alle genannten Maßnahmen.

Störungen des Wärmehaushalts

Situation am Notfallort:
Bei der Ankunft des Notarztes und des Rettungssanitäters ist einer der beiden Skifahrer bereits gefunden.

16.18 Welche *Erstmaßnahmen* sind zu ergreifen?

    a) Prüfung der Bewußtseinslage.
    b) Atemkontrolle.
    c) Pulskontrolle.
    d) Untersuchung auf Verletzungen.
    e) Alle genannten Maßnahmen.

Der junge Mann klagt über Schmerzen im linken Bein und berichtet, daß er nach Abgang des Schneebretts ein Stück mitgerissen und bis zur Hüfte im Schnee versunken sei, wo er dann von anderen Skifahrern befreit worden wäre.

16.19 Welche *weiteren* Schritte sollten eingeleitet werden?

    a) Ständige Überwachung durch einen ausgebildeten Helfer.
    b) Lagerung der verletzten Extremität.
    c) Einhüllen in Rettungsfolie.
    d) Abtransport mit entsprechend geeignetem Pistenfahrzeug.
    e) Alle genannten Maßnahmen.

Weiterer Verlauf:
Die zweite Person wird unterdessen von einer Gruppe herbeigeeilter Bergwachtmänner gesucht und kann letztlich eine ¾ h nach dem Ereignis durch einen herangebrachten Lawinenhund in ca. 80 cm Tiefe gefunden werden. Erstdiagnose: Atem- und Kreislaufstillstand.

16.20 Welche der folgenden Aussagen ist *falsch?*

    a) Freimachen der Atemwege ist notwendig.
    b) Beatmung soll durchgeführt werden.
    c) Herzdruckmassage nach den üblichen Regeln ist zu beginnen.
    d) Wiederbelebungsmaßnahmen sind völlig sinnlos, da Patient bereits tot ist (¾ h unter Schnee).
    e) Ein venöser Zugang ist zu schaffen.

Ein notfallmäßig abgeleitetes EKG zeigt eine Asystolie.

16.21 Welche zusätzlichen *medikamentösen* Maßnahmen sind einzuleiten?

    a) Xylocaininjektion.
    b) Dopamininfusion.
    c) Defibrillation.
    d) Suprareningabe.
    e) Alle genannten Maßnahmen.

Der Atem-Kreislauf-Stillstand dauert fort. Das EKG zeigt aber nunmehr Kammerflimmern.

16.22 Welche *Maßnahme* ist nunmehr zu ergreifen?

a) Elektrische Defibrillation.
b) Suprareningabe.
c) Alupentinfusion.
d) Kalziuminjektionen.
e) Keine der genannten Maßnahmen.

Der Patient hat offensichtlich keine nennenswerten Verletzungen erlitten, ist aber, nicht zuletzt auch während der Hilfsmaßnahmen, stark ausgekühlt.

16.23 Welchen *Einfluß* hat die Körpertemperatur auf die aktuelle Notfallsituation?

a) Die Körpertemperatur hat keinen Einfluß.
b) Nur bei Vorliegen von Erfrierungen ergäben sich Konsequenzen.
c) Die Unterkühlung schützt sicher vor Kreislauf- und Herzrhythmusstörungen.
d) Reanimationsmaßnahmen müssen bis zum Wiedererreichen der normalen Körpertemperatur (bis ins Krankenhaus) fortgesetzt werden.
e) Alle Aussagen sind falsch.

16.24 Welche der genannten *Infusionslösungen* sollte verwandt werden?

a) Ringer-Laktat mit Glukosezusatz.
b) Kohlenhydratfreie Halbelektrolytlösung.
c) Aminosäurenlösung.
d) Steriles, destilliertes Wasser.
e) Keine der genannten Lösungen.

16.25 Welche Aussage ist *falsch?*

a) Transport des Patienten nach Intubation und vorsichtiger Lagerung.
b) Kontrollierte Beatmung mit Sauerstoffzufuhr.
c) Kontinuierliche Monitorüberwachung.
d) Vorbereitetes Defibrillationsgerät.
e) Transport sinnlos, da seit mindestens 45 min Kreislaufstillstand vorliegt.

16.26 Welche der folgenden Aussagen zum Transport des Patienten ist die *beste?*

a) Transport mit Pistenfahrzeug in eine ca. 3 km entfernte Talstation eines Skilifts.
b) Vor Ort solange Wiederbelebungsmaßnahmen durchführen bis Erfolg eintritt.
c) Patient ca. eine ½ h wiederzubeleben versuchen, dann abbrechen.
d) Patient unter Reanimation mit Hubschrauber ins Krankenhaus bringen.
e) Keine der Aussagen ist richtig.

16.27 Welche der folgenden Aussagen ist *richtig?*

a) Die Wiederbelebungschancen des Gehirns bei Unterkühlung sind besonders gut.
b) Solange der Patient unterkühlt ist, können jederzeit (wieder) Herzrhythmusstörungen auftreten.
c) Der Patient sollte so gut wie möglich vor weiterer Abkühlung geschützt werden.
d) Häufig ist beim Lawinenunglück nicht die Unterkühlung, sondern das Ersticken die primäre Todesursache.
e) Alle Aussagen sind richtig.

16.28 Welche Maßnahmen werden nach Ankunft im *Krankenhaus* durchgeführt?

a) Maschinelle Beatmung.
b) Wiedererwärmung.
c) Azidoseausgleich entsprechend Laborwerten.
d) Fortsetzung der Herzdruckmassage.
e) Alle genannten Maßnahmen.

16.29 Welche Aussagen zum Vorgehen bei einem *massiv* Unterkühlten ist richtig?

a) Flachlagerung.
b) Präzise Feststellung der Kerntemperatur mit einem Fieberthermometer.
c) Anheben von Armen und Beinen.
d) Hibler-Packung an allen Extremitäten.
e) Steigerung der Herzfrequenz auf 80–90/min.

16.30 Welche der Aussagen über die Behandlung von Patienten mit Störungen des Wärmehaushaltes ist *falsch?*

a) Ausschluß einer Hypoglykämie.
b) Einwickeln in feuchte Decken.
c) Freihalten der Atemwege.
d) Venöser Zugang und Infusion.
e) Sauerstoffinhalation.

Ordnen Sie den Symptomen 16.31–16.36 jeweils charakteristische *Körperkerntemperaturen* zu!

16.31 Atem- und Kreislaufstillstand.   a) 34–36 °C
16.32 Zittern, Erregung.   b) 30–34 °C
16.33 Unregelmäßige Atem- und Kreislauftätigkeit. c) 27–30 °C
16.34 Tachykardie, Hyperventilation.   d) unter 27 °C
16.35 Bewußtseinstrübung, Muskelstarre.
16.36 Tiefe Bewußtlosigkeit, Weitwerden der Pupillen.

Kapitel 17
Störungen des Stoffwechsels

17.1 Der Geruch der Ausatemluft nach *Azeton* ist typisch für

  a) akute Hypoglykämie;
  b) Coma diabeticum;
  c) Leberversagen;
  d) Nierenversagen;
  e) hypokalzämisches Koma.

17.2 Die *Kußmaul-Atmung* ist typisch für

  a) Coma diabeticum;
  b) hypoglykämischen Schock;
  c) epileptischen Anfall;
  d) Hyperventilationssyndrom;
  e) unmittelbar bevorstehender Atemstillstand.

17.3 Von einer Hypoglykämie spricht man bei Blutzuckerwerten (mg/dl)

  a) über 200;
  b) unter 200;
  c) unter 100;
  d) unter 60.
  e) Ist vom aktuellen Blutzuckerwert unabhängig.

17.4 Welches der aufgeführten Symptome ist *untypisch* für eine Hypoglykämie?

  a) Zittern.
  b) Tachykardie.
  c) Bewußtseinsstörungen.
  d) Hypotonie.
  e) Unruhe.

Störungen des Stoffwechsels

17.5 Welche der genannten Maßnahmen eignet sich *nicht* zur Behandlung einer akuten Hypoglykämie?

   a) Intravenöse Gabe von Glukose 40%.
   b) Intramuskuläre Gabe von Insulin.
   c) Orale Zufuhr von Zuckerlösungen.
   d) Hochprozentige Glukoseinfusionslösung.
   e) Alle Maßnahmen sind geeignet.

17.6 Welches der genannten Symptome ist *nicht* typisch für das Coma diabeticum?

   a) Bewußtseinsstörung.
   b) Stehende Hautfalten.
   c) Flache Atmung.
   d) Tachykardie.
   e) Gesteigerte Urinproduktion.

17.7 Welcher der genannten Faktoren spielt bei der *Entstehung* des Coma diabeticum die entscheidende Rolle?

   a) Insulinüberdosierung.
   b) Übertriebene körperliche Belastung.
   c) Mangelnde Kohlenhydratzufuhr.
   d) Alle genannten Faktoren.
   e) Keiner der genannten Faktoren.

17.8–17.13
Notfallmeldung:
Die Nachbarin einer Frau berichtet, die alleine wohnende Frau melde sich entgegen aller Gewohnheiten nicht mehr. Die Wohnung sei verschlossen und obwohl sie sicher zu Hause sei, öffne sie die Tür seit über 8 h nicht mehr.

17.8 Welche *Maßnahmen* sind von seiten der Rettungsleitstelle einzuleiten?

   a) Alarmierung der Polizei.
   b) Alarmierung der Feuerwehr.
   c) Alarmierung Rettungswagen.
   d) Alarmierung Notarzt.
   e) Alle genannten Maßnahmen.

Situation am Notfallort:
Nach Öffnen der Tür findet sich im Schlafzimmer eine ca. 60jährige Frau mit tonisch-klonischen Krämpfen. Die Nachbarin berichtet, daß die Dame insulinpflichtige Diabetikerin sei.

17.9 Welches *Krankheitsbild* könnte vorliegen?

   a) Intoxikation.
   b) Zerebraler Krampfanfall.
   c) Hypoglykämie.
   d) Hirnerkrankung.
   e) Alle genannten Krankheitsbilder.

17.10 Welche *Maßnahmen* sind durch die Rettungsassistenten/Rettungssanitäter unmittelbar zu ergreifen?

   a) Pulsmessung.
   b) Blutdruckmessung.
   c) Sauerstoffzufuhr.
   d) Entsprechende Lagerung.
   e) Alle genannten Maßnahmen.

17.11 Welche *weiteren* Maßnahmen sind bei Anwesenheit des Notarztes einzuleiten?

   a) Venöser Zugang.
   b) Blutzuckerbestimmung.
   c) Schutz der Patientin vor Eigenverletzung.
   d) Infusion einer Vollelektrolytlösung.
   e) Alle genannten Maßnahmen.

Weiterer Verlauf:
Nach korrekter notärztlicher Behandlung bessert sich der Zustand der Patientin.

17.12 Welches der genannten Kriterien muß erfüllt sein, *bevor* der Transport begonnen werden kann?

   a) Kreislaufstabilität.
   b) Keine Atemstörung.
   c) Keine Krämpfe.
   d) Geeignete Lagerung.
   e) Alle genannten Kriterien.

17.13 Mit welchen *Komplikationen* muß während des Transports gerechnet werden?

   a) Veränderung der Bewußtseinslage.
   b) Erhöhter bzw. erniedrigter Blutzuckerspiegel.
   c) Tachykardie.
   d) Erneuter Krampfanfall.
   e) Mit allen genannten Komplikationen.

17.14 Anhand welcher Zeichen kann die *Unterscheidung* zwischen Hypoglykämie und diabetischem Koma erfolgen?

   a) Herzfrequenz.
   b) Bewußtseinslage.
   c) Atemminutenvolumen.
   d) Blutzuckermessung.
   e) Alle genannten Zeichen.

17.15 Welche der genannten Erkrankungen führt *nicht* zu einer primär metabolischen Azidose?

   a) Entgleister Diabetes mellitus.
   b) Kreislaufstillstand.
   c) Niereninsuffizienz.
   d) Hämorrhagischer Schock.
   e) Atemwegsverlegung.

17.16 Wie reagiert der Körper bei einem pH-Wert von *7,25* im arteriellen Blut?

a) Mit vermehrter Schweißbildung.
b) Mit verminderter Schweißbildung.
c) Mit einer Vertiefung der Atmung.
d) Mit einer Verlangsamung der Atmung.
e) Der Körper reagiert nicht, da der physiologische Grenzbereich nicht unterschritten ist.

17.17 Welche Erstmaßnahme wird zur Bekämpfung der *respiratorischen* Alkalose durchgeführt?

a) Unterstützung der Atemfunktion.
b) Gabe von Natriumbicarbonat 8,4%.
c) Totraumvergrößerung.
d) Sauerstoffgabe.
e) Gabe von Diazemuls.

17.18 Auf welches Krankheitsbild deutet die *Kußmaul-Atmung?*

a) Metabolische Alkalose.
b) Tetanie.
c) Metabolische Azidose.
d) Erhöhter Hirndruck.
e) Rippenserienfraktur.

Kapitel 18
Störungen des Säuren-Basen-Haushalts

18.1 Welches der folgenden Symptome ist *kein* typisches Zeichen für ein Hyperventilationssyndrom?

a) Erstickungsgefühl.
b) Zyanose.
c) Unruhe.
d) Verstärkte Atmung.
e) Kribbeln in Händen und Füßen.

18.2 Unter einer *respiratorischen* Azidose versteht man durch

a) verstärkte Atmung bedingten Anstieg des Blut-pH über 7,45;
b) verminderte Atmung bedingten Abfall des Blut-pH unter 7,35;
c) vermehrten Anfall saurer Stoffwechselprodukte bedingten Abfall des Blut-pH unter 7,35;
d) vermehrten Anfall basischer Stoffwechselprodukte bedingten Anstieg des Blut-pH über 7,45.
e) Keine der genannten Definitionen ist richtig.

18.3 Welche Erstmaßnahme wird zur Bekämpfung der *respiratorischen* Azidose grundsätzlich durchgeführt?

a) Unterstützung der Atemfunktion.
b) Gabe von Natriumbikarbonat 8,4%.
c) Infusion spezieller Infusionslösungen mit einem erhöhten Anteil an Elektrolyten.
d) Totraumvergrößerung (z. B. mit Plastiktüte).
e) Keine der genannten Maßnahmen.

18.4 Auf welches Krankheitsbild (pathophysiologische Veränderung) deutet die *Kußmaul-Atmung* hin?

a) Metabolische Alkalose.
b) Atemwegsverlegung.
c) Metabolische Azidose.
d) Rippenserienbrüche.
e) Lungenödem.

18.5 Bei welcher *pH*-Veränderung wird Natriumbikarbonat 8,4% angewandt?

   a) Metabolische Azidose.
   b) Metabolische Alkalose.
   c) Respiratorische Azidose.
   d) Respiratorische Alkalose.
   e) Bei allen genannten Zuständen.

18.6 Wann liegt eine *respiratorische* Alkalose vor?

   a) Bei einer stark verminderten Atemtätigkeit.
   b) Bei einem Kreislaufstillstand.
   c) Bei massivem Durchfall.
   d) Bei massiver Hyperventilation.
   e) Nach Beendigung eines Tauchvorgangs ohne Hilfsmittel von 3 min Dauer.

18.7 Bei der akuten *respiratorischen* Azidose

   a) wird zuwenig CO_2 abgeatmet;
   b) ist die Ursache einer Zuckerstoffwechselstörung;
   c) ist eine völlig renale Kompensation möglich;
   d) wird die Störung durch eine medikamentöse Pufferung (Natriumbikarbonatlösung 8,4%) beseitigt;
   e) wird durch Lasixgabe der Säureüberschuß über die Niere ausgeschieden.

18.8 Der wesentliche Mechanismus zur *Entstehung* der Symptome des Hyperventilationssyndroms ist

   a) Verlust von Natriumionen über die Niere;
   b) Überladung der Gehirnflüssigkeit mit CO_2;
   c) Veränderung des pH-Werts des Bluts;
   d) Sauerstoffmangel des Körpers;
   e) ungleiche Verteilung der Atemluft in der Lunge.

18.9 Welche der genannten Maßnahmen ist zur *Behandlung* des Hyperventilationssyndroms geeignet?

   a) Beruhigendes Gespräch.
   b) Intubation, Narkoseeinleitung.
   c) Transport in eine geschlossene, psychiatrische Abteilung.
   d) Gabe von atemanregenden Medikamenten.
   e) Sauerstoffinhalation mit hohem O_2-Fluß.

18.10 Welcher der folgenden Zustände hat in der Notfallmedizin die *größte* Bedeutung?

   a) Metabolische Alkalose.
   b) Respiratorische Azidose.
   c) Hyperosmolares Koma.
   d) Diabetische Ketoazidose.
   e) Keiner der genannten Zustände.

Kapitel 19
Traumatologische Notfälle

Ordnen Sie den Begriffen 19.1–19.10 jeweils eine der folgenden *Definitionen* zu:

19.1	Commotio	a)	Verstauchung
19.2	Contusio	b)	Verschiebung
19.3	Dislokation	c)	Streckung
19.4	Distorsion	d)	Knochenbruch
19.5	Extension	e)	Gehirnerschütterung
19.6	Fraktur	f)	Gehirnquetschung
19.7	Hämoperikard	g)	Luft im Brustfellraum
19.8	Hämatothorax	h)	Blut im Brustfellraum
19.9	Hautemphysem	i)	Luft im Unterhautgewebe
19.10	Pneumothorax	k)	Blut im Herzbeutel

Ordnen Sie den Begriffen 19.11–19.18 jeweils eine der folgenden *Definitionen* zu:

19.11	erstgradig offene Fraktur	a)	Knochenbruch mit unversehrter Knochenhaut (Kinder)
19.12	zweitgradig offene Fraktur	b)	Knochenbruch mit unversehrter Haut
19.13	drittgradig offene Fraktur	c)	Knochenbruch mit Zerstörung von Weichteilen
19.14	geschlossene Fraktur	d)	Knochenbruch mit Durchspießung der Haut von innen
19.15	Grünholzfraktur	e)	Knochenbruch mit mäßiger Weichteilverletzung
19.16	Fissur	f)	Knocheneinriß ohne Fehlstellung
19.17	Kontusion	g)	Verrenkung
19.18	Luxation	h)	Prellung

Ordnen Sie folgende Zahlen 19.19–19.23 möglichen Blutverlusten bei *geschlossenen* Frakturen der jeweiligen Körperregion zu.

19.19	bis 400 ml	a)	Becken
19.20	bis 800 ml	b)	Oberarm
19.21	bis 1000 ml	c)	Oberschenkel
19.22	bis 2000 ml	d)	Unterarm
19.23	bis 5000 ml	e)	Unterschenkel

19.24 Welches der genannten Symptome spricht für eine Schädigung des *Rückenmarks?*

   a) Lähmungen im Gesichtsbereich.
   b) Gefühlsstörungen in beiden Beinen.
   c) Sprachstörungen.
   d) Einseitige Hörstörungen.
   e) Beidseitige Sehstörungen.

19.25 Welche der folgenden *Komplikationen* ist bei einer Wirbelsäulenverletzung besonders gefürchtet?

   a) Querschnittslähmung.
   b) Einblutung in die umgebenden Weichteile.
   c) Reizung von sympathischen Nervenwurzeln.
   d) Infektion des Knochenmarks.
   e) Läsion großer Blutgefäße.

19.26 *Typische* Ursache eines Schleudertraumas der Halswirbelsäule ist

   a) Sportverletzung (Schleuderballwurf);
   b) Sturz von einem Jahrmarktskarussell;
   c) Auffahrunfall mit einem Kraftfahrzeug;
   d) Sturz aus großer Höhe;
   e) Verdrehungen des Kopfes zur Seite.

19.27 Welches der genannten Symptome weist auf eine Verletzung des Rückenmarks in der *Halsregion* hin?

   a) Lähmung der Kaumuskulatur.
   b) Lähmung beider Arme und Beine.
   c) Geruchsstörungen.
   d) Pupillendifferenz.
   e) Tiefe Bewußtlosigkeit.

19.28 Welche der genannten Komplikationen ist bei Mehrfachverletzten *besonders* zu fürchten?

   a) Atemstörungen.
   b) Kreislaufstörungen.
   c) Zentralnervöse Störungen.
   d) Volumenmangel.
   e) Alle genannten Komplikationen.

19.29 Was versteht man unter *Polytrauma?*

   a) Gleichzeitige, schwere Verletzungen mehrerer Körperregionen mit akuter Lebensgefahr.
   b) Unfallopfer, welches in einer Poliklinik versorgt werden soll.
   c) Unfall mit Beteiligung von Politikern.
   d) Unfall mit vielen Verletzten.
   e) Unfall, bei dem die Polizei tätig werden muß.

19.30 Welche der folgenden Aussagen über Polytraumatisierte ist *richtig?*

a) Die Sicherung der Vitalfunktion ist vorrangig.
b) Entscheidend ist der unmittelbare Transport in die Klinik.
c) Es gilt vor allem, Verletzung von Armen und Beinen zu versorgen.
d) Die Reposition einer Fehlstellung von einer Extremität sollte zuerst durchgeführt werden.
e) Bei diesen Patienten muß sehr häufig eine Abbindung erfolgen.

19.31 Welches der genannten Symptome ist *nicht* typisch für eine Herzbeuteltamponade?

a) Bradykardie.
b) Tachykardie.
c) Blutdruckabfall.
d) Atemnot.
e) Halsvenenstauung.

19.32 Welches der genannten Symptome ist *nicht* typisch für einen Pneumothorax?

a) Einseitig aufgehobenes Atemgeräusch.
b) Inverse Atmung.
c) Atemnot.
d) Schmerzen bei der Einatmung.
e) Hustenreiz.

19.33 Welches der genannten Instrumente eignet sich zur Behandlung eines Pneumothorax beim *intubierten* und beatmeten Patienten?

a) Absaugkatheter.
b) Verbandsstoff.
c) Heftpflaster.
d) Großlumige Punktionsnadel, bzw. Thoraxdrainage.
e) Venenverweilkanüle für Säuglinge und Kleinkinder.

19.34 Mit welchen *Verletzungen* muß beim Aufprall auf das Lenkrad eines Autos gerechnet werden?

a) Sternumfraktur.
b) Rippenfrakturen.
c) Lungenprellung.
d) Herzkontusion.
e) Mit allen genannten Verletzungen.

19.35 Unter einem *Urethraabriß* versteht man

a) Harnröhrenabriß;
b) Harnleiterabriß;
c) Harnblasenabriß;
d) Nierenarterienabriß;
e) Nierenvenenabriß.

19.36 Ein Patient mit *offener* Thoraxverletzung, der intubiert und beatmet ist, erhält

a) einen lockeren sterilen Verband;
b) sofort eine Saugdrainage;
c) einen luftdichten Dachziegelverband;
d) eine Absaugung mittels eingelegtem sterilem Absaugkatheter;
e) zusätzlich eine Thoraxpunktion zur Druckentlastung.

19.37 Welche Maßnahmen macht ein in den *Bauchraum* eingedrungener Fremdkörper notwendig?

a) Vorsichtiges Herausziehen.
b) Kompressionsverband.
c) Belassen und Fixieren des Fremdkörpers.
d) Entfernen der Fremdkörper und Austamponieren der Wundhöhle.
e) Keine der genannten Maßnahmen.

19.38 Wie sollte ein Patient mit Verdacht auf *Wirbelsäulenverletzung* transportiert werden?

a) In Oberkörperhochlagerung.
b) In stabiler Seitenlage.
c) In flacher Rückenlage.
d) In Schocklagerung.
e) Mit Nacken- und Knierolle.

19.39 Welches der genannten Symptome weist *nicht* auf ein Schädel-Hirn-Trauma hin?

a) Unregelmäßige Atmung.
b) Erinnerungslücke.
c) Fehlende Reaktion auf Schmerzreize.
d) Tiefe Bewußtlosigkeit.
e) Hyperglykämie.

19.40 Worauf deutet es hin, wenn ein Patient nach einem Verkehrsunfall kurzzeitig bewußtlos, dann aufwacht und nach einer ½ h *erneut* bewußtlos wird?

a) Normal für eine Gehirnerschütterung.
b) Typisch für eine Streßreaktion bei Frauen.
c) Verdacht auf Blutungen im Schädelinnern.
d) Hinweis auf Vorliegen einer Alkoholintoxikation.
e) Sicherer Hinweis auf eine Drogen-Medikamenten-Vergiftung.

19.41 Welche der genannten Maßnahmen eignet sich zur Behandlung eines Patienten mit *isoliertem* Schädel-Hirn-Trauma?

a) Bauchlagerung.
b) Seitenlagerung.
c) Schocklagerung.
d) Oberkörperhochlagerung.
e) Keine der Maßnahmen ist geeignet.

19.42 Durch welche der genannten Komplikationen ist ein Patient mit Schädel-Hirn-Trauma *besonders* gefährdet?

- a) Verlegung der Atemwege.
- b) Hörverlust.
- c) Herzrhythmusstörungen.
- d) Hyperglykämie.
- e) Versagen des Gleichgewichtorgans.

19.43 Welches der genannten Symptome ist *nicht* typisch für ein schweres Schädel-Hirn-Trauma?

- a) Prellmarke am Schädel.
- b) Übelkeit, Erbrechen.
- c) Bewußtseinsstörung.
- d) Pupillendifferenz.
- e) Hypoglykämie.

19.44 Ein Kind ist nach einem Sturz von einem Turngerät kurzzeitig nicht ansprechbar, beim Eintreffen des Rettungsdienstes ist es wach, reagiert altersgemäß und gibt keine Schmerzen an.
Welche *Maßnahmen* ergreifen Sie?

- a) In jedem Fall in ein Krankenhaus bringen.
- b) Kind soll am nächsten Tag dem Hausarzt vorgestellt werden.
- c) Kind soll nach Hause gebracht werden, um eine psychische Schädigung zu vermeiden.
- d) Zur Verhinderung eines Hirnödems sofort intubieren, beatmen und Kortison injizieren.
- e) Keine der Maßnahmen ist geeignet.

19.45 Unter einer *Klavikulafraktur* versteht man

- a) Schulterblattbruch;
- b) Schlüsselbeinbruch;
- c) Kniescheibenbruch;
- d) Zungenbeinbruch;
- e) Oberarmbruch.

19.46 Welches der genannten Symptome deutet auf ein *schwerwiegendes* Schädel-Hirn-Trauma hin?

- a) Kurzzeitige Bewußtlosigkeit.
- b) Streckkrämpfe.
- c) Erinnerungslücke.
- d) Übelkeit.
- e) Kopfplatzwunde.

Traumatologische Notfälle

19.47 Welcher der genannten Faktoren spielt beim Tod durch Erhängen *keine* Rolle?

   a) Kompression der Halsgefäße.
   b) Verletzung der Halswirbelsäule.
   c) Reizung des Sympathikus.
   d) Kompression der Atemwege.
   e) Reizung des Nervus vagus.

19.48 Welche der genannten Maßnahmen ist zur *Erstversorgung* eines Patienten mit Schädel-Hirn-Trauma geeignet?

   a) Freihalten der Atemwege.
   b) Kopftieflagerung.
   c) Ausgetretene Hirnmasse in die Schädelkapsel zurückdrängen.
   d) Atemdämpfung durch hochdosierte Opiatgabe.
   e) Rückenlagerung mit Seitwärtswendung des Kopfes.

19.49 Typische Zeichen der Commotio cerebri ist *nicht*

   a) Kopfschmerzen;
   b) Übelkeit;
   c) Erinnerungslücke;
   d) Erbrechen;
   e) Pupillendifferenz.

19.50 Ein Patient mit Verdacht auf Blutung in die *Schädelhöhle* sollte transportiert werden

   a) ausschließlich mit dem Rettungshubschrauber;
   b) in eine Rehabilitationsklinik;
   c) immer in eine neurologische Fachklinik;
   d) in die nächstgelegene Arztpraxis;
   e) in das nächste chirurgische Krankenhaus.

19.51 Welches der genannten Symptome gilt als *sicheres* Zeichen für eine Schädelfraktur?

   a) Blut in der Ohrmuschel.
   b) Bewußtlosigkeit.
   c) Erbrechen.
   d) Austritt von Liquor aus der Nase.
   e) Schwellung auf der Schädelkalotte.

19.52 Worauf weist eine *Pupillendifferenz* nach Schädel-Hirn-Trauma hin?

   a) Schädelfraktur.
   b) Beginnende Infektion.
   c) Zusätzliche Alkoholintoxikation.
   d) Schädigung von Strukturen in der Schädelkapsel.
   e) Drogeneinfluß.

19.53 Unter einer *intrakraniellen Blutung* versteht man

   a) Blutung in den Brustfellraum;
   b) Blutung in den Herzbeutel;
   c) Blutung in den Bauchraum;
   d) Blutung in die Mundhöhle;
   e) Blutung in die Schädelhöhle.

19.54 Welche der genannten Maßnahmen eignet sich *nicht* zur Erstversorgung eines Patienten mit stark blutender Kopfplatzwunde?

   a) Druckverband.
   b) Vorübergehende Kompression der zuführenden Arterie.
   c) Abdrücken der Halsvene.
   d) Kopfhochlagerung.
   e) Alle Maßnahmen sind geeignet.

19.55 Ein Patient mit Oberarmbruch klagt über Gefühlsstörungen in der Hand. Welche der genannten Aussagen ist in diesem Zusammenhang *richtig?*

   a) Normaler Befund bei Oberarmfraktur.
   b) Besserung ist innerhalb von Minuten ohne Therapie zu erwarten.
   c) Es besteht sicher kein Zusammenhang mit dem akuten Unfall.
   d) Der Befund weist auf Nervenverletzung hin.
   e) Es ist der Beweis für eine zusätzliche Schädigung der Halswirbelsäule.

19.56 Welche der genannten Maßnahmen eignet sich zur Versorgung von *Amputaten?*

   a) Am Notfallort reinigen.
   b) Möglichst auf Körpertemperatur halten.
   c) Unter sterilen Bedingungen trocken, gekühlt transportieren.
   d) Für Unterrichtszwecke aufbewahren.
   e) Mit Pflaster provisorisch wieder fixieren.

19.57 Welche *Störung* liegt vermutlich vor, wenn eine ältere Frau nach Sturz das Bein nicht mehr nach innen drehen kann, starke Schmerzen in der Hüfte angibt und Puls und Blutdruck normal sind?

   a) Akute Psychose.
   b) Oberschenkelfraktur.
   c) Schlaganfall.
   d) Alterbedingter Verwirrtheitszustand.
   e) Akute Muskelschwäche.

19.58 Welche der genannten Maßnahmen eignet sich *nicht* zur Erstversorgung einer offenen Unterschenkelfraktur?

   a) Steriler Verband.
   b) Blutstillung.
   c) Schmerzbekämpfung.
   d) Wundspülung.
   e) Lagerung auf Vakuummatratze.

Traumatologische Notfälle

19.59 Welches der genannten Symptome gilt als *sicheres* Zeichen einer Fraktur?

   a) Schmerz.
   b) Schwellung.
   c) Bluterguß.
   d) Fehlstellung.
   e) Alle genannten Symptome.

19.60 Bei einer *geschlossenen* Oberschenkelfraktur muß mit einem Blutverlust gerechnet werden von bis zu

   a) 500 ml;
   b) 1000 ml;
   c) 1500 ml;
   d) 2000 ml;
   e) 3000 ml.

19.61 Welches der genannten *Symptome* weist bei einem Patienten mit Thoraxprellung auf eine Mitverletzung innerer Organe?

   a) Schmerzen in der Tiefe.
   b) Atemnot.
   c) Einseitig aufgehobenes Atemgeräusch.
   d) Abhusten von blutigem Auswurf.
   e) Alle genannten Symptome.

19.62 Welche der genannten Maßnahmen eignet sich primär *nicht* zur Erstversorgung von Weichteilverletzungen?

   a) Druckverband.
   b) Abbinden.
   c) Abdrücken der zuführenden Arterie.
   d) Hochlagerung.
   e) Volumenersatz.

19.63 Mit welcher *Komplikation* muß bei einem Beckenbruch besonders gerechnet werden?

   a) Volumenmangelschock.
   b) Harnröhrenverletzung.
   c) Harnleiterverletzung.
   d) Blasenverletzung.
   e) Mit allen genannten Komplikationen.

19.64 Was versteht man unter einer *komplizierten* Fraktur?

   a) Knochenbruch mit mehr als zwei Bruchstücken.
   b) Knochenbruch mit Gelenkbeteiligung.
   c) Knochenbruch, der operativ angegangen werden muß.
   d) Knochenbruch mit Eröffnung der Haut und Verletzung von Weichteilen.
   e) Knochenbruch mit Beteiligung zweier benachbarter Knochen.

19.65 Welche der genannten Untersuchungen ist nach dem Eintreffen am Unfallort zunächst *nicht* vorrangig?

    a) Atemkontrolle.
    b) Kreislaufkontrolle.
    c) Beurteilung der Bewußtseinslage.
    d) Untersuchung auf Verletzung.
    e) Feststellung der Personalien.

19.66 Bei welcher der genannten Verletzungen ist der Patient *vor allem* durch den Blutverlust gefährdet?

    a) Geschlossene Unterschenkelfraktur.
    b) Fingeramputation.
    c) Milzruptur.
    d) Wirbelfraktur.
    e) Klavikulafraktur.

19.67 Unter einer *Osteosynthese* versteht man

    a) Versorgung eines Knochenbruchs durch Gipsverband;
    b) Versorgung der Gefäße und Nerven nach dem Unfall;
    c) operative Versorgung eines Knochenbruchs;
    d) Verschluß der Haut nach offener Verletzung;
    e) Wiederannaht einer abgetrennten Extremität.

19.68–19.70
Ein Radfahrer wird von einem PKW angefahren und schwer verletzt.

Verdachtsdiagnose:
Schädel-Hirn-Trauma, Rippenserienfraktur rechts, hämorrhagischer Schock, offene Unterschenkelfrakturen beidseits, Puls: 120 Schläge/min, Blutdruck: 100/75 mm Hg.
Er wird vom Notarzt intubiert, beatmet, erhält Schmerzmittel und 1500 ml Volumenersatzmittel. Während des Transports läßt er sich zunehmend schlechter beatmen, die Halsvenen treten hervor, zunehmende Zyanose, Blutdruck 75/60 mm Hg.

19.68 Welche *Störung* könnte vorliegen?

    a) Überinfusion.
    b) Zunehmender Hirndruck.
    c) Spannungspneumothorax.
    d) Fettembolie.
    e) Keine der genannten Störungen.

19.69 Welche Möglichkeiten der *Diagnostik* bietet sich an?

    a) Nur in der Klinik (Computertomographie).
    b) Laboruntersuchung vom Blutserum.
    c) Abhören des Patienten.
    d) Blutdruckmessung.
    e) Keine der genannten Möglichkeiten.

Traumatologische Notfälle

19.70 Welche *Maßnahmen* ergreift der Notarzt in dieser Situation?

   a) PEEP-Beatmung.
   b) Punktion mit großlumiger Punktionsnadel bzw. Thoraxdrainage.
   c) Infusion von Volumenersatzmitteln.
   d) Blutiger Aderlaß.
   e) Keine der genannten Maßnahmen.

19.71–19.72
Ein PKW-Fahrer erleidet bei einem Auffahrunfall eine Thoraxprellung mit Prellmarken am Rippenbogen. Nach ca. 20 min wird er kaltschweißig, tachykard und klagt über Schmerzen in der Herzgegend. Blutdruck 80/60 mm Hg

19.71 Welche *Störung* könnte vorliegen?

   a) Normale Situation bei Thoraxprellung.
   b) Psychisch bedingte Reaktion („Unfallschock").
   c) Verdacht auf intraabdominelle Blutung.
   d) Lungenembolie.
   e) Keine der genannten Störungen.

19.72 Welche der genannten Maßnahmen ist *nicht* geeignet, den Zustand des Patienten zu bessern?

   a) Schocklagerung.
   b) Sauerstoffzufuhr.
   c) Notarztalarmierung.
   d) Gabe von Nitrolingual.
   e) Alle Maßnahmen sind geeignet.

19.73–19.78
Notfallmeldung:
Von der Polizei wird die Information an die Rettungsleitstelle weitergegeben, daß weit außerhalb der Stadt ein Motorradfahrer schwer verunglückt sei. Weitere Details seien nicht bekannt.

19.73 Welches *Rettungsmittel* wird die Rettungsleitstelle zweckmäßigerweise einsetzen?

   a) Rettungshubschrauber.
   b) Notarztwagen.
   c) Rettungswagen und Notarzteinsatzfahrzeug.
   d) Krankentransportwagen.
   e) a, b oder c, je nach der örtlichen Gegebenheit.

Situation am Unfallort:
Am Straßenrand liegt regungslos eine Person mit Lederkombi und Sturzhelm.

19.74 Welche *Maßnahmen* sind unmittelbar zu ergreifen?

   a) Absichern der Unfallstelle.
   b) Ermittlung der Bewußtseinslage.
   c) Atemkontrolle.
   d) Herz- und Kreislaufuntersuchung.
   e) Alle genannten Maßnahmen.

19.75 Welche *weiteren* Maßnahmen sind einzuleiten?

    a) Stabile Seitenlage.
    b) Vorsichtiges Abnehmen des Sturzhelms.
    c) Lagerung auf Vakuummatratze.
    d) Körperliche Untersuchung.
    e) Alle genannten Maßnahmen.

Weiterer Verlauf:
Der Patient klart zunehmend auf, klagt ausschließlich über starke Rückenschmerzen, kann beide Beine bewegen, kann sich daran erinnern, auf der nassen Fahrbahn in einer Kurve irgendwie Fahrprobleme gehabt zu haben. Puls: 100/min, Blutdruck (RR): 130/90 mm Hg.

19.76 Welche Schädigungen sind aufgrund dieser Befunde *wahrscheinlich?*

    a) Leichtes Schädel-Hirn-Trauma.
    b) Querschnittssyndrom.
    c) Schwerstes Thoraxtrauma.
    d) Brust-, Lendenwirbelsäulenverletzung.
    e) a und d sind anzunehmen.

19.77 Welche *weiteren* Maßnahmen sind vor und während des Transports notwendig (Notarzt und Rettungssanitäter sind anwesend)?

    a) Kreislaufüberwachung.
    b) Zentralvenöser Zugang.
    c) Endotracheale Intubation.
    d) Ringer-Laktatinfusion mit Dopamin- bzw. Dobutrexzusatz.
    e) Alle genannten Maßnahmen.

19.78 Mit welchen *Komplikationen* muß möglicherweise gerechnet werden?

    a) Blutdruckabfall.
    b) Lähmungserscheinungen.
    c) Bewußtseinsstörung.
    d) Atemstörung.
    e) Mit allen genannten Komplikationen.

19.79–19.89
Notfallmeldung:
Verkehrsunfall mit mehreren Fahrzeugen auf einer Bundesstraße außerhalb der Stadt.

19.79 Welche *weiteren* Informationen sollten von der Rettungsleitstelle nach Möglichkeit erfragt werden?

    a) Zahl der Verletzten.
    b) Ausmaß der Verletzungen.
    c) Bewußtlose Patienten.
    d) Eingeklemmte Personen.
    e) Alle genannten Informationen.

Traumatologische Notfälle

19.80 Welche *Rettungsmittel* kommen für einen derartigen Einsatz in Betracht?

   a) Rettungswagen.
   b) Notarztwagen.
   c) Feuerwehrbergungsfahrzeug.
   d) Krankentransportwagen.
   e) Alle genannten Rettungsmittel.

Situation am Unfallort:
Insgesamt sind 3 Pkw beteiligt. In 2 Fahrzeugen ist jeweils eine Person eingeklemmt. Einer (Patient A) klagt über starke Schmerzen im Fuß und im Brustbereich. Der andere (Patient B) ist bewußtlos, atmet unregelmäßig und hat Verletzungen und Prellmarken im Kopfbereich; 3 weitere Personen werden von Anwesenden betreut und scheinen lediglich Prellungen, Schürfungen und evtl. eine geschlossene Knöchelfraktur erlitten zu haben.

19.81 Welches Vorgehen ist das günstigste, wenn *zunächst* lediglich zwei Rettungssanitäter anwesend sind?

   a) Beide Rettungssanitäter versorgen nacheinander alle Patienten.
   b) Ein Rettungssanitäter unterrichtet die Rettungsleitstelle über die Situation.
   c) Beide Rettungssanitäter versorgen Patient B.
   d) Ein Rettungssanitäter sorgt bei Patient B für freie Atmung.
   e) b und d sind richtig.

19.82 Welches Vorgehen ist *nach* Ankunft des Notarztes und weiterer Rettungssanitäter zu wählen?

   a) Notarzt und Rettungssanitäter versorgen Patient B zuerst.
   b) Notarzt verschafft sich einen Überblick über den Zustand aller Patienten.
   c) Ein Rettungssanitäter legt einen venösen Zugang bei Patient A.
   d) Weitere Rettungssanitäter versorgen die Leichtverletzten.
   e) Alle Maßnahmen sollten ergriffen werden.

Weiterer Verlauf:
Nach Befreiung der eingeklemmten Patienten und Verteilung auf zwei Rettungswagen werden folgende Befunde erhoben.
Patient A: Blutdruck (RR): 130/80 mm Hg, Puls: 120/min, starker Druckschmerz im Brustbereich, inspiratorische Einziehungen der einen Thoraxseite, dort aufgehobenes Atemgeräusch, druckschmerzhafter Bauch, Fehlstellung eines Fußes.

19.83 Welches *Krankheitsbild* könnte vorliegen?

   a) Rippenserienfraktur.
   b) Intraabdominelle Verletzung.
   c) Knöchelfraktur.
   d) Pneumo-/Hämatothorax.
   e) Alle genannten Krankheitsbilder.

19.84 Welche *Maßnahme* ist zu ergreifen?

   a) Venöser Zugang.
   b) Schmerzbekämpfung.
   c) Volumenersatzmittel.
   d) Vorinformation der Klinik.
   e) Alle genannten Maßnahmen.

19.85 Welche *weiteren* Maßnahmen sind dringend angezeigt?

   a) Zentralvenöser Katheter.
   b) Kreuzblutabnahme.
   c) Tieflagerung der Beine.
   d) Mäßige Oberkörperhochlage.
   e) Alle genannten Maßnahmen.

Patient B: Keine sichtbare Kopfverletzung, tiefe Bewußtlosigkeit, keine Reaktion auf Schmerzreize, regelmäßige, freie Atmung nur bei Anheben des Unterkiefers und vorsichtigem Überstrecken des Kopfes, Pupille rechts weiter als links, Puls: 130/min, Blutdruck: 90/60 mm Hg.

19.86 Welches *Krankheitsbild* könnte vorliegen?

   a) Geschlossenes Schädel-Hirn-Trauma.
   b) Intrakranielle Blutung.
   c) Volumenmangelschock.
   d) Zusätzlich zur Kopfverletzung vorliegende Blutung.
   e) Alle genannten Schädigungen.

19.87 Welche *Maßnahmen* sind zu ergreifen?

   a) Tieflagerung der Beine.
   b) Maximale Oberkörperhochlagerung.
   c) Intubation, Beatmung.
   d) Maßnahmen zur Weitstellung der linken Pupille.
   e) Alle genannten Maßnahmen.

19.88 *Wohin* sollten die Patienten günstigerweise transportiert werden?

   a) Alle Patienten in das nächst gelegene Krankenhaus.
   b) Patient A und B in eine Schwerpunktklinik.
   c) Leichtverletzte Patienten in kleinere Krankenhäuser der Umgebung.
   d) Alle Patienten in eine Schwerpunktklinik.
   e) b + c sind richtig.

19.89 Mit welchen *Komplikationen* muß bei Patient A während des Transports gerechnet werden?

   a) Blutdruckabfall.
   b) Spannungspneumothorax.
   c) Hämorrhagischer Schock.
   d) Störung des Bewußtseins.
   e) Mit allen genannten Komplikationen.

19.90 Mit welchen *Komplikationen* muß bei Patient B während des Transports gerechnet werden?

- a) Atemstillstand.
- b) Kreislaufstillstand.
- c) Krämpfe.
- d) Herzrhythmusstörungen.
- e) Mit allen genannten Komplikationen.

19.91–19.101
Notfallmeldung:
An der Kreuzung zweier vielbefahrener Bundesstraßen sei es zu einem Verkehrsunfall gekommen. Eine Person sei leicht verletzt.

19.91 Welche *weiteren* Informationen sollten von der Rettungsleitstelle erfragt werden?

- a) Bewußtseinslage.
- b) Ausmaß der Verletzung.
- c) Atem- und Kreislaufstörung.
- d) Genaue Ortsangabe.
- e) Alle genannten Informationen.

Die Informationen deuten auf einen Unfall mit geringem Verletzungsausmaß ohne Störung der Vitalfunktionen hin.

19.92 Welche *Rettungsmittel* werden zweckmäßigerweise eingesetzt?

- a) Rettungshubschrauber.
- b) Ärztlicher Bereitschaftsdienst.
- c) Rettungswagen.
- d) Verständigung des in der Nähe wohnenden leitenden Notarztes der Region.
- e) Keines der genannten.

Situation am Unfallort:
Bei Ankunft der Rettungssanitäter liegt ein ca. 35jähriger Mann rücklings auf einer Decke am Straßenrand. Er blutet massiv aus mehreren Verletzungen im Gesichtsbereich. Er röchelt bei jedem Atemzug und zeigt ruckartige Bewegungen des Brustkorbs und Oberbauchs.

19.93 Welche *Erstmaßnahmen* sind zu ergreifen?

- a) Ermittlung der Bewußtseinslage.
- b) Freimachen der Atemwege.
- c) Freihalten der Atemwege.
- d) Blutstillung.
- e) Alle genannten Maßnahmen.

Der Patient ist nur bedingt ansprechbar, reagiert aber prompt auf Schmerzreize. Er bewegt Arme und Beine spontan. Das Gesicht erscheint auffällig asymetrisch. Der Unterkiefer ist ebenso wie die Nase offensichtlich gebrochen. Brustkorb, Bauch und Extremitäten scheinen unverletzt zu sein.

19.94 Welche *weiteren* Maßnahmen sind angezeigt?

 a) Nachalarmierung des Notarztes.
 b) Pulsmessung.
 c) Blutdruckmessung.
 d) Orientierende Untersuchung nach weiteren Verletzungen.
 e) Alle genannten Maßnahmen.

19.95 Welche der genannten Maßnahmen eignet sich zur Sicherung eines ausreichenden *Gasaustauschs?*

 a) Stabile Seitenlagerung.
 b) Nachvornziehen des Unterkiefers.
 c) Sauerstoffinhalation.
 d) Guedel-Tubus.
 e) Alle genannten Maßnahmen.

19.96 Welche der genannten Maßnahmen zur Aufrechterhaltung der *Kreislauffunktion* sind angemessen?

 a) Steriler Verband bei oberflächlichen Schürfungen.
 b) Druckverband einer stark blutenden Kopfplatzwunde.
 c) Vorübergehende Kompression der zuführenden Arterie.
 d) Lagerung.
 e) Alle genannten Maßnahmen.

Nach Ankunft des Notarztes, der unmittelbar die Indikation zur endotrachealen Intubation und Beatmung des Patienten stellt, sind entsprechende Vorbereitungen zu treffen.

19.97 Welche *Instrumente* sind bereitzulegen und auf Funktionstüchtigkeit zu überprüfen?

 a) Absaugeinrichtung.
 b) Endotrachealer Tubus Charr 36 bzw. 8,5 cm.
 c) Absaugkatheter.
 d) Laryngoskop, Blockerspritzer und -klemme.
 e) Alle genannten Instrumente.

19.98 Welche Medikamente kommen zur Erleichterung der Intubation *nicht* in Betracht?

 a) Trapanal.
 b) Haldol.
 c) Hypnomidate.
 d) Valium.
 e) Alle genannten Medikamente sind geeignet.

19.99 Mit welchen Auswirkungen und Komplikationen muß bei einer ausgedehnten Gesichtsschädelverletzung *typischerweise* gerechnet werden?

 a) Volumenmangel.
 b) Aspiration.
 c) Atemwegsverlegung.
 d) Mitverletzung der Augen.
 e) Mit allen genannten Komplikationen.

Traumatologische Notfälle

19.100 In welche Lagerung sollte der Patient während des Transports *nicht* gebracht werden?

a) Kopftieflage.
b) Kopf in Mittellage (Blick geradeaus).
c) Oberkörper etwas erhöht.
d) Anheben der Beine.
e) Keine der genannten Lagerungen ist geeignet.

19.101 In welche *Einrichtung* sollte der Patient anschließend transportiert werden?

a) Immer per Rettungshubschrauber in eine neurochirurgische Klinik.
b) In ein nahegelegenes Belegkrankenhaus.
c) In eine chirurgische Arztpraxis.
d) In ein Mittelpunktkrankenhaus mit HNO-ärztlicher bzw. kieferchirurgischer Versorgung.
e) Keines der genannten Krankenhäuser kommt in Betracht.

Ordnen Sie den folgenden Begriffen 19.102–19.115 jeweils eine der in der Abbildung dargestellten anatomischen Strukturen zu:

19.102 Bauchspeicheldrüse
19.103 Blinddarm
19.104 Dickdarm
19.105 Dünndarm
19.106 Gallenblase
19.107 Harnblase
19.108 Harnleiter
19.109 Leber
19.110 Magen
19.111 Milz
19.112 Niere
19.113 Wurmfortsatz
19.114 Zwerchfell
19.115 Zwölffingerdarm

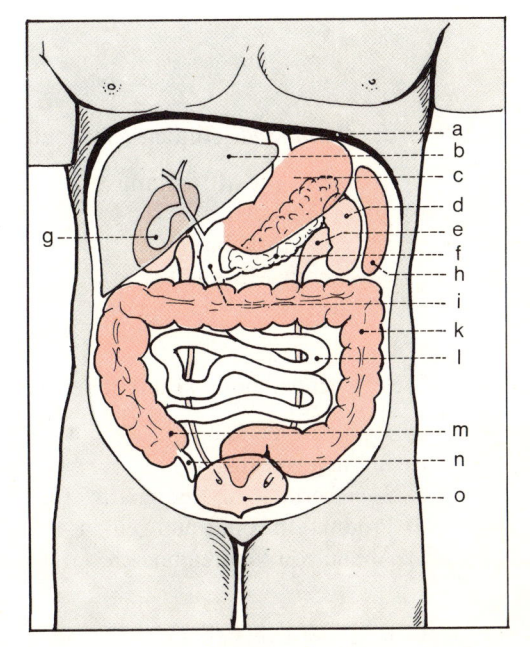

Ordnen Sie den folgenden Begriffen 19.116-19.128 jeweils eine der in der Abbildung dargestellten anatomischen Strukturen zu:

19.116 Bauchspeicheldrüse
19.117 Blinddarm
19.118 Dickdarm
19.119 Dünndarm
19.120 Gallenblase
19.121 Harnblase
19.122 Leber
19.123 Magen
19.124 Milz
19.125 Niere
19.126 Wurmfortsatz
19.127 Zwerchfell
19.128 Zwölffingerdarm

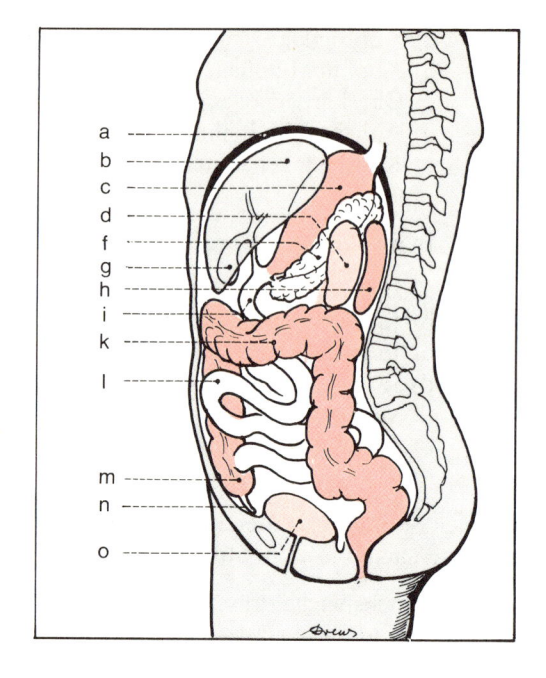

19.129 In der **Darmwand** befindet sich vor allem

    a) quergestreifte Muskulatur;

    b) glatte Muskulatur;

    c) karierte Muskulatur;

    d) einfaserige Muskulatur;

    e) längsgestreifte Muskulatur.

19.130 Welche der genannten Funktionen wird *nicht* von der Leber übernommen?

    a) Produktion von Galle.

    b) Bildung von Insulin.

    c) Speicherung von Energieträgern.

    d) Produktion von Bluteiweißen.

    e) Abbau von Medikamenten.

19.131 Unter **Diurese** versteht man

    a) akute Durchfallerkrankung;

    b) Auslösung von Erbrechen;

    c) Harnausscheidung;

    d) Blutreinigung durch künstliche Niere;

    e) Abbau von Medikamenten in der Leber.

Traumatologische Notfälle

19.132 Die tägliche Urinproduktion bei *Erwachsenen* liegt etwa bei

  a) 300 ml;
  b) 500 ml;
  c) 1000 ml;
  d) 1500 ml;
  e) 3000 ml.

19.133 Unter *Anurie* versteht man eine Urinproduktion von pro Tag

  a) über 5000 ml;
  b) über 2000 ml;
  c) unter 500 ml;
  d) unter 100 ml.
  e) Keine der genannten Aussagen ist richtig.

19.134 Welche der genannten Stoffe werden normalerweise *nicht* über die Niere ausgeschieden?

  a) Wasser.
  b) Mineralstoffe.
  c) Harnstoff.
  d) Eiweiß.
  e) Medikamentenabbauprodukte.

19.135 Unter einer *Peritoneallavage* versteht man

  a) Entzündung des Bauchfells;
  b) Darmverschluß;
  c) Spülung des Bauchraums (zur Diagnostik);
  d) Behandlungsverfahren bei Nierenversagen;
  e) Bauchspiegelung.

19.136 Unter einem *akuten Abdomen* versteht man

  a) spezielle Röntgenuntersuchung des Bauchraums;
  b) Einbringen von Medikamenten in die Bauchhöhle;
  c) Bauchspiegelung bei akuten Baucherkrankungen;
  d) akute, bedrohliche, primär unklare Baucherkrankung;
  e) Darmuntersuchung.

19.137 Auf einem Einweisungsschein finden Sie neben der Einweisungsdiagnose die zusätzliche Bemerkung *Anus praeter.* Was bedeutet das?

  a) Akute Durchfallerkrankung.
  b) Hinweis auf lebenswichtiges Medikament.
  c) Hämorrhoidalleiden.
  d) Künstlicher Darmausgang.
  e) Angeborene Mißbildung.

19.138 Sie sollen einen Patienten mit der Diagnose **Hodentorsion** in die Klinik bringen. Worum handelt es sich?

a) Verdrehung des Hodens mit Durchblutungsstörung.
b) Hodenentzündung durch Bakterien.
c) Dauererektion des männlichen Glieds.
d) Krankhafte Erweiterung des Hodensacks.
e) Flüssigkeitsansammlung im Hodensack.

19.139–19.141
Ein Patient klagt über stärkste Schmerzen im Unterbauch, die in den Hoden ausstrahlen.

19.139 Welches **Krankheitsbild** könnte vorliegen?

a) Blinddarmentzündung.
b) Gallenerkrankung.
c) Harnleiterstein.
d) Milzruptur.
e) Hepatitis.

19.140 Welche Medikamente kommen für die Behandlung durch den **Notarzt** in Frage?

a) Akrinor.
b) Lasix.
c) Euphyllin.
d) Haldol.
e) Buscopan.

19.141 Wie **lagern** Sie den Patienten während des Transports?

a) Stabile Seitenlage.
b) Knierolle.
c) Bauchrolle.
d) Schocklagerung.
e) Bauchlage.

19.142 In welcher der genannten Situationen kann es zum Auftreten von **blutigem** Urin kommen?

a) Blasenruptur.
b) Harnröhreneinriß.
c) Schwere Nierenprellung.
d) Nach Legen eines Blasenkatheters.
e) In allen genannten Situationen.

19.143 Eine geschlossene Oberschenkelfraktur

a) wird mit einer Luftkammerschiene ruhiggestellt;
b) muß abgebunden werden;
c) darf nicht mit einer Luftkammerschiene ruhiggestellt werden, wenn das Kniegelenk mitverletzt ist;
d) birgt die Gefahr eines venösen Gefäßverschlußes;
e) führt zu behandlungsbedürftigen Blutverlusten.

Kapitel 20
Besondere lebensbedrohliche Situationen

20.1 Welche der folgenden Aussagen zum Abnabeln des soeben im Rettungswagen geborenen Kindes sind *richtig?*

a) Stets nur eine Nabelklemme verwenden.
b) Nabelklemmen so nah wie möglich am Kind ansetzen.
c) In jedem Fall erst in der Klinik abnabeln.
d) Klemmen ca. 20 cm vom Kind entfernt ansetzen.
e) Erst nach Herausziehen des Mutterkuchens Nabelklemmen ansetzen.

20.2 Welche der genannten Maßnahmen sind *nach* einer Geburt eines Kindes außerhalb des Krankenhauses durchzuführen?

a) Transport des Kindes in eine geburtshilfliche Abteilung.
b) Transport der Mutter in eine geburtshilfliche Abteilung.
c) Wärmeschutz des Neugeborenen.
d) Lagerung der Mutter.
e) Alle genannten Maßnahmen.

20.3 Welcher der genannten Befunde ist *nicht* typisch für ein Neugeborenes ca. 10 min nach der Geburt?

a) Etwa 40 Atemzüge/min.
b) Herzfrequenz ca. 70 Schläge/min.
c) Lebhafte Bewegungen.
d) Rosige Hautfarbe.
e) Gelegentliches Schreien.

20.4 Welcher der genannten Faktoren ist der *Hauptvorteil* eines Transports im Inkubator?

a) Schutz vor Infektion.
b) Wärmeerhaltung.
c) Angebot an befeuchteter Luft.
d) Verringertes Transporttrauma durch Polsterung.
e) Bessere Überwachungsmöglichkeiten.

20.5 Welche der genannten Maßnahmen eignet sich zum *Freimachen* der Atemwege bei Neugeborenen?

a) Maximale Überstreckung des Nackens.
b) Brustkorb mehrmals ruckartig zusammendrücken.
c) Heimlich-Handgriff.
d) Absaugen von Mund-Nasen-Rachen-Raum.
e) Schläge zwischen die Schulterblätter.

20.6 Welches der genannten Kriterien ist *nicht* Bestandteil des APGAR-Indexes?

a) *A*temtätigkeit.
b) *P*upillenreaktion.
c) *G*rundtonus der Muskeln.
d) *A*ussehen.
e) *R*eflexaktivität.

20.7 Welche der genannten *Maßnahmen* sind bei einem Neugeborenen mit zyanotischen Füßen, schlaffem Muskeltonus und trägen Bewegungen bei sonst normalem Befund notwendig?

a) Sofortige endotracheale Intubation.
b) Herzdruckmassage.
c) Sauerstoffzufuhr.
d) Injektion von Adrenalin.
e) Infusion von Natriumbikarbonatlösung.

20.8 Welches der genannten Symptome weist auf *Komplikationen* bei einer beginnenden Geburt hin?

a) Abgang von blutigem Schleim aus der Scheide.
b) Abfließen von ca. 500 ml einer klaren Flüssigkeit aus der Scheide.
c) Wehenartige Schmerzen alle 3–5 min.
d) Abfließen von 800–1000 ml Blut aus der Scheide.
e) Gewichtszunahme während der Schwangerschaft von 11 kg.

20.9 Welches der genannten Instrumente ist *nicht* Bestandteil des normierten Notgeburtbestecks?

a) Handschuhe.
b) Kompressen.
c) Nahtmaterial.
d) Schere.
e) Nabelklemme.

20.10 Welches Körperteil geht bei einer regelrechten Geburt *voran*?

a) Arm.
b) Bein.
c) Gesäß.
d) Kopf.
e) Knie.

20.11 Was versteht man unter *Dammschutz?*

   a) Auftragen spezieller Salben auf das weibliche Genital.
   b) Maßnahmen zur Beeinflussung des Kindaustritts und Verhütung mütterlicher Verletzungen.
   c) Übereinanderlegen der Beine zur Vermeidung von Frühgeburten.
   d) Handgriff des Geburtshelfers durch Druck auf den Bauch, um die Geburt zu erleichern.
   e) Ärztliche Maßnahme zur Vermeidung von außerklinischen Notgeburten.

20.12 Welche der genannten *Maßnahmen* sollte der Rettungsassistent/Rettungssanitäter ergreifen, wenn die Patientin jede Minute Wehen hat und in der Scheide ein doppelfaustgroßes Gebilde sichtbar ist?

   a) Patientin ins Bad begleiten, damit sie Wasser lassen kann.
   b) Notarztalarmierung, die Geburt des Kindes in der Wohnung zu Ende führen.
   c) Intravenöse Gabe von Partusisten- oder Berotecspray zur Wehenhemmung.
   d) Lagerung auf der Trage und Transport ins Fahrzeug.
   e) Der Patientin etwas zu trinken geben und ggf. etwas zu essen anbieten.

20.13 Welche der genannten *Veränderungen* werden im Kreislauf des Kindes durch die Geburt notwendig?

   a) Verstärkte Durchblutung der Nabelgefäße.
   b) Eröffnung der Verbindung zwischen rechtem und linkem Vorhof des Herzens.
   c) Vermehrte Durchströmung der Lungenarterie.
   d) Deutlicher Druckabfall in der rechten Herzkammer.
   e) Entstehen eines Kurzschlußes zwischen Lungen- und Körperschlagader.

20.14 Welche der genannten Maßnahmen ist *nicht* Bestandteil der Erstversorgung des Neugeborenen?

   a) Absaugen von Mund-Nasen-Rachen-Raum.
   b) Schutz vor Wärmeverlust.
   c) Bestimmung des APGAR-Werts.
   d) Absprühen des Kindes mit Alkohollösung.
   e) Notierung des Geburtszeitpunkts.

20.15 Welches der genannten Symptome ist *nicht* typisch für einen eklamptischen Anfall?

   a) Dauer von 1-2 min.
   b) Atemstörungen.
   c) Blutdruckabfall.
   d) Bewußtseinsstörungen.
   e) Krämpfe.

20.16 Welche Maßnahme eignet sich *nicht* zur Behandlung eines Patienten mit einem eklamptischen Anfall?

a) Stabile Seitenlage.
b) Schonender Transport.
c) Puls- und Blutdrucküberwachung.
d) Schutz vor Eigenverletzungen.
e) Einführen einer Magensonde.

20.17 Welches der genannten Krankheitsbilder ist *untypisch* für eine Schwangerschaftskomplikation?

a) Placenta-praevia-Blutung.
b) EPH-Gestose.
c) Frühgeburtsbestrebungen.
d) Eklampsie.
e) Kußmaul-Atmung.

20.18 Welches der genannten Symptome ist *nicht* typisch für ein Vena-cava-Syndrom?

a) Hypertonie.
b) Blässe.
c) Blutdruckabfall.
d) Schwarzwerden vor Augen.
e) Tachykardie.

20.19 Was versteht man unter einem *vollständigen* Muttermund?

a) Der Mund des Neugeborenen hat die Geburtswege vollständig verlassen.
b) Die Schamlippen der Gebärenden liegen glatt und in ganzer Länge aneinander.
c) Der Mund der Mutter zeigt ein vollständiges, lückenloses Gebiß.
d) Der nach außen gewendete Teil des Gebärmutterhalses ist maximal geöffnet.
e) Die Scheide der Gebärenden hat die Form eines Mundes.

20.20 Was versteht man unter *Blasensprung?*

a) Eröffnung der Fruchtblase zu Geburtsbeginn.
b) Aufplatzen einer Eierstockzyste am Geburtstermin.
c) Einreißen der mütterlichen Harnblase während der Geburt.
d) Regelrechte Mitbewegung der Fruchtblase bei hüpfenden Bewegungen der Mutter.
e) Eine für Mutter und Kind akut lebensbedrohliche Geburtskomplikation.

20.21 Welche der genannten Maßnahmen eignet sich *nicht* zur Versorgung einer Schwangeren nach Abgang von Fruchtwasser zu Hause?

a) Beruhigender Zuspruch.
b) Sitzender Transport.
c) Linksseitenlage.
d) Bereitlegen des Notgeburtbestecks.
e) Transport in eine geburtshilfliche Abteilung.

Besondere lebensbedrohliche Situationen

20.22 Mit welchen *Komplikationen* müssen Sie beim Transport einer Schwangeren rechnen?

   a) Nabelschnurvorfall.
   b) Vena-cava-Syndrom.
   c) Aufgeregte, unruhige Patientin.
   d) Wehenbeginn.
   e) Mit allen genannten Komplikationen.

20.23 Welche der genannten *Maßnahmen* ist bei einem Neugeborenen mit einem Puls von 90 Schlägen/min und schwacher Atemtätigkeit notwendig?

   a) Azidoseausgleich.
   b) Injektion von Adrenalin.
   c) Beatmung unter Sauerstoffzufuhr.
   d) Herzdruckmassage.
   e) Anwendung von Kältereizen.

20.24 Welche der folgenden Aussagen über die Herzdruckmassage bei Neugeborenen ist *richtig*?

   a) Handballen oberhalb des Schwertfortsatzes ansetzen.
   b) Kompression ca. 60mal/min.
   c) Druckphase sollte etwa 3mal so lang wie die Entlastungsphase andauern.
   d) Brustbein ca. 1,5 cm eindrücken.
   e) Herzdruckmassage ist nur bei nachgewiesener Asystolie (EKG-Bild) sinnvoll.

20.25 Welche der genannten *Erkrankungen* kann bei einem Säugling zu einem Krampfanfall führen?

   a) Hirnhautentzündung.
   b) Epileptische Erkrankung.
   c) Vergiftung.
   d) Flüssigkeitsverlust.
   e) Alle genannten Erkrankungen.

20.26 Welche der genannten Maßnahmen ist bei einem Kind mit Krampfanfall *nicht* angezeigt?

   a) Blutzuckerbestimmung.
   b) Venöser Zugang.
   c) Krampfdurchbrechung.
   d) Orale Flüssigkeitszufuhr.
   e) Sicherung freier Atemwege.

Ordnen Sie den Begriffen 20.27–20.34 jeweils eine der folgenden *Definitionen* zu:

20.27 Austreibungsperiode
20.28 Beckenendlage
20.29 Eröffnungsperiode
20.30 Frühgeburt
20.31 Hinterhauptslage
20.32 Nachgeburtsperiode
20.33 Termingerechte Geburt
20.34 Übertragung

a) Wehen etwa alle 5 min
b) Muttermund vollständig geöffnet
c) Ablösung der Plazenta
d) Kopf des Kindes geht voran
e) Gesäß des Kindes geht voran
f) Schwangerschaftsdauer ca. 280 Tage
g) Schwangerschaftsdauer unter 270 Tage
h) Schwangerschaftsdauer über 290 Tage

20.35 Welcher der genannten Mechanismen spielt nach Ertrinken in Salzwasser evtl. eine Rolle für die *klinische* Weiterbehandlung?

a) Platzen von roten Blutkörperchen.
b) Ausgeprägte Flüssigkeitsüberladung.
c) Entstehung eines Lungenödems.
d) Freisetzung von Antikörpern.
e) Alle genannten Mechanismen.

20.36 Welche der genannten Maßnahmen eignet sich *nicht* zur Behandlung eines Ertrinkungsopfers?

a) Freimachen der Atemwege.
b) Beatmung.
c) Sauerstoffzufuhr.
d) Ausschütteln der Lunge.
e) Lagerung.

20.37 Welcher der genannten Mechanismen spielt nach Ertrinken in Süßwasser evtl. eine Rolle für die *klinische* Weiterbehandlung?

a) Platzen von roten Blutkörperchen.
b) Entstehung eines Lungenödems.
c) Akuter Volumenmangel.
d) Freisetzung von Antikörpern.
e) Alle genannten Mechanismen.

20.38 Unter *trockenem* Ertrinken versteht man

a) Ertrinkungsunfall, bei dem kein Wasser in die Atemwege eingedrungen ist.
b) Unfall, bei dem durch Einatmen von trockenem Staub ein Atemstillstand eintritt.
c) Ertrinkungsunfall, bei dem der Patient relativ schnell ins Trockene gebracht wurde.
d) Eine Sonderform des Lungenödems ohne Flüssigkeitsübertritt in die Alveolen.
e) Trockenes Ertrinken gibt es logischerweise überhaupt nicht.

20.39 Mit welchen *Komplikationen* muß bei einem Ertrinkungsnotfall gerechnet werden?

a) Voller Magen.
b) Sekundäres Ertrinken.
c) Herzrhythmusstörungen.
d) Auskühlung.
e) Alle genannten Komplikationen.

20.40 Welches der genannten Symptome ist *nicht* typisch für einen Tauchunfall?

a) Hautjucken.
b) Schwindel.
c) Lungenödem.
d) Bewußtseinsstörungen.
e) Ohrensausen.

20.41 Welche der genannten Maßnahmen eignet sich *nicht* zur Behandlung eines Patienten mit Tauchunfall?

a) Freimachen der Atemwege.
b) Lagerung.
c) Sauerstoffgabe.
d) Kühlung des Patienten.
e) Transport in einer Druckkabine.

20.42 Was versteht man unter *Druckfallkrankheit?*

a) Ein bei Tauchern gefürchteter Notfall bei zu schnellem Abstieg.
b) Ein bei Tauchern gefürchteter Notfall bei zu schnellem Aufstieg.
c) Eine bei Tropenreisen häufig auftretende Komplikation.
d) Eine bei Hubschrauberpiloten häufige Berufskrankheit.
e) Keine der genannten Definitionen ist richtig.

20.43 Welche der genannten Aussagen über die Reanimation nach Ertrinkungsunfall ist *richtig?*

a) Hier gelten grundsätzlich eigene Regeln bezüglich Beatmung und Herzdruckmassage.
b) Die Unterscheidung in Süß- und Salzwasserertrinken ist für die erste Hilfe entscheidend.
c) Die Erstbehandlung kann nur durch den Notarzt erfolgen.
d) Die Erstmaßnahmen entsprechen den üblichen Regeln der Notfallmedizin.
e) Entscheidend ist die gründliche Entfernung von Wasser aus den Atemwegen durch Ausschütteln.

20.44 Was versteht man unter *Badetod?*

a) Tod durch Ertrinken.
b) Tod durch Aspiration.
c) Tod in einem Badezimmer.
d) Tod durch eine vom Schwimmen unabhängige, zufällig beim Baden auftretende Störung bzw. Erkrankung.
e) Tod in einem Schwimmbad bzw. Badeanstalt.

20.45 Der *Sicherheitsabstand* von Hochspannungsleitungen beträgt je 10 000 V Spannung

   a) 1 cm;
   b) 5 cm;
   c) 10 cm;
   d) 50 cm;
   e) 100 cm.

20.46 Welche der genannten Störungen ist *nicht* typisch für einen Stromunfall?

   a) Verbrennungen.
   b) Strommarken.
   c) Herzrhythmusstörungen.
   d) Lungenödem.
   e) Bewußtseinsstörungen.

20.47 Welcher der genannten Faktoren beeinflußt *am stärksten* die Schädigung durch elektrischen Strom?

   a) Hautpigmentation.
   b) Hautwiderstand.
   c) Entfernung vom nächsten Gelenk.
   d) Stärke der örtlichen Durchblutung.
   e) Keiner der genannten Faktoren.

20.48 Welche der genannten Maßnahmen ist bei der Versorgung eines Stromopfers *zuerst* durchzuführen?

   a) Entfernung aus dem Gefahrenbereich unter Selbstschutz.
   b) Venöser Zugang.
   c) Azidoseausgleich.
   d) Oberkörperhochlagerung.
   e) Defibrillation.

20.49 Welche der genannten Maßnahmen eignet sich *nicht* zur Behandlung nach Stromunfall?

   a) Atem- und Pulskontrolle.
   b) Lagerung auf Vakuummatratze.
   c) EKG-Ableitung.
   d) Steriles Abdecken von Verbrennungswunden.
   e) Bauchlage.

20.50 Welcher der genannten Typen von elektrischem Strom gilt als *besonders* gefährlich?

   a) Gleichspannung.
   b) Niederspannung.
   c) Wechselspannung.
   d) Kriechspannung.
   e) Alle Typen etwa gleich.

Besondere lebensbedrohliche Situationen

20.51–20.55
Notfallmeldung:
Ein Bauarbeiter habe an einem Starkstromkabel einen Schlag bekommen. Er gebe keine Lebenszeichen von sich.

20.51 Welche *Maßnahmen* sind von seiten der Rettungsleitstelle zu ergreifen?
   a) Alarmierung eines Notarztes.
   b) Alarmierung eines Rettungswagens.
   c) Alarmierung der Feuerwehr.
   d) Alarmierung des Elektrizitätswerks.
   e) Alle genannten Maßnahmen.

Situation am Notfallort:
Kollegen des Verunglückten führen Wiederbelebungsmaßnahmen durch, nachdem sie ihn aus dem unmittelbaren Gefahrenbereich gerettet haben.

20.52 Welche *Erstmaßnahmen* führen die Rettungsassistenten/Rettungssanitäter korrekterweise durch?
   a) Notfalldiagnostik: Atmung, Kreislauf.
   b) Information über Unfallhergang beschaffen.
   c) Hinweise auf schwere Verletzungen erfragen.
   d) Information über bisherige Behandlung einholen.
   e) Alle genannten Maßnahmen.

20.53 Welche Behandlungsmaßnahmen müssen *unmittelbar* begonnen werden, wenn ein Atem- und Kreislaufstillstand vorliegt?
   a) Lagerung.
   b) Herzdruckmassage.
   c) Freimachen der Atemwege.
   d) Beatmung.
   e) Alle genannten Maßnahmen.

Weiterer Verlauf:
Nachdem die Rettungsassistenten/Rettungssanitäter sachgerecht gehandelt haben, trifft inzwischen der Notarzt ein.

20.54 Welche *notärztlichen* Maßnahmen sind nunmehr vorzubereiten?
   a) Endotracheale Intubation.
   b) Venöser Zugang.
   c) Infusion.
   d) Anwendung von Medikamenten.
   e) Alle genannten Maßnahmen.

20.55 Welches der genannten Medikamente kommt in dieser Situation *nicht* in Betracht?
   a) Natriumbikarbonat.
   b) Xylocain.
   c) Suprarenin.
   d) Trapanal.
   e) Ringer-Laktatlösung.

20.56 Welches EKG-Bild wird unmittelbar nach Stromunfall mit Kreislaufstillstand *am häufigsten* beobachtet?

   a) Supraventrikuläre Tachykardie.
   b) Asystolie.
   c) Kammerflimmern.
   d) Sinusbradykardie.
   e) Keines der genannten EKG-Bilder.

20.57 Welche der genannten *Maßnahmen* eignet sich zur Behandlung eines Patienten mit Verbrennungen?

   a) Kaltwasseranwendung.
   b) Schmerzbekämpfung.
   c) Venöser Zugang.
   d) Sterile Abdeckung.
   e) Alle genannten Maßnahmen.

20.58 Welcher der genannten Notfälle kann zu einer Schädigung der Haut im Sinne einer *Verbrennung* führen?

   a) Heißes Fett.
   b) Wasserdampf.
   c) Sonnenbestrahlung.
   d) Stromeinwirkung.
   e) Alle genannten Notfälle.

20.59 Akute Schockgefahr besteht bei *Kindern* bei einer Verbrennung der Körperoberfläche über

   a) 1%;
   b) 5%;
   c) 10%;
   d) 20%;
   e) 33%.

20.60 Akute Schockgefahr besteht bei *Erwachsenen* bei einer Verbrennung der Körperoberfläche über

   a) 1%;
   b) 5%;
   c) 15%;
   d) 25%;
   e) 50%.

20.61 Welche der genannten Regeln erlaubt eine Abschätzung der Körperoberfläche bei *Erwachsenen?*

   a) Schockregel.
   b) Neunerregel.
   c) A-B-C-Regel.
   d) 100er Regel.
   e) Keiner der genannten Regeln.

Besondere lebensbedrohliche Situationen

20.62 Welchen Anteil an der Körperoberfläche bei *Erwachsenen* haben ein Arm und die Rumpfvorderseite zusammen?

   a) 9%.
   b) 18%.
   c) 27%.
   d) 36%.
   e) 45%.

20.63 Durch welchen Faktor ist ein großflächig verbrannter Patient in den ersten Stunden *vor allem* gefährdet?

   a) Infektionsgefahr.
   b) Verbrennungstoxine.
   c) Volumenmangel.
   d) Herzrhythmusstörungen.
   e) Atemlähmung.

20.64 Welche der genannten Lösungen eignet sich *nicht* zur Erstbehandlung eines Schwerstverbrannten?

   a) Vollelektrolytlösung.
   b) 5%iges Humanalbumin.
   c) Dextran, HÄS.
   d) 40%ige Glukose.
   e) Alle Lösungen sind gleichermaßen geeignet.

20.65 Mit welchen weiteren Schädigungen muß bei einem Patienten mit Verbrennungen im *Gesichtsbereich* gerechnet werden?

   a) Augenfremdkörper.
   b) Schädigung der Atemwege.
   c) Arterielle Embolie.
   d) Thrombose.
   e) Thoraxtrauma.

20.66 Welche der genannten Maßnahmen eignet sich *nicht* zur Erstversorgung eines Verbrennungspatienten?

   a) Steriles Abdecken.
   b) Schockbekämpfung.
   c) Schmerzmittelgabe.
   d) Blutdrucksenkende Medikamente.
   e) Kaltwasserbehandlung.

20.67 Die Anwendung von kaltem *Wasser* bei Verbrennungen sollte

   a) wegen der Infektionsgefahr außerhalb der Klinik unterbleiben;
   b) höchstens 5 min erfolgen;
   c) 10 min nach dem Verbrennungsereignis nicht mehr begonnen werden;
   d) bis zum Nachlassen der Schmerzen durchgeführt werden;
   e) am besten durch jeweils sekundendauerndes Eintauchen in ca. 25°C Wasser erfolgen.

20.68 Welches der genannten *Krankheitsbilder* stellt eine Verbrennung im eigentlichen Sinne dar?

   a) Sonnenstich.
   b) Hitzeohnmacht.
   c) Hitzschlag.
   d) Hitzekrampf.
   e) Verbrühung.

20.69 Welcher der genannten Faktoren hat keinen Einfluß auf das Ausmaß der Schädigung des Organismus bei einer Verbrennung?

   a) Zeitdauer der Hitzeeinwirkung.
   b) Höhe der einwirkenden Temperatur.
   c) Art der Hitzeeinwirkung.
   d) Ausmaß der Hitzeeinwirkung.
   e) Körpertemperatur.

Ordnen Sie den genannten Symptomen 20.70–20.72 den für sie typischen *Grad* der Verbrennung zu.

20.70 Rötung, Schwellung, Schmerz		a) 3. Grad
20.71 Blasenbildung		b) 2. Grad
20.72 Tiefe Gewebsstörung		c) 1. Grad

20.73 Welche Maßnahme ist bei einem *einseitigen* Augenfremdkörper zu ergreifen?

   a) Beidseitiger Augenverband.
   b) Einseitiger Augenverband.
   c) Unbedingt Entfernung des Fremdkörpers.
   d) Salbenverband des verletzten Auges.
   e) Auge unverbunden lassen.

20.74 Mit welcher Lösung kann eine Augenspülung nach Laugenverätzung *am einfachsten* vorgenommen werden?

   a) 10%ige Glukoselösung.
   b) Reichlich Leitungswasser.
   c) 10-ml-Ampulle 0,9%ige NaCl.
   d) 20-ml-Ampulle Natriumbikarbonat.
   e) Verdünnte Augensalbe.

20.75 Bei einem Patienten mit *Glassplitterverletzung* des Auges sollte man

   a) unbedingt alle Splitter sofort mit Pinzette entfernen;
   b) Auge mit Tupfern auswischen bis keine Splitter mehr sichtbar sind;
   c) Transport in eine Klinik mit augenärztlichem Dienst einleiten;
   d) Salbenverband anlegen;
   e) Spülung des Auges mit Natriumbikarbonat durchführen.

20.76 Welches der folgenden Symptome weist nach einem Verkehrsunfall *nicht* auf eine Mitbeteiligung des Auges hin?

   a) Sehstörungen.
   b) Blinzeln eines Auges.
   c) Schmerzen in den Augen.
   d) Tränenfluß.
   e) Augenfarbe.

20.77 *Plötzlich* auftretende (einseitige) Kopfschmerzen können verursacht sein durch

   a) Migräne;
   b) Hirnblutung;
   c) Glaukom;
   d) subdurales Hämatom;
   e) alle genannten Erkrankungen.

20.78 Welche der genannten Maßnahmen eignet sich als *Erstbehandlung* einer Säuren- oder Laugenverätzung?

   a) Natriumbikarbonat aufbringen.
   b) Säurehaltige Lösung aufbringen.
   c) Steriler Kompressionsverband.
   d) Spülung mit reichlich Wasser.
   e) Venöser Zugang.

20.79 Welche der genannten Maßnahmen ist bei Eindringen von Essigsäure ins Auge *zuerst* zu ergreifen?

   a) Anlage eines venösen Zugangs.
   b) Neutralisation mit Natriumbikarbonat.
   c) Spülung mit Leitungswasser.
   d) Notarzt alarmieren.
   e) Fahrt mit Sondersignal in die Klinik.

20.80–20.82
Ein Kind hat offensichtlich WC-Reinigungspulver zu sich genommen.

20.80 Welche der folgenden Aussagen hierzu ist *richtig?*

   a) Meist sind im Mund- und Rachenraum Schleimhautschäden sichtbar.
   b) Da diese Stoffe sehr wohlschmeckend sind, kann angenommen werden, daß große Mengen verschluckt wurden.
   c) Die Gefahr, daß irgendwelche Schäden durch WC-Reiniger ausgelöst werden, ist extrem gering.
   d) Es treten praktisch nie Schmerzen auf.
   e) Diese Stoffe sind u. a. wegen der drohenden Nieren- und Leberschäden gefürchtet.

20.81 Welche der angegebenen *Maßnahmen* ist angezeigt?

a) Reichlich Wasser trinken lassen.
b) Sofortiges Auslösen von Durchfällen mit Glaubersalz.
c) Sofortiges Auslösen von Erbrechen mit Ipecac-Orpec®-Sirup.
d) Unmittelbare Magenspülung.
e) Legen einer Magensonde ist vordringlich.

20.82 Für die *weitere* Behandlung gilt:

a) Aus psychologischen Gründen sollte nie ein Krankenhaustransport erfolgen.
b) Das Risiko einer Atemwegsverlegung durch Schleimhautschwellung ist minimal.
c) In keinem Fall dürfen irgendwelche Medikamente gegeben werden.
d) Es sollte ein venöser Zugang geschaffen werden.
e) Eine Sedierung ist praktisch nie erforderlich.

Ordnen Sie den Begriffen 20.83-20.92 jeweils eine der folgenden *Definitionen* zu:

20.83	Abort	a) körperfremder Stoff, welcher im Organismus die Bildung von Abwehrstoffen hervorruft
20.84	Alkalose	b) körpereigener Stoff, welcher mit bestimmten körperfremden Stoffen reagiert
20.85	Antigen	c) Gegenmittel bei einer Vergiftung
20.86	Antikörper	d) Anstieg des Blut-pH-Werts in den basischen Bereich über 7,45
20.87	Antidot	e) Abfall des Blut-pH-Werts in den sauren Bereich unter 7,35
20.88	Abusus	f) Fehlgeburt
20.89	Amnesie	g) Mißbrauch
20.90	Anämie	h) Blutarmut
20.91	Anamnese	i) Erinnerungslücke
20.92	Azidose	k) Krankengeschichte

20.93 Welcher der genannten Umstände kann einen *anaphylaktischen* Schock auslösen?

a) Starker Blutverlust.
b) Überschwemmung des Körpers mit Bakteriengiften.
c) Kontakt mit einem Stoff, gegen den Überempfindlichkeit besteht.
d) Versagen der Herzleistung.
e) Flüssigkeitsverluste bei Durchfallerkrankungen.

20.94 Durch welche der genannten Substanzen werden gelegentlich Überempfindlichkeitsreaktionen *ausgelöst?*

a) Penizillin.
b) Röntgenkontrastmittel.
c) Volumenersatzmittel.
d) Alle genannten Substanzen.
e) Keine der genannten Substanzen.

20.95 Welches Medikament eignet sich *nicht* zur Behandlung einer allergischen Reaktion?

a) Kortisonpräparate.
b) Antihistaminika.
c) Volumenersatzmittel.
d) Adrenalin.
e) Nitroglyzerin.

20.96 Welches Behandlungsverfahren ist i. allg. *nicht* für die Versorgung von Patienten im anaphylaktischen Schock geeignet?

a) Lagerung.
b) Medikamenteneinsatz.
c) Sauerstoffzufuhr.
d) Blutdrucksenkung.
e) Sicherstellung der Atmung.

20.97 Welches der genannten Symptome ist *nicht* typisch für Überempfindlichkeitsreaktionen?

a) Hautrötung.
b) Quaddelbildung.
c) Kreislaufreaktion.
d) Atemnot.
e) Lähmungen.

20.98 Wichtig für den Verlauf einer Überempfindlichkeitsreaktion sind alle Faktoren *außer*

a) Antigen-Antikörper-Reaktion;
b) Freisetzung von Überträgerstoffen;
c) Mißverhältnis zwischen Gefäßtonus und Blutvolumen;
d) Beteiligung des vegetativen Nervensystems;
e) Ausfall bestimmter Großhirnbezirke.

20.99–20.106
Notfallmeldung:
Ein knapp 1jähriges Kind hätte sich kurzzeitig in einem in der Sonne stehenden Auto aufgehalten (Hochsommertag, ca. 32 °C im Schatten) und wäre jetzt nicht ansprechbar und sähe sehr schlecht aus.

20.99 Welche *Rettungsmittel* sollten durch die Rettungsleitstelle eingesetzt werden?

a) Krankentransportwagen.
b) Rettungswagen.
c) Notarztwagen.
d) Alle Fahrzeuge gemeinsam.
e) Alle genannten Fahrzeuge sind ungeeignet.

Situation am Unfallort:
Die kurze Zeit später eintreffenden Helfer (Notarzt/Rettungsassistent/Rettungssanitäter) finden den kleinen Jungen auf dem Rücksitz eines Fahrzeugs liegend auf dem Parkplatz eines Großmarkts. Ein zufällig im Wagen angebrachtes Thermometer zeigt ca. 75 °C. Die Eltern berichten, daß sie nur kurz einige Dinge einkaufen wollten. Durch großen Andrang an den Kassen hätte sich ihre Rückkehr jedoch etwas verzögert.

20.100 Welche *Erstmaßnahmen* sind zu ergreifen?

a) Ermittlung der Bewußtseinslage.
b) Atemkontrolle.
c) Pulstastung.
d) Kind aus dem Pkw zum Rettungswagen bringen.
e) Alle genannten Maßnahmen.

Das Kind ist zentralisiert, hat eine graue Hautfarbe, einen schnellen, schlecht tastbaren Puls und atmet schnell und flach.

20.101 Welche *Maßnahmen* sind im Rettungswagen einzuleiten?

a) Sauerstoffzufuhr.
b) Stabile Seitenlage.
c) Venöser Zugang.
d) Entkleiden.
e) Alle genannten Maßnahmen.

Weiterer Verlauf:
Kurze Zeit später beginnt das Kind zunächst an den Armen zu zucken, und unmittelbar darauf krampft es generalisiert.

20.102 Welche der folgenden Aussagen ist *richtig?*

a) Der Krampfanfall ist wahrscheinlich Zeichen der Beteiligung des Gehirns am aktuellen Krankheitsbild.
b) Das Kind leidet sicher an einer Epilepsie.
c) Der Krampfanfall sollte nicht behandelt werden, da alle Medikamente die Atmung verschlechtern.
d) Der Krampfanfall deutet auf einen akuten Virusinfekt hin.
e) Alle Aussagen sind richtig.

20.103 Welches der genannten Medikamente hat *keine* Indikation bei der Versorgung dieses Patienten?

a) Valium.
b) Euphyllin.
c) Fortecortin.
d) Ringer-Laktatlösung.
e) Alle Medikamente sind geeignet.

Besondere lebensbedrohliche Situationen

20.104 Welche der genannten *Maßnahmen* sollte eingeleitet werden?

   a) Sauerstoffzufuhr beenden.
   b) Vor Abkühlung schützen.
   c) Kopftieflagerung.
   d) Glukosezusatz zur Vollelektrolytinfusionslösung.
   e) Getränke einflößen.

20.105 Welche *Maßnahmen* eignen sich zur Behandlung des Kindes mit der Verdachtsdiagnose Hitzschlag?

   a) Besprengen mit kaltem Wasser.
   b) Zufuhr von elektrolythaltiger ca. 5%ige Glukoselösung.
   c) Kühlung mit Alkoholumschlägen.
   d) Kontrollierte Volumenzufuhr.
   e) Alle genannten Maßnahmen.

20.106 Welche der folgenden Aussagen bezüglich des Transports ist *falsch*?

   a) Günstig ist die Begleitung eines Elternteils.
   b) Es muß mit erneutem Auftreten eines Krampfanfalls gerechnet werden.
   c) Der Transport sollte in eine neurologisch-neurochirurgische Abteilung erfolgen.
   d) Voranmeldung des Transports in eine Kinderklinik.
   e) Alle Aussagen sind falsch.

20.107–20.115
Notfallmeldung:
Im städtischen Freibad sei ein kleiner Junge ertrunken. Der Bademeister habe Wiederbelebungsmaßnahmen bereits begonnen.

20.107 Welche *Rettungsmittel* sollten durch die Rettungsleitstelle eingesetzt werden?

   a) Information des ärztlichen Bereitschaftsdienstes.
   b) Alarmierung der Feuerwehr.
   c) Alarmierung der örtlichen Wasserrettungseinrichtungen.
   d) Alarmierung des Notarztes und Rettungswagens.
   e) Keines der genannten Rettungsmittel.

Situation am Unfallort:
Bei Ankunft der Rettungssanitäter liegt ein ca. 3jähriger Junge reglos auf der Liege des Erste-Hilfe-Raums. Es wird Atemspende und Herzdruckmassage durchgeführt. Er ist grau-zyanotisch.

20.108 Welche *Erstmaßnahmen* sind zu ergreifen?

   a) Pulskontrolle ohne Herzdruckmassage.
   b) Pulskontrolle unter Herzdruckmassage.
   c) Atmungskontrolle.
   d) Pupillenkontrolle.
   e) Alle genannten Maßnahmen.

Diagnose: Atem- und Kreislaufstillstand

20.109 Welche *Maßnahme* ist sinnvoll?

  a) Fortsetzung der Herzdruckmassage.
  b) Endotracheale Intubation.
  c) Beatmung mit Sauerstoffzufuhr.
  d) PEEP (3-5 cm WS).
  e) Alle genannten Maßnahmen.

20.110 Welche der genannten Maßnahmen eignet sich *nicht* zur Erstbehandlung?

  a) Atemspende.
  b) Flachlagerung.
  c) Ausschütteln von Wasser aus den Atemwegen.
  d) Freimachen der Atemwege.
  e) Alle Maßnahmen sollten durchgeführt werden.

20.111 Welche *Möglichkeiten* bestehen, die Reanimation zu effektivieren, wenn es nicht (sofort) gelingt, einen peripher venösen Zugang zu schaffen?

  a) Immer sofort zentral venösen Zugang anlegen, nur so können Medikamente zugeführt werden.
  b) Medikamente in die Mundhöhle spritzen.
  c) Peripher venöse Punktionsversuche bis zum Eintritt des Erfolgs.
  d) Gabe von bestimmten Medikamenten über endotrachealen Tubus.
  e) Keine der genannten Möglichkeiten ist korrekt.

20.112 Nachdem es dem Notarzt gelungen ist, eine Verweilkanüle in die V. jugularis externa zu plazieren und im EKG eine *Asystolie* festgestellt ist, wird injiziert bzw. infundiert.

  a) Volumenersatzmittel: 500 ml;
  b) Natriumbikarbonat: 100 ml;
  c) Akrinor: 1 ml;
  d) Suprarenin: 0,1 mg;
  e) alle genannten Medikamente nacheinander.

20.113 Welche Maßnahmen sollten *nach* primär erfolgreicher Reanimation im Rettungswagen durchgeführt werden?

  a) Monitorüberwachung.
  b) Magensonde.
  c) Kortisongabe.
  d) Diuretikagabe.
  e) Alle genannten Maßnahmen.

20.114 Mit welchen *Komplikationen* muß nach (Beinahe-Ertrinken) gerechnet werden?

   a) Kreislaufüberfüllung.
   b) Lungenödem.
   c) Zerfall von Erythrozyten.
   d) Störungen im Elektrolythaushalt.
   e) Alle genannten Komplikationen.

20.115 *Wohin* sollte der Transport des Patienten erfolgen?

   a) In die nächstgelegene Arztpraxis.
   b) In ein nahegelegenes Belegkrankenhaus.
   c) In das nächste Krankenhaus mit Intensivstation.
   d) Unbedingt in eine Universitätsklinik.
   e) In eine neurologische Spezialklinik.

Ordnen Sie den Begriffen 20.116–20.119 jeweils eine der angegebenen *Definitionen* zu!

20.116	Bestrahlung	a) Patient hat strahlendes Material im Organismus aufgenommen.
20.117	Kontamination	
20.118	Inkorporation	b) Patient wurde von Strahlung getroffen.
20.119	Komplizierter Strahlenunfall	c) Patient hat strahlendes Material an der Körperoberfläche aufgenommen.
		d) Kombination von mechanischen Verletzungen und Strahleneinwirkung.

Ordnen Sie den Strahlendosen 20.120–20.123 die jeweilige *Symptomatik* zu!

20.120	Unter 100 rem	a) Erbrechen, Bewußtseinstrübung, Kreislaufstörung
20.121	100 – 200 rem	b) vorübergehende Organschäden
20.122	200 – 500 rem	c) keine Symptome
20.123	über 500 rem	d) kurzzeitige Störungen der Blutbildung

20.124 Welche der genannten Institutionen muß bei einem *Strahlenunfall* hinzugezogen werden?

   a) ABC-Fachdienst der Feuerwehr.
   b) Örtliche Katastrophenschutzbehörde.
   c) Im Strahlenschutz „ermächtigte" Ärzte.
   d) Entsprechende Landesbehörden.
   e) Alle genannten Institutionen.

Kapitel 21
Vergiftungen

21.1 Welcher der genannten Faktoren ist *unbedingte* Voraussetzung für die Durchführung einer Magenspülung bei einem tiefbewußtlosen Patienten ohne Schutzreflex?

   a) Oberkörperhochlagerung.
   b) Höchstens mittelweite Pupillen.
   c) Endotracheale Intubation.
   d) Einnahme der Substanzen darf maximal 6 h zurückliegen.
   e) Alle genannten Faktoren.

21.2 Welche der genannten Gefahren ist bei einem Patienten mit Schlafmittelvergiftung i. allg. *nicht* zu befürchten?

   a) Blutdruckabfall.
   b) Auskühlung.
   c) Sauerstoffmangel.
   d) Hypertonie.
   e) Verlust der Schutzreflexe.

21.3 Welches der genannten Symptome weist *besonders* auf eine Heroinintoxikation hin?

   a) Maximal weite Pupillen.
   b) Maximal enge Pupillen.
   c) Blutdruck über 250 mm Hg systolisch.
   d) Rosige Gesichtsfarbe.
   e) Hyperventilation.

21.4 Ein Kind hat ca. 20 ml WC-Reiniger getrunken. Welche *Erstmaßnahmen* ergreifen Sie?

   a) Erbrechen auslösen.
   b) Wasser trinken lassen.
   c) Natriumbikarbonat trinken lassen.
   d) Endotracheale Intubation.
   e) Venösen Zugang legen.

Vergiftungen

21.5 Welches der genannten Symptome ist *nicht* typisch für eine CO-Vergiftung?

a) Kopfschmerzen.
b) Bewußtseinsstörungen.
c) Übelkeit, Erbrechen.
d) Tiefe Zyanose.
e) Krämpfe.

21.6 Welche der genannten Maßnahmen gehört *nicht* zur Behandlung eines Patienten mit CO-Vergiftung?

a) Bei Ateminsuffizienz: Beatmung.
b) Bei Bewußtlosigkeit: stabile Seitenlage.
c) Hyperventilation mit 100% Sauerstoff.
d) Rettung des Patienten aus dem Gefahrenbereich.
e) Intravenöse Gabe eines Antidots.

21.7 Auf welchen *Wegen* können Giftstoffe in den Körper gelangen?

a) Über die Haut.
b) Über den Magen-Darm-Trakt.
c) Über die Schleimhäute.
d) Über die Atemwege.
e) Auf allen genannten Wegen.

21.8 Typisches Zeichen einer schweren Schlafmittelvergiftung ist *nicht*

a) Blasen und Druckstellen an aufliegenden Körperpartien.
b) Atemdepression.
c) Kreislaufdepression.
d) Verminderte Reaktion auf äußere Reize.
e) Erregungszustand.

21.9 Welche der genannten Maßnahmen gehört *nicht* typischerweise zur Erstbehandlung der Vergiftung mit Pflanzenschutzmitteln (E-605 u. ä.)?

a) Sicherstellung der Atmung.
b) Schaffung eines venösen Zugangs.
c) Überwachung der Herz-Kreislauf-Funktion.
d) Gabe von Atropin.
e) Blutdrucksenkung.

21.10 Auf welchem *Mechanismus* beruht die tödliche Wirkung der Blausäure?

a) Blockade des Hämoglobins.
b) Blockade der Zellatmung.
c) Blockade des Atemzentrums.
d) Blockade der Atemmuskulatur.
e) Blockade der CO_2-Rezeptoren.

21.11 Welche der genannten Substanzen ist bei einer Vergiftung mit Autoabgasen als die primär *gefährlichste* anzusehen?

   a) Schwefeloxide.
   b) Kohlenwasserstoffverbindungen.
   c) Blei.
   d) Kohlenmonoxid.
   e) Rußpartikel.

21.12 Bei Genuß welcher der genannten Pflanzen kann es zu einer *Atropinvergiftung* kommen?

   a) Fingerhut.
   b) Brennesseln.
   c) Tollkirsche.
   d) Goldregen.
   e) Fliegenpilz.

21.13 Mit der Beeinträchtigung welcher Systeme muß *grundsätzlich* bei Intoxikation gerechnet werden?

   a) Bewußtsein.
   b) Atmung.
   c) Herzfunktion.
   d) Kreislauffunktion.
   e) Mit einer Beeinträchtigung aller genannten Systeme.

21.14 In welcher der genannten Situationen muß Kohlenmonoxid als *Ursache* des Zustands erwogen werden?

   a) Bewußtlosigkeit in der Tiefgarage.
   b) Bewußtlosigkeit im Weinkeller.
   c) Bewußtlosigkeit im Futtersilo.
   d) Bewußtlosigkeit im Treibhaus.
   e) Bewußtlosigkeit bei einer Bergtour.

21.15 Welche der genannten Maßnahmen sollte *nicht* unbedingt bei allen Patienten mit Verdacht auf Intoxikation am Notfallort ergriffen werden?

   a) Sicherstellung der Atmung.
   b) Sicherstellen von Erbrochenem.
   c) Auslösung von Erbrechen.
   d) Suchen nach Tablettenschachteln etc.
   e) Geeignete Lagerung.

21.16 Durch welche der genannten Maßnahmen läßt sich *kein* Erbrechen auslösen?

   a) Apomorphininjektion.
   b) Reizung der Rachenhinterwand.
   c) Gabe von konzentrierter Kochsalzlösung.
   d) Gabe von medizinischer Kohle.
   e) Ipecachuanhasirup.

Vergiftungen

21.17 Welche der genannten Maßnahmen ist bei Verdacht auf Intoxikation zunächst immer *vorrangig?*

   a) Information über alle Giftwirkungen einholen.
   b) Gabe von medizinischer Kohle als Universalgegenmittel.
   c) Schaffung eines zentralvenösen Zugangs.
   d) Sicherung der Vitalfunktionen.
   e) Auslösung von Erbrechen ggf. von Durchfällen.

21.18 Bei welcher der genannten Vergiftungen besteht eine Gefährdung des *Helfers* durch Kontakt mit dem Gift?

   a) Blausäurevergiftung.
   b) Opiatvergiftung.
   c) Bartituratvergiftung.
   d) „E-605artige" Pflanzenschutzmittelvergiftung.
   e) Bei keiner der genannten Vergiftungen.

21.19 Welches der genannten Symptome spricht eher *gegen* eine Schlafmittelintoxikation als Ursache einer Bewußtseinsstörung?

   a) Älterer Patient.
   b) Suffiziente Atmung.
   c) Eingeschränkte Reaktion auf Schmerzreize.
   d) Keine Medikamentenröhrchen sichtbar neben dem Patienten.
   e) Neu aufgetretene isolierte Lähmung beider Beine.

21.20 Welche der folgenden Erkrankungen kann zu einer *Bewußtseinsstörung* führen?

   a) Nierenerkrankung.
   b) Lebererkrankung.
   c) Diabetes mellitus.
   d) Schlafmittelüberdosis.
   e) Alle genannten Erkrankungen.

21.21 Welche der genannten Substanzen führen statistisch *am häufigsten* zu Vergiftungsnotfällen?

   a) Schlaf-, Beruhigungsmittel.
   b) Kohlenmonoxid, -dioxid.
   c) Tierische und pflanzliche Gifte.
   d) Pflanzenschutzmittel.
   e) Schwermetalle.

21.22 Bei welcher der genannten Situationen darf *kein* Erbrechen (unmittelbar) ausgelöst werden?

   a) Säurevergiftung.
   b) Laugenvergiftung.
   c) Waschmittelaufnahme.
   d) Tief bewußtloser Patient.
   e) In allen genannten Situationen.

21.23 Auf welchem *Mechanismus* beruht die Giftwirkung des Kohlenmonoxids?

   a) Blockade des Hämoglobins.
   b) Blockade der Zellatmung.
   c) Blockade des Atemzentrums.
   d) Blockade der Atemmuskulatur.
   e) Blockade der CO_2-Rezeptoren.

21.24 Welche der genannten Substanzen führt vor allem zu einer *Blockade* der neuromuskulären Übertragung?

   a) Schlafmittel.
   b) Alkohol.
   c) Atropin.
   d) Pflanzenschutzmittel (Typ E 605).
   e) Kohlenmonoxid.

21.25 Welche der genannten Substanzen führt zu einer *Weitstellung* der Pupillen?

   a) Pflanzenschutzmittel.
   b) Opiate.
   c) Tollkirschen.
   d) Säuren bzw. Laugen.
   e) Alle genannten Substanzen.

Ordnen Sie den Begriffen 21.26-21.29 jeweils eine der folgenden *Definitionen* zu:

21.26 Giftabsorption	a) Sicherstellung von Giftresten, Tablettenröhrchen etc.
21.27 Giftelimination	b) Giftaufnahme in den Körper
21.28 Giftresorption	c) Giftbindung an eine Substanz
21.29 Asservierung	d) Giftausscheidung aus dem Körper

21.30-21.38
Notfallmeldung:
Bei der Rettungsleitstelle wird abends durch den ärztlichen Bereitschaftsdienst ein Krankentransport angemeldet. Eine junge Frau solle möglichst noch am gleichen Abend ins örtliche Krankenhaus gebracht werden. Sie sei einstweilen versorgt.

21.30 Welche *weitere* Information sollte von der Rettungsleitstelle erfragt werden?

   a) Bewußtseinslage der Patientin.
   b) Genaue Adresse.
   c) Einweisungsdiagnose.
   d) Gefährdung der Vitalfunktionen.
   e) Alle genannten Informationen.

Vergiftungen

Die Informationen lassen auf ein völlig harmloses Geschehen schließen, bei dem lediglich aus Sicherheitsgründen eine klinische Überwachung angezeigt sei.

21.31 Welche *Rettungsmittel* sind von seiten der Rettungsleitstelle einzusetzen?

    a) Notarztwagen.
    b) Rettungswagen und Notarzteinsatzfahrzeug.
    c) Krankentransportwagen.
    d) Rettungshubschrauber.
    e) Keines der genannten Rettungsmittel.

Situation am Notfallort:
Nach etwa 1 h treffen die Rettungsassistenten/Rettungssanitäter ein. Ein etwa 17jähriges Mädchen liegt auf dem Rücken im Bett, ist zyanotisch, nicht ansprechbar und zeigt keine Atembewegungen.

21.32 Welche der genannten Maßnahmen sind *unmittelbar* zu ergreifen?

    a) Pulstastung.
    b) Freimachen der Atemwege.
    c) Beatmung.
    d) Nachalarmierung des Notarztes.
    e) Alle genannten Maßnahmen.

Die Überprüfung der Vitalfunktionen zeigt einen Atem- und Kreislaufstillstand.

21.33 Welches Vorgehen ist *richtig?*

    a) Ein Helfer beginnt die Herzdruckmassage.
    b) Ein Helfer beatmet über Maske mit Hilfe eines Beatmungsbeutels.
    c) Ein Helfer beatmet und führt die Herzdruckmassage durch (Ein Helfermethode), der andere befragt Nachbarn und Verwandte über die mögliche Ursache des Notfalls.
    d) Beginn von Maßnahmen erst nach Rücksprache mit Bereitschaftsdienstarzt.
    e) a+b sind richtig.

21.34 Welche *weitere* Maßnahme sollen die noch relativ unerfahrenen Rettungsassistenten/Rettungssanitäter anwenden?

    a) EKG-Ableitung.
    b) Peripherer venöser Zugang.
    c) Sauerstoffanwendung.
    d) Defibrillation.
    e) Endotracheale Intubation.

Weiterer Verlauf:
Der eintreffende Notarzt intubiert die Patientin und leitet ein EKG-Bild ab.

21.35 Welches Medikament kommt beim Kreislaufstillstand durch *Asystolie* zur Anwendung?

    a) Isoptin.
    b) Valium.
    c) Xylocain.
    d) Suprarenin.
    e) Alle genannten Medikamente.

21.36 Welche *EKG-Bilder* können durch bzw. trotz Anwendung richtiger Medikamente auftreten?

    a) Ventrikuläre Extrasystolen.
    b) Elektromechanische Entkoppelung.
    c) Kammerflimmern.
    d) Asystolie.
    e) Alle genannten EKG-Bilder.

21.37 Welches der genannten Medikamente ist geeignet, *nach* Wiederauftreten eines Sinusrhythmus (Frequenz ca. 70/min) die Kreislaufstörung (Blutdruck 70/45 mm Hg) zu bessern?

    a) Euphyllin.
    b) Adalat.
    c) Lasix.
    d) Dopamin.
    e) Nitroglyzerin.

21.38 Mit welchen *Komplikationen* muß während des Transports gerechnet werden?

    a) Erneuter Kreislaufstillstand.
    b) Extrasystolen.
    c) Bradykardie.
    d) Blutdruckabfall.
    e) Mit allen genannten Komplikationen.

21.39–21.46
Notfallmeldung:
In einer Wohnung liege ein junger Mann, dem es nicht gut gehe.

21.39 Welche *weiteren* Informationen sollten von der Rettungsleitstelle erfragt werden?

    a) Genaue Adresse.
    b) Bewußtseinslage des Patienten.
    c) Atemtätigkeit des Patienten.
    d) Entwicklung des aktuellen Zustands.
    e) Alle genannten Informationen.

Vergiftungen

Aus den Informationen ergibt sich, daß der Patient unmittelbar vital gefährdet erscheint und möglicherweise Drogen eine Rolle spielen könnten.

21.40 Welche *Maßnahmen* sind von seiten der Rettungsleitstelle zu ergreifen?

    a) Weitergabe der Information an die örtliche Kriminalpolizei.
    b) Alarmierung des Notarztes und Rettungswagens.
    c) Einschaltung der Drogenberatungsstelle.
    d) Weitergabe an den ärztlichen Bereitschaftsdienst.
    e) Alarmierung eines Krankentransportwagens.

Situation am Notfallort:
Ein ca. 20jähriger Mann liegt mit dem Rücken auf dem Fußboden, ist nicht ansprechbar, grau-zyanotisch mit kaum sichtbaren Atembewegungen. Puls 92/min, Blutdruck (RR): 140/90 mmHg

21.41 Welche der genannten Maßnahmen ist *unmittelbar* einzuleiten?

    a) Sauerstoffzufuhr.
    b) Atem- und Pulskontrolle.
    c) Pupillenüberprüfung.
    d) Lagerung.
    e) Alle genannten Maßnahmen.

21.42 Welches *Krankheitsbild* könnte vorliegen?

    a) Kriminelles Delikt.
    b) Hirnschädigung.
    c) Suizidversuch.
    d) Vergiftung.
    e) Alle genannten Krankheitsbilder.

21.43 Welche *weiteren* Maßnahmen kommen (insbesondere bei Anwesenheit des Notarztes) in Betracht, wenn bekannt wird, daß der Patient drogenabhängig (Heroin) ist?

    a) Assistierte bzw. kontrollierte Beatmung.
    b) Injektion von Narcanti.
    c) Endotracheale Intubation.
    d) Schaffung eines venösen Zugangs.
    e) Alle genannten Maßnahmen.

Weiterer Verlauf:
Durch geeignete Maßnahmen wurde die Ateminsuffizienz behoben.

21.44 Welche *weiteren* Schritte sind einzuleiten?

    a) Blutdruckmessung.
    b) EKG-Überwachung.
    c) Suche nach Nadeleinstichstellen.
    d) Sicherstellung von Spritzen, Kanülen etc. zur Giftanalyse.
    e) Alle genannten Maßnahmen.

21.45 Mit welchen **Komplikationen** muß bei Anwendung von Opiatantagonisten (Narcanti) bei Süchtigen gerechnet werden?

a) Bestehenbleiben des Zustands, trotz Injektion einer Ampulle Narcanti.
b) Plötzliches Erwachen, Unruhe, Tachykardie.
c) Erneutes Auftreten eines Komas nach mehreren Stunden.
d) Mit allen genannten Komplikationen.
e) Mit keiner der genannten Komplikation.

21.46 In welche **Einrichtung** sollte der Patient unter diesen Bedingungen gebracht werden, wenn sich der Zustand nach der Erstbehandlung völlig normalisiert hat?

a) Transport in eine von Psychologen geführte Spezialeinrichtung.
b) Transport in die internistische Notfallaufnahmeeinheit eines Krankenhauses.
c) Aufnahme in eine neurologische Rehabilitationsklinik.
d) Transport in eine Drogenberatung.
e) Patient kann in der Wohnung verbleiben, da keine Behandlung notwendig ist.

21.47 Mit welchen der genannten Substanzen muß bei **Kunststoffbränden** gerechnet werden?

a) Kohlenmonoxid.
b) Chlorwasserstoffe.
c) Blausäure.
d) Ammoniak.
e) Mit allen genannten Stoffen.

21.48 Welche der genannten Substanzen kann mit handelsüblichen Gasspürgeräten *nicht* erfaßt werden?

a) Kohlenmonoxid.
b) Chlorwasserstoffe.
c) Blausäure.
d) Ammoniak.
e) Alle genannten Stoffe.

21.49 Welche der genannten Maßnahmen ist bei Bewußtlosen nach Inhalationsvergiftungen *nicht* sinnvoll?

a) Rettung aus dem Gefahrenbereich.
b) Beatmung bei Ateminsuffizienz.
c) Venöser Zugang, Infusion.
d) Dosierung der Sauerstoffgabe anhand der Hautfarbe.
e) Freihalten der Atemwege.

21.50 Welche der folgenden Maßnahmen eignet sich *nicht* zur Erstversorgung von Patienten mit Vergiftungszeichen?

a) Befragung Anwesender zum Notfallhergang.
b) Blutdrucksenkung.
c) Beseitigung einer Atemstörung.
d) Giftasservierung.
e) Antidote bei speziellen Vergiftungen.

Kapitel 22

Medikamente

(schließt die Kapitel 23–31 in *„Rettungsassistent und Rettungssanitäter"* mit ein)

Ordnen Sie den Begriffen 22.1–22.5 jeweils eine der angegebenen **Definitionen** zu:

22.1 lokale Anwendung

22.2 parenterale Zufuhr

22.3 perlinguale Gabe

22.4 orale Zufuhr

22.5 rektale Gabe

a) nach Einbringen in die Mundhöhle wird die Substanz über die gut durchblutete Zunge (Unterseite) resorbiert

b) nach Verschlucken wird die Substanz im Magen-Darm-Trakt aufgenommen

c) nach Einbringen in den Enddarm wird die Substanz resorbiert

d) nach Einspritzen z. B. in eine Vene gelangt die Substanz in den Kreislauf

e) nach Auftragen auf die Körperoberfläche wirkt die Substanz direkt am Ort

Ordnen Sie den Begriffen 22.6–22.10 jeweils ein **Beispiel** zu:

22.6 elektrolytfreie Kohlenhydratlösung
22.7 Halbelektrolytlösung
22.8 Vollelektrolytlösung
22.9 kolloidales Volumenersatzmittel
22.10 korrigierende Pufferlösung

a) 5%ige Glukoselösung
b) Hydroxyethylstärkelösung
c) 5%ige HG- bzw. HL-Lösung
d) Natriumhydrogenkarbonatlösung
e) Ringer-Laktatlösung

Ordnen Sie den Medikamenten 22.11–22.20 jeweils ein *typisches* Einsatzgebiet zu:

22.11 Atropin
22.12 Buscopan
22.13 Euphyllin
22.14 Glukose 40%
22.15 Macrodex
22.16 NaHCO$_3$
22.17 Nitrolingual
22.18 Suprarenin
22.19 Valium
22.20 Xylocain

a) Angina pectoris
b) Kolik
c) Hypoglykämie
d) metabolische Azidose
e) ventrikuläre Extrasystolen
f) Bradykardie
g) Asystolie
h) Asthma bronchiale
i) Volumenmangelschock
k) Angst-, Unruhezustände

Ordnen Sie den Begriffen 22.21-22.28 ihre jeweilige *Bedeutung* zu:

22.21 Analgetika
22.22 Antidota
22.23 Antihypertonika
22.24 Antiarrhythmika
22.25 Diuretika
22.26 Hypnotika
22.27 Relaxanzien
22.28 Sedativa

a) urinausscheidungsfördernde Substanzen
b) blutdrucksenkende Substanzen
c) schlafeinleitende Substanzen
d) muskelerschlaffende Substanzen
e) herzschlagfolgenormalisierende Substanzen
f) Schmerzmittel
g) Beruhigungsmittel
h) Gegengifte

Ordnen Sie den Medikamentengruppen 22.29-22.36 jeweils *typische* Vertreter zu:

22.29 Kortisonpräparate
22.30 Digitalispräparate
22.31 Elektrolytkonzentrate
22.32 Katecholamine
22.33 Neuroleptika
22.34 Nitroglyzerinpräparate
22.35 Opiate
22.36 Volumenersatzmittel

a) Kaliumchlorid, Kalziumglukonat
b) Dopamin, Suprarenin
c) Morphin, Dolantin
d) Lanitop, Novodigal
e) Urbason, Fortecortin
f) HÄS, Macrodex
g) Haldol, Psyquil
h) Nitrolingual, Isoket

22.37 Durch welches der genannten Medikamente kann *ventrikulären* Extrasystolen vorgebeugt werden?

a) Lasix
b) Nitrolingual
c) Xylocain
d) Suprarenin
e) Alupent

22.38 Welcher der genannten Tatbestände in Zusammenhang mit der Beschaffung und Abgabe von Arzneimitteln im Rettungsdienst ist *strafbar?*

a) Aushändigung eines rezeptpflichtigen Medikaments an den Notarzt am Notfallort.
b) Beschaffung von Betäubungsmitteln über das Klinikpersonal für persönlichen Notarztkoffer.
c) Wiederauffüllung des Notarztkoffers mit verschreibungspflichtigen Medikamenten am Standort.
d) Injektion eines Betäubungsmittels im Auftrag und unter Aufsicht des Notarztes.
e) Aufbewahrung von Betäubungsmitteln an allgemein zugänglicher Stelle.

22.39 Welche Voraussetzungen müssen erfüllt sein, *bevor* ein Medikament angewendet werden darf?

a) Verfalldatum nicht erreicht.
b) Etikett einwandfrei lesbar.
c) Ampulle unbeschädigt.
d) Klare Lösung ohne Ausflockungen.
e) Alle genannten Voraussetzungen.

Medikamente

22.40 Welche der folgenden Richtlinien gelten für die *Aufbewahrung* von Medikamenten in Fahrzeugen des Rettungsdienstes?

   a) Vor großen Temperaturschwankungen schützen.
   b) Unbefugter Zugriff unmöglich.
   c) Vor Feuchtigkeit schützen.
   d) Vor Verfalldatumsüberschreitung bewahren.
   e) Alle Richtlinien sind zu beachten.

22.41 Welcher *Haltbarkeitszeitraum* gilt üblicherweise für in Glasbehältern bereitgestellte Medikamente bzw. Infusionslösungen bei sachgerechter Lagerung?

   a) ½ Jahr.
   b) 1 Jahr.
   c) 2 Jahre.
   d) 5 Jahre.
   e) 10 Jahre.

22.42 Welche *Infusionsmenge* sollte bei Volumenersatzmitteln vom Typ des Dextran 6% nicht überschritten werden, da sonst mit Gerinnungsstörungen gerechnet werden muß (Körpergewicht des Patienten: 60 kg)?

   a) 500 ml.
   b) 1500 ml.
   c) 2500 ml.
   d) 3000 ml.
   e) Bei Dextran 6% muß generell nicht mit Gerinnungsstörungen gerechnet werden.

22.43 Welches der genannten Argumente beim Vergleich von Vollelektrolytlösungen (Ringer-Laktat) und kolloidalen Volumenersatzmitteln (Macrodex) ist sachlich *falsch?*

   a) Ringer-Laktat verursacht keine allergischen Reaktionen.
   b) Ringer-Laktat beeinflußt nicht die Funktion der Blutplättchen.
   c) Ringer-Laktat hat eine 4mal größere Volumenwirkung als Plasmaersatzmittel.
   d) Ringer-Laktat ist billiger.
   e) Ringer-Laktat enthält keine großen Moleküle.

22.44 Welches der genannten Arzneimittel sollte vor der Anwendung *verdünnt* werden?

   a) Valium.
   b) Atropin.
   c) Lasix.
   d) Alupent.
   e) Fortecortin.

22.45 Welches der genannten Medikamente gehört in die Gruppe der *Muskelrelaxanzien?*

   a) Neuroleptika.
   b) Kurare.
   c) Opiate.
   d) Digitalis.
   e) Theophylline.

22.46 Welches der genannten Medikamente findet *keine* Verwendung bei der Reanimation?

   a) Suprarenin.
   b) NaHCO$_3$.
   c) Trägerlösung.
   d) Xylocain.
   e) Nitroglyzerin.

22.47 Welche der genannten Substanzen wird *nicht* auch im Organismus gebildet?

   a) Kortison.
   b) Insulin.
   c) Digitalis.
   d) Adrenalin.
   e) Dopamin.

22.48 Mit welcher *Nebenwirkung* ist bei der Verwendung von Ketanest (ohne Begleitmedikation) zu rechnen?

   a) Blutdruckabfall.
   b) Bradykardie.
   c) Atemstillstand.
   d) Mundtrockenheit.
   e) Alpträume.

22.49 Durch welche der genannten Substanzen können die Nebenwirkungen von Ketanest *vermindert* werden?

   a) Euphyllin.
   b) Atropin.
   c) Dopamin.
   d) Valium.
   e) Suprarenin.

22.50 Wie kann eine Spritze mit aufgezogenem Medikament *sicher* vor Verwechslung geschützt werden?

   a) Ankleben der Ampulle an die Spritze.
   b) Beschriften der Spritze.
   c) Ampulle direkt neben die Spritze legen.
   d) a+b sind richtig.
   e) Alle sind richtig.

22.51 Kurz nach Beginn einer Macrodexinfusion klagt der Patient über Atemnot, Brechreiz und wird zunehmend unruhig.
   Welche Maßnahme ergreifen Sie *nicht?*

   a) Infusion stoppen.
   b) Vollelektrolytlösung vorbereiten.
   c) Lagerung.
   d) Neue Macrodexinfusion anschließen.
   e) Notarzt unterrichten.

Medikamente

22.52 Welchen Weg sollen nicht mehr gebrauchsfähige Medikamente *korrekterweise* nehmen?

    a) Der allgemeinen Müllabfuhr zuführen.
    b) In die Toilette werfen.
    c) An eine Apotheke zurückgeben.
    d) Direkt auf eine Müllhalde bringen.
    e) Keiner der genannten Wege ist korrekt.

22.53 Welches der genannten Medikamente eignet sich *nicht* zur Erstbehandlung eines Patienten mit akuter Herzinsuffizienz-Lungenoedem?

    a) Kolloidale Volumenersatzmittel.
    b) Lasix.
    c) Nitroglyzerin.
    d) Sauerstoff.
    e) Alle Medikamente eignen sich gleichermaßen.

22.54 Welches der genannten Medikamente eignet sich *nicht* zur Sedierung bzw. Schmerzbekämpfung eines Patienten?

    a) Valium.
    b) Psyquil.
    c) Fortecortin.
    d) Morphin.
    e) Dolantin.

22.55 Welches der genannten Medikamente eignet sich *nicht* zur Narkoseeinleitung?

    a) Ketanest.
    b) Trapanal.
    c) Morphin.
    d) Euphyllin.
    e) Hypnomidate.

22.56 Kortisonpräparate werden *nicht* eingesetzt

    a) zur Prophylaxe des Hirnödems;
    b) zur Behandlung allergischer Reaktionen;
    c) zur Blutzuckereinstellung beim Coma diabeticum;
    d) beim schweren Asthmaanfall;
    e) beim toxischen Lungenödem.

22.57 Auf welchen Wegen können Medikamente aus dem Körper *ausgeschieden* werden?

    a) Über den Stuhl.
    b) Über die Atemwege.
    c) Über die Nieren.
    d) Durch Erbrechen.
    e) Alle Antworten sind richtig.

22.58 Welches Organ spielt bei der Mehrzahl der Medikamente die *Hauptrolle* beim Abbau im Körper?

   a) Niere.
   b) Leber.
   c) Muskulatur.
   d) Fettgewebe.
   e) Milz.

22.59 Welches der genannten Medikamente entwickelt seine Wirkung *nicht* durch Einwirkung auf das sympathische Nervensystem?

   a) Suprarenin.
   b) Dopamin.
   c) Alupent.
   d) Atropin.
   e) Visken.

22.60 Welches der genannten Medikamente entfaltet seine Wirkung *nicht* primär am Herz-Kreislauf-System?

   a) Nitrolingual.
   b) Catapresan.
   c) Fortecortin.
   d) Novodigal.
   e) Suprarenin.

22.61 Bei welchem der genannten Schmerzmittel muß *am wenigsten* mit einer Dämpfung des Herz-Kreislauf-Systems und der Atmung gerechnet werden?

   a) Ketanest.
   b) Dolantin.
   c) Fortral.
   d) Morphin.
   e) Fentanyl.

22.62 Welche der genannten Infusionslösungen eignet sich zur Schockbekämpfung bei sehr starkem Blutverlust *am besten?*

   a) Dextran 40, z. B. Rheomacrodex.
   b) Dextran 60, z. B. Macrodex.
   c) Glukose 5%.
   d) Halbelektrolytlösung.
   e) Ringer-Laktat.

22.63 Mit welchen *Nebenwirkungen* muß bei Anwendung von kolloidalen Volumenersatzmitteln (z. B. Macrodex) gerechnet werden?

   a) Überempfindlichkeitsreaktionen.
   b) Störung des Gerinnungssystems.
   c) Anaphylaktischer Schock.
   d) Mit allen genannten Komplikationen.
   e) Mit keiner der genannten Komplikationen.

Medikamente

22.64 Welche der folgenden Aussagen über Apomorphin ist *richtig*?

   a) Es eignet sich zur Schmerzbekämpfung.
   b) Es löst Erbrechen aus.
   c) Es eignet sich zur Behandlung von Opiatabhängigen.
   d) Es löst akute Blutdruckkrisen aus.
   e) Alle Aussagen sind richtig.

22.65 Welches der genannten Medikamente wird bei *Kammerflimmern* eingesetzt?

   a) Nitroglyzerin.
   b) Lasix.
   c) Atropin.
   d) Xylocain.
   e) Keine der genannten Substanzen.

22.66 Welche *Wirkungen* hat Suprarenin?

   a) Steigerung der Herzfrequenz.
   b) Steigerung der Herzkraft.
   c) Unterdrückung von Extrasystolen.
   d) a+b sind richtig.
   e) Alle Antworten sind richtig.

22.67 Welches der genannten Medikamente wird idealerweise beim Patienten im kardiogenen Schock über eine *Spritzenpumpe* verabreicht?

   a) Diuretikum, z.B. Lasix.
   b) Analgetikum, z.B. Morphin.
   c) Katecholamin, z.B. Dobutrex.
   d) Sedativum, z.B. Psyquil.
   e) Kortikosteroide, z.B. Urbason.

22.68 Welches der folgenden Medikamente ist zur Behandlung eines *hypertensiven* Notfalls besonders geeignet?

   a) Ebrantil.
   b) Suprarenin.
   c) Akrinor.
   d) Dopamin.
   e) Keine der genannten Substanzen.

22.69 Welche der folgenden Aussagen über kolloidale Volumenersatzmittel ist *falsch?*

   a) Mit einer Beeinflußung des Gerinnungssystems muß vor allem bei höheren Dosen gerechnet werden.
   b) Bei akuter Linksherzinsuffizienz verbietet sich die Anwendung dieser Lösungen.
   c) Überempfindlichkeitsreaktionen treten nur bei künstlichen Kolloidlösungen auf.
   d) Die Kolloide übernehmen die Wasserbindungsfähigkeit der Albumine.
   e) Die intravasale Verweildauer liegt im Bereich von Stunden.

22.70 Welche der folgenden Aussagen zu Infusionslösungen ist *richtig?*

a) Laevulose 5% eignet sich besonders zur Behandlung hypoglykämischer Patienten.
b) Halbelektrolytlösungen begünstigen die Entwicklung eines Hirnödems.
c) Mannitlösungen sind bei Linksherzinsuffizienz besonders geeignet.
d) Die Infusion einer Glukose-5%-Lösung beseitigt schnell eine Hypoglykämie.
e) NaCl-0,9%-Lösungen sind der Ringer-Laktat-Lösung beim Verbrennungspatienten deutlich überlegen.

22.71 Welche der folgenden Aussagen ist *richtig?*

a) Buscopan eignet sich zur Behandlung von Schmerzen nach Verletzungen.
b) Ketanest wird zur Schmerzbekämpfung bei Herzinfarkt verwendet.
c) Psyquil und Haldol gehören zur Gruppe der Benzodazepine.
d) Diazepam eignet sich bei der Behandlung von Krämpfen.
e) Tavegil und Trapanal sind Opiatanalgetika.

22.72 Welche der folgenden Aussagen über Schmerzmittel ist *falsch?*

a) Dolantin unterliegt dem Betäubungsmittelgesetz.
b) Morphin hat als einziges Opiat eine atemdepressive Wirkung.
c) Tramal hat gegenüber echten Opiaten eine geringere schmerzstillende Wirkung.
d) Ketanest wird vor allem bei Unfallpatienten eingesetzt.
e) Häufig ist erst durch Kombination von beruhigenden und schmerzstillenden Medikamenten ein befriedigender Zustand des Patienten erreichbar.

22.73 Welche der genannten Antidota wird bei *schweren* Zyanidvergiftungen eingesetzt?

a) Narcanti.
b) 4-DMAP.
c) Atropin.
d) Natriumsulfat.
e) Toluidblau.

22.74 Welche der folgenden Substanzen hat *ausschließlich* eine Wirkung auf die α_1-Rezeptoren?

a) Noradrenalin.
b) Adrenalin.
c) Orciprenalin.
d) Dopamin.
e) Dobutamin.

22.75 Welche der folgenden Aussagen ist *richtig?*

a) Eine hypotone Lösung besitzt einen höheren osmotischen Druck als Blutserum.
b) Eine isotone Lösung verfügt über die gleiche Stoffzusammensetzung wie die Flüssigkeit im Intrazellulärraum.
c) Eine isotone Lösung ist eine physiologische Lösung.
d) Glukose 40% ist eine isotone Lösung.
e) Die wäßrige Lösung besitzt einen höheren osmotischen Druck als das Blut.

22.76 Was ist eine *Vollelektrolytlösung?* Eine Infusionslösung mit

  a) mehr Elektrolyten als Wasser;
  b) Elektrolyten, die in der Lösung keine Ionen mehr sind;
  c) den gleichen Anteilen an Natrium und Kalium wie im intrazellulären Flüssigkeitsraum;
  d) den gleichen Anteilen an Natrium und Kalium wie im extrazellulären Flüssigkeitsraum;
  e) hoher Wasserbindung und langer intravasaler Verweildauer.

Anhang
Terminologie

Ordnen Sie den Begriffen T.1-T.7 jeweils eine der angegebenen *Definitionen* zu:

T.1	kranial	a)	körperfern
T.2	kaudal	b)	körpernah
T.3	ventral	c)	fußwärts
T.4	dorsal	d)	kopfwärts
T.5	lateral	e)	rückseitig, zum Rücken hin liegend
T.6	proximal	f)	seitlich, seitwärts
T.7	distal	g)	vorne, zum Bauch hin liegend

Ordnen Sie den Begriffen T.8-T.17 jeweils eine der angegebenen *Definitionen* zu:

T.8	Extremitäten	a)	Kehlkopf
T.9	Thorax	b)	Rachen
T.10	Abdomen	c)	Bauchfell
T.11	Pleura	d)	Brustfell
T.12	Peritoneum	e)	Knochenhaut
T.13	Periost	f)	Kehldeckel
T.14	Pharynx	g)	Luftröhre
T.15	Larynx	h)	Brustkorb
T.16	Epiglottis	i)	Bauchraum
T.17	Trachea	k)	Arme und Beine

Ordnen Sie den Begriffen T.18-T.28 jeweils eine der angegebenen *Definitionen* zu:

T.18	Diastole	a)	Zustand
T.19	Ödem	b)	Einengung
T.20	Septum	c)	Verkrampfung
T.21	Spasmus	d)	Auswurf
T.22	Sputum	e)	Scheidewand
T.23	Status	f)	pfeifendes Atemgeräusch
T.24	Stenose	g)	Krankheitszeichen
T.25	Stridor	h)	kurzzeitiger Bewußtseinsverlust
T.26	Symptom	i)	Zeitraum der Herzmuskelkontraktion
T.27	Synkope	k)	Zeitraum der Herzmuskelerschlaffung
T.28	Systole	l)	krankhafte Flüssigkeitsansammlung

Terminologie

Ordnen Sie den Begriffen T.29–T.41 jeweils eine der angegebenen *Definitionen* zu:

T.29 Apnoe
T.30 Dyspnoe
T.31 Hypopnoe

T.32 Hypoxie
T.33 Hypoxämie
T.34 Hypokapnie
T.35 Hyperkapnie

T.36 inverse Atmung

T.37 Orthopnoe
T.38 Atemminutenvolumen
T.39 Cheyne-Stokes-Atmung

T.40 paradoxe Atmung

T.41 Kußmaul-Atmung

a) Atemnot
b) allgemeiner Sauerstoffmangel
c) verstärkte Atmung (mit Atemhilfsmuskulatur)
d) Atemstillstand
e) Sauerstoffmangel im Blut
f) verminderte Atmung
g) Emporheben des Zwerchfells bei der Einatmung und Absenkung bei der Ausatmung (bei Atemwegsverlegung)
h) Einziehung einer Brustkorbseite bei der Einatmung und Vorwölbung bei der Ausatmung (bei Rippenserienfrakturen)
i) pro Minute ventilierte Luftmenge
k) normal frequente, vertiefte Atemzüge
l) durch vermehrte Atemtätigkeit herabgesetzter Kohlendioxidgehalt des Körpers
m) periodisch zu- und abnehmende Atemtiefe mit Atempausen
n) durch verminderte Atemtätigkeit erhöhter Kohlendioxidgehalt des Körpers

Ordnen Sie den Begriffen T.42–T.48 jeweils eine der folgenden *Definitionen* zu:

T.42 Abusus
T.43 Uterus
T.44 Ulkus
T.45 Ileus
T.46 Tonus
T.47 Sinus
T.48 Tubus

a) weites Blutgefäß
b) Gebärmutter
c) Mißbrauch
d) Spannungszustand
e) Geschwür
f) Röhre
g) Darmverschluß, -lähmung

Ordnen Sie den Begriffen T.49–T.57 jeweils eine der folgenden *Definitionen* zu:

T.49 Allergie
T.50 Anomalie
T.51 Amnesie
T.52 Anämie
T.53 Anurie
T.54 Apathie
T.55 Asphyxie
T.56 Asystolie
T.57 Arterie

a) fehlende Urinausscheidung
b) Erstickungszustand (bei Neugeborenen)
c) Schlagader
d) Teilnahmslosigkeit
e) Blutarmut
f) Erinnerungslücke
g) veränderte Reaktion, Überempfindlichkeit
h) Abweichung von der Regel
i) Herzstillstand

Ordnen Sie den Begriffen T.58-T.67 jeweils eine der folgenden **Definitionen** zu:

T.58 Relaxation
T.59 Abort
T.60 Antidot
T.61 Aspiration
T.62 Auskultation
T.63 Krepitation
T.64 Perforation
T.65 Palpation
T.66 Zentralisation
T.67 Stimulation

a) Anregung, Reizung
b) Fehlgeburt in der Frühschwangerschaft
c) Eindringen von Fremdkörpern in die Atemwege
d) Aneinanderreiben von Knochenstücken
e) Durchbohrung
f) Gegengift
g) Abhören (mit dem Stethoskop)
h) Untersuchung durch Betasten
i) Erschlaffung
k) Umverteilung des Kreislaufes im Schock

Ordnen Sie den Begriffen T.68-T.76 jeweils eine der folgenden **Definitionen** zu:

T.68 Hämoglobin
T.69 Acetylcholin
T.70 Exanthem
T.71 Azeton
T.72 Emphysem
T.73 Enzym
T.74 Albumin
T.75 Katecholamin
T.76 Myoglobin

a) Muskelfarbstoff
b) Hautausschlag
c) aufgeblasen sein
d) obstartig riechender Stoff, beim Coma diabeticum
e) universelle Übertragersubstanz im Nervensystem
f) Eiweißkatalysator im Stoffwechsel
g) Bluteiweißstoff
h) Übertragersubstanz im sympathischen Nervensystem
i) Blutfarbstoff

Teil II
Mündliche Themen

Vorbemerkungen

Die mündlichen Themen sind so formuliert, daß jeweils nur Stichworte ergänzt oder vorgegebene Tabellen/Schemata ausgefüllt werden müssen.
Da es sehr schwierig ist, eine mündliche Prüfung in Schriftform zu imitieren, sei darauf hingewiesen, daß die hier angeführten Lösungen nur als Anhaltspunkt für eine Beantwortung dienen können und einer ausführlichen (mündlichen) Ergänzung und Erläuterung bedürfen.

Wichtige Hinweise für die mündliche Prüfung

1. Wiederholen Sie die Aufgabenstellung mit Ihren eigenen Worten, um Mißverständnisse zu vermeiden.

2. Versuchen Sie, sich eine logische Gliederung aufzubauen. Sie müssen aber stets bereit sein, bei Zwischenfragen Ihr Schema zu verlassen und direkt zu antworten.

3. Reihen Sie keine Schlagwörter aneinander, sondern stellen Sie geordnet Ihre Kenntnisse dar und beschreiben Sie die Grundschritte Ihrer Maßnahmen.

4. Bei Fragen zu Befunden oder Krankheits- bzw. Verletzungsbildern sollten Sie folgende Gliederung Ihrer Antwort anstreben:
   - Erklärung des Begriffs,
   - Ursachen, einsatztaktische Besonderheiten
   - erkennbar an typischen Zeichen (Symptome),
   - Erstmaßnahmen des Rettungssanitäters,
   - notärztliche Maßnahmen,
   - mögliche Komplikationen,
   - Besonderheiten des Transports.

5. Bei Fragestellungen, zu denen Sie – nach sorgsamer Überlegung – keine Antwort wissen, sollten Sie um Erläuterungen bitten, ggf. aber auch zugeben, daß Sie die Frage in dieser Form nicht beantworten können und um Erläuterungen bitten.

Kapitel 1
Funktionen des modernen Rettungsdienstes

1.1 Nennen Sie die wesentlichen Aufgaben des Rettungsdienstes!

1.2 Nennen Sie die Glieder der Rettungskette und ihre Aufgaben!

Kapitel 2
Aufgabenbereiche des Rettungsassistenten/Rettungssanitäters

2.1 Nennen Sie Beispiele für die selbständige Tätigkeit des Rettungsassistenten/Rettungssanitäters (ohne Notarzt)!

_____   _____
_____   _____
_____   _____
_____   _____

2.2 Nennen Sie Beispiele für die assistierende Tätigkeit des Rettungsassistenten/Rettungssanitäters (bei Anwesenheit des Notarztes)!

_____
_____
_____
_____

Kapitel 3
Rechtsfragen

3.1 Nennen Sie Gesetze, welche den Rettungsdienst regeln bzw. bei der Tätigkeit des Rettungsassistenten/Rettungssanitäters eine Rolle spielen!

Kapitel 4
Notfallpatient

4.1 Nennen Sie die Vitalfunktionen bzw. die Funktionskreise, die einen unmittelbaren Einfluß auf diese besitzen!

_____   _____

_____   _____

                                                            _____

                                                            _____

                                                            _____

4.2 Unter einem Notfallpatienten versteht man einen Patienten, bei dem eine Störung der Vitalfunktionen

_____

_____

_____

Kapitel 5
Vitalfunktionen
(Schließt die Kapitel 7, 11, 12, 13 in *„Rettungsassistent und Rettungssanitäter"* mit ein)

5.1 Erklären Sie folgende Begriffe:

Äußere Atmung: _____

Innere Atmung: _____

Obere Luftwege: _____

Untere Luftwege: _____

Gasleitendes System: _____

Gasaustauschendes System: _____

Anatomischer Totraum: _____

Totraumventilation: _____

Alveoläre Diffusion: _____

Diffusionsstrecke: _____

5.2 Beschreiben Sie stichwortartig den Weg des Sauerstoffs von der Außenluft bis in das Blut!

_____   _____

_____   _____

_____

_____

_____

_____

_____

Vitalfunktionen

5.3 Tragen Sie die entsprechenden Werte in die Tabelle ein!

	Stickstoff	Sauerstoff	Kohlendioxid	Edelgase
Zusammensetzung der Umgebungsluft [%]				
Zusammensetzung der Ausatemluft [%]				

5.4 Nennen Sie 7 Atemgrößen, beschreiben Sie diese und geben Sie Normalwerte für den Erwachsenen an!

Begriff	Definition	Normalwerte [ml]
_ _ _ _ _ _ _ _ _ _ _ _	_ _ _ _ _ _ _ _ _ _ _ _	_ _ _ _ _ _ _ _ _ _ _ _
_ _ _ _ _ _ _ _ _ _ _ _	_ _ _ _ _ _ _ _ _ _ _ _	_ _ _ _ _ _ _ _ _ _ _ _
_ _ _ _ _ _ _ _ _ _ _ _	_ _ _ _ _ _ _ _ _ _ _ _	_ _ _ _ _ _ _ _ _ _ _ _
_ _ _ _ _ _ _ _ _ _ _ _	_ _ _ _ _ _ _ _ _ _ _ _	_ _ _ _ _ _ _ _ _ _ _ _
_ _ _ _ _ _ _ _ _ _ _ _	_ _ _ _ _ _ _ _ _ _ _ _	_ _ _ _ _ _ _ _ _ _ _ _
_ _ _ _ _ _ _ _ _ _ _ _	_ _ _ _ _ _ _ _ _ _ _ _	_ _ _ _ _ _ _ _ _ _ _ _
_ _ _ _ _ _ _ _ _ _ _ _	_ _ _ _ _ _ _ _ _ _ _ _	_ _ _ _ _ _ _ _ _ _ _ _

5.5 Nennen Sie die an der Atemsteuerung beteiligten anatomischen Strukturen und beschreiben Sie deren Funktion!
   a) Meßstellen für O_2, CO_2 und pH liegen im _ _ _ _ _ _ _ _ und _ _ _ _ _ _ _ _ _ _ _ _ _ _
   b) Das Atemzentrum liegt _ und wird stimuliert durch _
   c) Zusätzliche Informationen _ spielen mit hinein.

5.6 Nennen Sie die an der Atemtätigkeit beteiligten anatomischen Strukturen (knöcherne, muskuläre und bindegewebige Teile) und beschreiben Sie deren Funktion bei der Ein- und Ausatmung!

Anatomische Strukturen	Funktion
_ _ _ _ _ _ _ _ _ _ _ _ _ _ _ _ _ _ _	_ _ _ _ _ _ _ _ _ _ _ _ _ _ _ _ _ _ _
_ _ _ _ _ _ _ _ _ _ _ _ _ _ _ _ _ _ _	_ _ _ _ _ _ _ _ _ _ _ _ _ _ _ _ _ _ _
_ _ _ _ _ _ _ _ _ _ _ _ _ _ _ _ _ _ _	_ _ _ _ _ _ _ _ _ _ _ _ _ _ _ _ _ _ _
_ _ _ _ _ _ _ _ _ _ _ _ _ _ _ _ _ _ _	_ _ _ _ _ _ _ _ _ _ _ _ _ _ _ _ _ _ _
_ _ _ _ _ _ _ _ _ _ _ _ _ _ _ _ _ _ _	_ _ _ _ _ _ _ _ _ _ _ _ _ _ _ _ _ _ _
_ _ _ _ _ _ _ _ _ _ _ _ _ _ _ _ _ _ _	_ _ _ _ _ _ _ _ _ _ _ _ _ _ _ _ _ _ _

5.7 Ergänzen Sie folgende Tabelle!

Normalwerte	Atemfrequenz [pro min]	Atemzugvolumen [ml]
Neugeborene		
Schulkinder		
Erwachsene		

5.8 Beurteilen Sie folgende gemessene Werte!

	Atemfrequenz [pro min]	Beurteilung	Atemzugvolumen [ml]	Beurteilung
Neugeborenes	48		30	
5jähriges Kind	32		80	
18jährige Frau	8		1200	
24jähriger Mann	28		420	
60jährige Frau	14		580	

5.9 Nennen Sie Faktoren, die zu einer Atemstörung führen und geben Sie jeweils Ursachen und Beispiele an!

Störung	Ursache	Beispiel

5.10 Nennen Sie pathologische Atemtypen, beschreiben Sie diese und geben Sie Beispiele für ihr Auftreten an!

Atemtyp	Beschreibung	Beispiel
----------	------------------	--------------
----------	------------------	--------------
----------	------------------	--------------

5.11 Nennen Sie Störungen der Atemmechanik, beschreiben Sie diese und geben Sie Beispiele für ihr Auftreten an!

Störung	Beschreibung	Beispiel
----------	------------------	--------------
----------	------------------	--------------
----------	------------------	--------------
----------	------------------	--------------

5.12 Nennen Sie pathologische Atemgeräusche, beschreiben Sie diese und geben Sie Beispiele für ihr Auftreten an!

Atemgeräusch	Beschreibung	Beispiel
----------	------------------	--------------
----------	------------------	--------------
----------	------------------	--------------
----------	------------------	--------------
----------	------------------	--------------
----------	------------------	--------------
----------	------------------	--------------
----------	------------------	--------------
----------	------------------	--------------

5.13 Nennen Sie Kriterien zur Beurteilung der Atmung und geben Sie jeweils einige typische Störungen an!

Kriterien	Störungen (Beispiele)
Sichtbare Symptome	
_____	_____
_____	_____
_____	_____
_____	_____
Hörbare Symptome	
_____	_____
Fühlbare Symptome	
_____	_____

5.14 Geben Sie die bestmögliche Lagerung des Patienten in folgenden Situationen an und begründen Sie jeweils Ihre Maßnahmen!

Patient mit	Lagerung	Ziel
Atemnot		
Thoraxtrauma		
Atemstillstand		

5.15 Nennen Sie Maßnahmen zum Freimachen der Atemwege und geben Sie jeweils den Ansatzpunkt des Verfahrens an!

Maßnahmen	Ansatzpunkt
_____	_____
_____	_____
_____	_____
_____	_____
_____	_____

Vitalfunktionen

5.16 Nennen Sie Maßnahmen zum Freihalten der Atemwege und geben Sie den jeweiligen Anwendungsbereich an!

Maßnahmen	Anwendungsbereich
_____	_____
_____	_____
_____	_____

5.17 Nennen Sie Kriterien zur Feststellung eines Atemstillstands und geben Sie die charakteristischen Symptome an!

Kriterien	Symptome
Sichtbare Symptome	
_____	_____
_____	_____
_____	_____
Hörbare Symptome	
_____	_____
Fühlbare Symptome	
_____	_____

5.18 Nennen Sie Verfahren zur Beatmung von Notfallpatienten, ihre jeweiligen Vorteile bzw. Indikation!

Verfahren	Vorteile bzw. Indikation
Ohne Hilfsmittel: _____	_____
_____	_____
_____	_____
_____	_____
Mit Hilfsmitteln: _____	_____
_____	_____

5.19 Nennen Sie Indikationen der endotrachealen Intubation!

_____

_____

_____

_____

5.20 Nennen Sie Gefahren bei der Durchführung der endotrachealen Intubation!

_____

_____

_____

5.21 Nennen Sie 4 Typen von Endotrachealtuben!

_____

_____

_____

_____

5.22 Geben Sie Richtwerte für geeignete Größen von Endotrachealtuben für verschiedene Patientengruppen an!

Patientengruppe	Richtwerte [Charr]	Richtwerte [mm]
Frühgeborenes		
Neugeborenes		
1 Jahr altes Kind		
6 Jahre altes Kind		
Jugendlicher		
Weiblicher Erwachsener		
Männlicher Erwachsener		

Faustregel: Geeignete „Tubusdicke" =

Vitalfunktionen

5.23 Nennen Sie zwei Wege der endotrachealen Intubation und geben Sie die jeweiligen Anwendungsbereiche an!

Weg	Anwendung
----------------	--------------------------
----------------	--------------------------

5.24 Nennen Sie Medikamente, welche der Notarzt zur Durchführung einer endotrachealen Intubation beim wachen, z. B. polytraumatisierten Patienten ggf. benötigt!

Substanz	Handelsname	Wirkung	Geeignete Spritze [ml]	Dosis (Erwachsener) [mg]
--------	-------	------	------	------
--------	-------	------	------	------
--------	-------	------	------	------
--------	-------	------	------	------
--------	-------	------	------	------
--------	-------	------	------	------
--------	-------	------	------	------

5.25 Erklären Sie folgende Maßnahmen und nennen Sie jeweils eine Indikation bzw. Situation, in der sie von Bedeutung sind!

Begriff	Erklärung	Indikation
O_2-Insufflation		
Assistierende Beatmung		
Kontrollierende Beatmung		

5.26 Nennen Sie die wichtigsten Aspekte im Zusammenhang mit der Situation *Aspiration!* Gehen Sie bei Ihrer Antwort nach folgendem Schema vor:

Ursachen: _____

Symptome: _____

Maßnahmen RA/RS: _____

Maßnahmen NA: _____

Überwachung: _____

5.27 Nennen Sie die wichtigsten Aspekte im Zusammenhang mit der Notfallsituation *Asthma bronchiale!* Gehen Sie bei Ihrer Antwort nach folgendem Schema vor:

Ursachen: _____

Symptome: _____

Maßnahmen RA/RS: _____

Maßnahmen NA: _____

Überwachung: _____

5.28 Nennen Sie die wichtigsten Aspekte im Zusammenhang mit der Notfallsituation *Hyperventilationstetanie!* Gehen Sie bei Ihrer Antwort nach folgendem Schema vor:

Ursachen: _____

Symptome: _____

Maßnahmen RA/RS: _____

Maßnahmen NA: _____

Vitalfunktionen

5.29 Nennen Sie die wichtigsten Aspekte im Zusammenhang mit der Situation *(Beinahe-) Ertrinkungsunfall!* Gehen Sie bei Ihrer Antwort nach folgendem Schema vor:

Rettung: _____
_____

Maßnahmen RA/RS: _____
_____

Maßnahmen NA: _____
_____

Komplikationen: _____
_____

Behandlung: _____
_____

Transport: _____
_____

5.30 Beschreiben Sie Charakteristiken des Herzens!

Größe: _____
_____

Form: _____
_____

Lage: _____
_____

5.31 Beschreiben Sie stichwortartig den Weg des Sauerstoffs von der Lunge zur Zelle und den Weg des Kohlendioxids von der Zelle zur Alveole!

Sauerstoff	Kohlendioxid
_____	_____
_____	_____
_____	_____
_____	_____
_____	_____
_____	_____

5.32 Erklären Sie folgende Begriffe!

Reizbildungssystem: _____

Reizleitungssystem: _____

Herzkranzgefäße: _____

Vorhofsystole: _____

Vorhofdiastole: _____

Kammersystole: _____

Kammerdiastole: _____

5.33 Beschreiben Sie Aufbau und Funktion des Reizbildungs- und Reizleitungssystems des Herzens!

Aufbau: _____
_____
_____

Funktion: _____
_____
_____

Vitalfunktionen

5.34 Beschreiben Sie stichwortartig die Funktion des Herzens!

Rechtes Herz	Linkes Herz
------------------------	------------------------
------------------------	------------------------
------------------------	------------------------
------------------------	------------------------
------------------------	------------------------

5.35 Erklären Sie folgende Begriffe:

Lymphgefäße: _____

Arterien: _____

Venen: _____

Arterielles Blut: _____

Venöses Blut: _____

Kleiner Kreislauf: _____

Großer Kreislauf: _____

5.36 Beschriften Sie die folgende Säule und nennen Sie die Aufgaben der einzelnen Blutbestandteile!

	Erythrozyten	Leuko-, Thrombozyten	Plasma
Blutzusammensetzung [%]	_____	_____	_____
Aufgabe:	_____	_____	_____
	_____	_____	_____

5.37 Nennen Sie typische Körperstellen (Arterien) zur Pulstastung! Welche Informationen lassen sich bei der Pulstastung gewinnen?

Arterien zur Pulstastung	Informationen
----------------	----------------
----------------	----------------
----------------	----------------
----------------	----------------
----------------	----------------
----------------	----------------

5.38 Nennen Sie die Aussagefähigkeiten des EKG und geben Sie Beispiele an!

Aussagen	Beispiele
----------------	----------------
----------------	----------------
----------------	----------------
----------------	----------------
----------------	----------------
----------------	----------------
----------------	----------------

5.39 Nennen Sie typische Stellen für eine Blutdruckmessung, nennen Sie zwei Verfahren und beschreiben Sie die Aussagefähigkeit einer RR-Messung!

Körperregion: _____

Verfahren: _____

_____

Aussagefähigkeit: _____

_____

_____

_____

Vitalfunktionen

5.40 Nennen Sie Lokalisation und Bezeichnung von Klappen im Gefäßsystem!

Lokalisation	Bezeichnung

5.41 Nennen Sie die drei grundsätzlichen Schockformen und differenzieren Sie die einzelnen Ursachen!

Schockform	Differenzierung

5.42 Erklären Sie folgende Begriffe!

Tachykardie: _____

Bradykardie: _____

Hypotonie: _____

Hypertonie: _____

Hypoxie: _____

Arrhythmie: _____

5.43 Nennen Sie vier Kriterien zur Beurteilung des Kreislaufs!

Kriterium	Beurteilung
_____	_____
_____	_____
_____	_____
_____	_____

5.44 Beschreiben Sie den phasenhaften Verlauf des Schocks und nennen Sie die wichtigsten Behandlungsmaßnahmen (des Notarztes)!

Phase 1: _____

_____

_____

Phase 2: _____

_____

_____

Ziel der Behandlung	Maßnahmen
_____	_____
_____	_____
_____	_____
_____	_____
_____	_____
_____	_____

5.45 Was versteht man unter einem Schockorgan, nennen Sie Beispiele und geben Sie typische Zeichen an!

Definition:

Schockorgan	Zeichen der Schädigung
_____	_____
_____	_____

Vitalfunktionen

5.46 Was versteht man unter dem Schockindex? Beschreiben Sie den Begriff, geben Sie Beispiele für unterschiedliche Werte an und nennen Sie Probleme bei der Interpretation des Schockindex!

Definition (Schockindex): _____

Normalwert	Drohender Schock	Manifester Schock
_____	_____	_____
_____	_____	_____

Interpretationsprobleme: _____

5.47 Nennen Sie die vier Schweregrade des *allergischen Schocks,* geben Sie jeweils die typischen Symptome an und schildern Sie die Behandlungsmaßnahmen!

Schweregrad	Symptome	Maßnahmen RS	Maßnahmen NA
_____	_____	_____	_____
_____	_____	_____	_____
_____	_____	_____	_____
_____	_____	_____	_____

5.48 Nennen Sie die wichtigsten Aspekte bei der Notfalldiagnose **Lungenödem!** Gehen Sie bei Ihrer Antwort nach folgendem Schema vor:

Entstehung: _____

Ursachen: _____
_____

Symptome: _____
_____

Maßnahmen RA/RS: _____
_____

Weitere Maßnahmen RA/RS: _____

Maßnahmen NA: _____
_____

Komplikationen _____
_____

(Behandlung): _____
_____

Transport: _____

5.49 Nennen Sie Ursachen und Symptome des **Kreislaufstillstands** und beschreiben Sie die notwendigen Behandlungsschritte!

Ursachen: _____
_____
_____

Symptome: _____
_____

Behandlungsschritte RA/RS: _____
_____

Behandlungsschritte NA: _____
_____

Vitalfunktionen

5.50 Was versteht man unter dem klinischen Tod und unter dem biologischen Tod?

Klinischer Tod	Biologischer Tod

5.51 Nennen Sie spezielle Risiken der Herzdruckmassage, beschreiben Sie die Entstehung und geben Sie Möglichkeiten zu ihrer Verhütung an!

Risiken	Entstehung durch	Möglichkeiten zur Verhütung

5.52 Was versteht man unter der elektrischen Defibrillation? Nennen Sie Indikationen und schildern Sie die Durchführung der Technik!

Definition: _____

Indikation: _____

Technik: _____

_____

_____

_____

_____

_____

5.53 Nennen Sie die drei Formen des *Kreislaufstillstands* und geben Sie die Möglichkeit der Unterscheidung und der notärztlichen Behandlung an!

Formen			
EKG-Diagnostik			
Behandlung			
Nach erfolgreicher Reanimation			

5.54 Stellen Sie die Unterschiede der kardiopulmonalen Reanimation mit 1 und 2 Helfern dar (Atemspende bzw. Masken-Beutel-Beatmung)!

	Einhelfer-Methode	Zweihelfer-Methode
Beatmung		
Herzdruckmassage		
Beatmung		
Arbeitsfrequenz Herzdruckmassage		

Vitalfunktionen 201

5.55 Nennen Sie die wichtigsten Punkte im Zusammenhang mit der Notfallsituation *Herzinfarkt!* Gehen Sie bei Ihrer Antwort nach folgendem Schema vor!

    Fachausdruck: _____

    Ursache: _____
                              _____

    Symptome: _____
                              _____

    Maßnahmen RA/RS: _____
                              _____

    Maßnahmen NA: _____

    Komplikationen
    (Behandlung): _____

    Transport: _____

5.56 Was versteht man unter einer *vasovagalen Synkope?* Gehen Sie bei Ihrer Antwort nach folgendem Schema vor:

    Ursache: _____
                              _____

    Symptome: _____
                              _____

    Maßnahmen RA/RS: _____

    Maßnahmen NA: _____

    Transport: _____

5.57 Was versteht man unter einer *hypertonen Krise?* Gehen Sie bei Ihrer Antwort nach folgendem Schema vor!

Ursache: _____

Symptome: _____
_____

Maßnahmen RA/RS: _____
_____

Maßnahmen NA: _____
_____

Komplikationen _____
(Behandlung): _____

Transport: _____

5.58 Geben Sie die bestmögliche Lagerung des Patienten bei folgenden Krankheitsbildern an und erläutern Sie das Ziel dieser Lagerung!

Krankheitsbild	Lagerung	Ziel
Volumenmangelschock	_____	_____
Kardiogener Schock	_____	_____
Lungenödem	_____	_____
Vena-cava-Kompressionssyndrom	_____	_____
Kreislaufstillstand	_____	_____

Kapitel 6
Regelkreise mit direktem Einfluß auf die Vitalfunktionen
(Schließt die Kapitel 14–18 in *„Rettungsassistent und Rettungssanitäter"* mit ein)

6.1 Nennen Sie die 4 Stadien der *Bewußtlosigkeit* und geben Sie jeweils die charakteristischen Zeichen an!

Stadium	Zeichen
--------	-------------------------------
--------	-------------------------------
--------	-------------------------------
--------	-------------------------------

6.2 Nennen Sie Gruppen von Ursachen *akuter Bewußtseinsstörungen* und geben Sie jeweils Beispiele an!

Ursachen	Beispiele
---------	-------------------------------

---------	-------------------------------

---------	-------------------------------

6.3 Beschreiben Sie die Erstmaßnahmen bei bewußtlosen Patienten, unabhängig von der Ursache der Bewußtlosigkeit!

Bei ausreichender Spontanatmung	------------------------
Bei insuffizienter Spontanatmung und Atemstillstand	------------------------
Bei Kreislaufstillstand	------------------------

6.4 Nennen Sie einfache diagnostische Möglichkeiten zur Abklärung einer Bewußtlosigkeit!

Kriterium	Beurteilung

6.5 Beschreiben Sie die Bedeutung der Pupillendiagnostik und ihre Fehlermöglichkeiten!

Aussage	Größe	Größenverhältnisse	Reaktionsfähigkeit
Normal			
Störungen			
Fehldeutungen			

6.6 Nennen Sie die wichtigsten Punkte im Zusammenhang mit der Notfallsituation *apoplektischer Insult!* Gehen Sie bei Ihrer Antwort nach folgendem Schema vor!

Ursachen: _____
_____

Symptome: _____
_____

Maßnahmen RA/RS: _____
_____

Maßnahmen NA: _____
_____

Komplikationen: _____
Behandlung: _____
Transport: _____

6.7 Nennen Sie die wichtigsten Punkte im Zusammenhang mit der Situation *zerebraler Krampfanfall!* Gehen Sie bei Ihrer Antwort nach folgendem Schema vor!

Ursachen: _____
_____

Symptome: _____
_____

Maßnahmen RA/RS: _____
_____

Maßnahmen NA: _____
Komplikationen: _____
Behandlung: _____
Transport: _____

6.8 Beschriften Sie folgende Flüssigkeitsräume mit den jeweiligen prozentualen Anteilen!

Zusammensetzung des Körpers [%]	Erwachsener	Kind
H_2O	------------	------------
Feste Bestandteile	------------	------------

Wasserverteilung im Körper [%]	Erwachsener	Kind
Intrazellulärraum	------------	------------
Interstitieller Raum		
Intravasalraum	------------	------------

6.9 Welche möglichen Störungen im Säure-Basen-Haushalt kennen Sie? Nennen Sie in diesem Zusammenhang die dazugehörigen Krankheitsbilder und die jeweils erforderliche Behandlung!

Störung	Ursachen	Krankheitsbilder	Behandlung
---------	---------	---------	---------
	---------	---------	---------
---------	---------	---------	---------
	---------	---------	---------

6.10 Nennen Sie die wichtigsten Punkte im Zusammenhang mit der Situation *Hypoglykämie!* Gehen Sie bei Ihrer Antwort nach folgendem Schema vor:

Ursachen: _____

_____

Symptome: _____

_____

Maßnahmen RA/RS: _____

_____

Maßnahmen NA: _____

Komplikationen: _____

Behandlung: _____

Transport: _____

6.11 Was versteht man unter einem *Coma diabeticum?* Gehen Sie bei Ihrer Antwort nach folgendem Schema vor:

Ursachen: _____
_____

Symptome: _____
_____

Maßnahmen RA/RS: _____

Maßnahmen NA: _____

Komplikationen: _____

Behandlung: _____

Transport: _____

Kapitel 8
Fahrzeuge des Rettungsdienstes

8.1 Nennen Sie die im Zusammenhang mit der Einrichtung von Fahrzeugen des Rettungsdiensts maßgeblichen Vorschriften!

8.2 Nennen Sie die in der entsprechenden Vorschrift aufgeführten Einrichtungsgegenstände eines KTW bzw. RTW!

KTW	RTW
----------------------	----------------------
----------------------	----------------------
----------------------	----------------------
----------------------	----------------------
----------------------	----------------------
----------------------	----------------------

Kapitel 9
Medizinische Probleme des Patiententransportes

9.1 Nennen Sie spezielle Probleme beim Transport von Patienten mit dem Rettungshubschrauber!

9.2 Nennen Sie die drei Ihrer Rettungswache nächstgelegenen Rettungshubschrauberstandorte.

Kapitel 10
Organisation und Einsatztaktik

10.1 Nennen Sie Indikationen für einen Notarzteinsatz!

Kapitel 19
Traumatologische Notfälle

19.1 Nennen Sie die jeweils wichtigsten Punkte im Zusammenhang mit einer geschlossenen Gelenkverletzung: **_Prellung_** bzw. **_Stauchung, Zerrung!_** Gehen Sie bei Ihrer Antwort nach folgendem Schema vor:

	Prellung oder Stauchung	Zerrung
Fachausdruck	----------------	----------------
Ursachen	----------------	----------------
Symptome	----------------	----------------
	----------------	----------------
Maßnahmen RA/RS	----------------	----------------
	----------------	----------------
Komplikationen	----------------	----------------
Behandlung	----------------	----------------
Transport	----------------	----------------

Traumatologische Notfälle

19.2 Nennen Sie die wichtigsten Punkte bei der Situation *Offener und geschlossener Knochenbruch!* Gehen Sie bei Ihrer Antwort nach folgendem Schema vor:

	Geschlossener Knochenbruch	Offener Knochenbruch
Fachausdruck		
Ursachen		
Symptome		
Maßnahmen RA/RS		
Maßnahmen NA		
Komplikationen		
Behandlung		
Transport		

19.3 Nennen Sie die wichtigsten Punkte im Zusammenhang mit der Situation *Verletzungen des Kopfes!* Gehen Sie bei Ihrer Antwort nach folgendem Schema vor:

Fachausdruck:

Ursachen:

Einteilung der Bewußtseinslage:

Symptome:

Maßnahmen RA/RS:

Maßnahmen NA:

Komplikationen:

Behandlung:

Transport:

19.4 Nennen Sie die praktisch wichtigsten Punkte im Zusammenhang mit der Situation *Wirbelsäulenverletzung!* Gehen Sie bei Ihrer Antwort nach folgendem Schema vor:

Ursachen: _____

Symptome: _____

Erstmaßnahmen RA/RS: _____

Weitere Maßnahmen RA/RS: _____

Maßnahmen NA: _____

Komplikationen: _____
Behandlung: _____
Transport: _____

19.5 Nennen Sie die wichtigsten Aspekte bei der Situation *Brustkorbverletzung!* Gehen Sie bei Ihrer Antwort nach folgendem Schema vor:

Fachausdruck: _____
Ursachen: _____

Einteilung: _____

Symptome: _____

Maßnahmen RA/RS: _____

Maßnahmen NA: _____
Komplikationen: _____
Behandlung: _____
Transport: _____

Traumatologische Notfälle

19.6 Nennen Sie die wichtigsten Aspekte im Zusammenhang mit der Situation *Verletzung im Bauchraum!* Gehen Sie bei Ihrer Antwort nach folgendem Schema vor:

Fachausdruck: _____

Ursachen: _____
_____

Einteilung: _____

Symptome: _____
_____

Maßnahmen RA/RS: _____
_____

Maßnahmen NA: _____
_____

Komplikationen: _____

Behandlung: _____

Transport: _____

19.7 Nennen Sie die wichtigsten Punkte bei der Notfallsituation *plötzlicher starker Schmerz im Bauchraum!* Gehen Sie bei Ihrer Antwort nach folgendem Schema vor:

Fachausdruck: _____

Ursachen: _____

Begleitsymptome: _____
_____

Maßnahmen RA/RS: _____
_____

Maßnahmen NA: _____
_____

Komplikationen: _____

Behandlung: _____

Transport: _____

19.8 Geben Sie die jeweils günstigste Lagerung bei den genannten Zuständen an und nennen Sie das Ziel, welches durch die angewandte Lagerung erreicht werden soll!

Verletzung	Lagerung	Ziel
Schädel-Hirn-Verletzung	------------	------------
Wirbelsäulenverletzung	------------	------------
Brustkorbverletzung	------------	------------
Bauchverletzung	------------	------------
Verletzung Arm bzw. Bein	------------	------------
Bei zusätzlicher Bewußtlosigkeit	------------	------------

Kapitel 20
Besondere lebensbedrohliche Situationen

20.1 Geben Sie die jeweils wichtigsten Punkte im Zusammenhang mit der Situation *Geburt im Rettungs- bzw. Notarztdienst* an! Gehen Sie bei Ihrer Antwort nach folgendem Schema vor:

Dauer der Schwangerschaft: ------------------------

Komplikationen: ------------------------

Informationen aus dem Mutterpaß: ------------------------

Phasen der Geburt: ------------------------

Möglichkeiten der Wehenhemmung: ------------------------

Grenzen der Wehenhemmung: ------------------------

Notgeburtbesteck: ------------------------

Durchführung der Notgeburt: ------------------------

APGAR-Schema:

Punkte:	0	1	2

Beurteilung: _____

_____

_____

20.2 Geben Sie die wichtigsten Punkte im Zusammenhang mit der Notfallsituation **Blutung aus der Scheide** an! Gehen Sie bei Ihrer Antwort nach folgendem Schema vor:

Ursachen: _____

Maßnahmen RA/RS: _____

Maßnahmen NA: _____

Komplikationen: _____

Behandlung: _____

Transport: _____

20.3 Tragen Sie in die folgende Tabelle jeweils Normalwerte für die verschiedenen Größen ein!

Alter [Jahre]	Atemfrequenz [pro min]	Atemminutenvolumen [ml]	Pulsfrequenz [pro min]
0			
1			
2			
4			
6			

Besondere lebensbedrohliche Situationen

20.4 Geben Sie die wichtigsten Punkte zum Thema *akute Atemnot im (Klein-)Kindesalter* an! Gehen Sie bei Ihrer Antwort nach folgendem Schema vor:

Ursachen: _____
_____

Symptome: _____
_____

Erstmaßnahmen RA/RS: _____

Maßnahmen NA: _____
_____

Komplikationen: _____

Behandlung: _____

Transport: _____

20.5 Geben Sie die wichtigsten Punkte zum Thema *akuter Krampfanfall im (Klein-)Kindesalter* an! Gehen Sie bei Ihrer Antwort nach folgendem Schema vor:

Ursachen: _____
_____

Symptome: _____
_____

Erstmaßnahmen RA/RS: _____
_____

Maßnahmen NA: _____
_____

Komplikationen: _____

Behandlung: _____

Transport: _____

Kapitel 21
Vergiftungen

21.1 Nennen Sie vier Wege zur Aufnahme von Giften in den Körper!

21.2. Nennen Sie die grundsätzlichen Behandlungsschritte bei akuten Vergiftungen?

21.3 Nennen Sie die häufigsten Ursachen akuter Vergiftungen!

Teil III

**Aufgaben –
für die praktische Prüfung**

Vorbemerkungen

Ziel dieses Abschnittes ist es, Empfehlungen und Leitlinien zu geben, die es erlauben, selbständig das Erlernte an Übungsgeräten praktisch zu wiederholen. Nur durch kontinuierliches Üben unter angemessenen Trainingsbedingungen kann sichergestellt werden, daß die notwendigen Handgriffe in der Prüfung richtig demonstriert und, was letztlich entscheidend ist, im Rettungsdienst bei der Versorgung der Notfallpatienten beherrscht werden.

Zu diesem Zweck sind in diesem Teil des Buches praktische Prüfungsaufgaben stichwortartig aufgeführt. Für ein gezieltes Üben der Einzelmaßnahmen ist ein sinnvolles, schrittweises Vorgehen angegeben. Parallel dazu werden praktisch bedeutsame Einzelheiten herausgestellt und Hinweise zu speziellen Problemen und typischen Fehlern gegeben.

> **Hinweise für die praktische Prüfung selbst**
>
> 1. Wiederholen Sie die Aufgabenstellung mit Ihren eigenen Worten, um Mißverständnisse zu vermeiden.
> 2. Erbitten Sie, je nach Aufgabenstellung zusätzliche „Helfer", einen „Patienten", „einen zweiten Rettungssanitäter", „Laienhelfer" oder „den Notarzt" und das notwendige Gerät, beispielsweise das Phantom, den Beatmungsbeutel oder die Trage.
> 3. Demonstrieren Sie, so als ob Sie sich im Einsatz befänden, alle zur Bewältigung der Aufgabe erforderlichen Maßnahmen mit dem vorhandenen Material, unter Einbeziehung der zur Szene gehörenden Personen.
> 4. Erläutern Sie während der Demonstration, welches Ziel Sie mit Ihren Maßnahmen verfolgen und welche Gefahren oder Komplikationen Sie evtl. zu beachten haben.
> 5. Sprechen Sie mit dem Patienten, um ihn u.a. über vorgesehene Maßnahmen zu informieren.
> 6. Spielen Sie die Aufgabenstellung konzentriert durch. Beenden Sie die Demonstration erst, wenn die Maßnahmen auch in der Realität abgeschlossen wären.
> 7. Führen Sie keine ärztlichen Maßnahmen selbständig durch, sondern weisen Sie nur ggf. darauf hin, daß ein anwesender Notarzt unter Umständen bestimmte Maßnahmen ergreifen würde.

1 Rettung

1.1 Rautek-Rettungsgriff

- Patient liegt mit dem Rücken auf dem Boden.
- Demonstration: am Probanden (Rückenlage).

Sinnvolles Vorgehen	Beachte
Position des RA/RS: am Kopf des Patienten.	Information des Patienten.
Mit leicht gespreizten Beinen dem Patienten zugewandt aufstellen.	
Vorbeugen, Nacken und Hinterkopf des Patienten umfassen, mit Schwung aufrichten.	Patient nicht durch Krafteinsatz, sondern unter Nutzung des Hebelgesetzes aufheben.
	Achten auf Kopf und Halswirbelsäule, Schleudertrauma vermeiden.
Patient in sitzender Stellung mit den Beinen (Knien) fixieren.	
Unter den Achseln durchgreifen und einen unverletzten Arm ergreifen.	Auf korrekte Daumenstellung achten (Affengriff).
Oberkörper aufrichten (Knie bleiben gebeugt), Körpergewicht nach hinten verlagern; hierbei wird der Patient auf beide Oberschenkel gezogen.	
Mit kleinen Schritten rückwärts gehend, Patient aus dem Gefahrenbereich bringen.	Dabei auf Hindernisse, Geländegefälle etc. achten.
	Ggf. können die Beine des Patienten übereinandergelegt werden, um den Reibungswiderstand gering zu halten.

1.2 Rautek-Rettungsgriff

- Patient sitzt in einem Fahrzeug.
- Demonstration: am Probanden (sitzend).

Sinnvolles Vorgehen	Beachte
	Wenn möglich: vor Beginn der Rettung elektrische Anlage des Kfz. ausschalten.
Position des RA/RS: seitlich vom Patienten.	Information des Patienten.
	Beim Öffnen der Fahrzeugtür Patienten abstützen, um ein Herausfallen zu verhindern.
Untere Extremitäten des Patienten freimachen (evtl. Sitz zurückschieben).	Prüfen, ob Füße eingeklemmt sind (Pedale).
Sicherheitsgurt lösen.	
Hüftpartie umfassen und Patienten unter gleichzeitigem Wegschieben der Knie herumziehen, bis der Rücken frei wird.	
Unter beiden Achseln durchgreifen und einen unverletzten Arm ergreifen.	Auf korrekte Daumenstellung achten (Affengriff).
Oberkörper aufrichten (Knie bleiben gebeugt), Körpergewicht nach hinten verlagern; hierbei wird der Patient auf beide Oberschenkel gezogen.	Dabei auf Hindernisse, Geländegefälle etc. achten.
Mit kleinen Schritten rückwärts gehend Patient aus dem Gefahrenbereich bringen.	
	Hinweis: Falls diese Aufgabe im Lehrsaal an normalen Stühlen demonstriert werden soll, erzählen Sie, was nicht gezeigt werden kann.

1.3 Abnehmen eines Motorradschutzhelmes

- Patient bewußtlos.
- Demonstration: am Probanden (in Rücken- oder Seitenlage).

Sinnvolles Vorgehen	Beachte
2 Helfer (H 1 und H 2), **H 1: Prüfling.**	Helm muß immer abgenommen werden.
H 1 kniet am Kopfende und faßt mit beiden Händen Helm und Unterkiefer des Patienten (→ achsengerechter Längszug).	Keine Lageveränderung des Kopfes, insbesondere kein Nachvornebeugen!
H 2 befindet sich in Brusthöhe des Patienten und öffnet das Visier, ggf. oberen Verschluß der Jacke öffnen, Brille, Schal etc. entfernen, Öffnen des Kinnriemens bzw. Helmunterteils.	Vor der Prüfung sich mit den verschiedenen Helmverschlüssen vertraut machen.
H 2 greift seitlich mit beiden Händen in den Helm, Daumen vor, die anderen Finger hinter dem Ohr anlegen. (→ Übernahme des achsengerechten Längszuges).	Keine Lageveränderung des Kopfes.
H 1 greift seitlich in den Helm und zieht diesen auseinander. Vorsichtiges Abziehen des Helmes, evtl. leichtes Zurückkippen des Helmes.	
H 2 hält achsengerechten Längszug weiter aufrecht.	Kopf darf beim Abnehmen des Helmes nicht herunterfallen.
H 1 übernimmt nun wieder den Längszug. Hände über den Ohren, Finger gespreizt. Zeigefinger unter dem Kieferwinkel, die anderen Finger im Nacken.	
H 2 überprüft die Vitalfunktionen.	Freimachen der Atemwege durch Vorziehen des Unterkiefers, kein Kopfüberstrecken.
Evtl. Anlegen einer Halsmanschette (s. 7.5).	

2 Lagerung

2.1 Stabile Seitenlage

- Bei bewußtlosen Patienten.
- Demonstration: am Probanden (Rückenlage).

Sinnvolles Vorgehen	Beachte
Position des RA/RS: seitlich vom Patienten (auf dem Fußboden kniend bzw. neben der Patiententrage stehend).	Information des Patienten, auch bei (anscheinend tiefer) Bewußtlosigkeit.
Unterlegen des diesseitigen Armes unter den Körper.	
Beugen des diesseitigen Beins.	Fuß ganz nahe am Gesäß aufstellen.
Herüberlegen des anderen Arms.	
Gleichmäßiges, achsengerechtes Herüberziehen des Patienten.	Gleichzeitig an Schulter und Hüfte fassen.
Überstrecken des Kopfes.	Nach dem Herüberziehen des Patienten: zuerst die Überstreckung des Kopfes durchführen.
Abwinkeln des Arms und Unterlegen der Finger unters Kinn.	Die drei wichtigsten Punkte: Kopf überstreckt? Mund geöffnet? Mund tiefster Punkt?

2.2 Schocklagerung

- Bei Patienten im Volumenmangelschock.
- Demonstration: am Probanden (Rückenlage).

Sinnvolles Vorgehen	Beachte
Position des RA/RS: seitlich vom Patienten.	Information des Patienten.
Anheben beider Beine um ca. 60°.	
Auf der Trage: 10°–15° Kopftieflage durch Unterlegen eines 20–30 cm hohen Gegenstands unter das Fußende der Trage oder durch Verstellen des Tragentisches.	
	Beim bewußtlosen Patienten: Schocklagerung und stabile Seitenlage kombinieren.
	Vorsicht bei zusätzlicher Atemstörung: durch Druck der Eingeweide auf das Zwerchfell Behinderung der Einatmung.

2.3 Lagerung beim kardiogenen Schock

- Beim Patienten (z.B.) mit schwerem Myokardinfarkt.
- Demonstration: am Probanden (Rückenlage).

Sinnvolles Vorgehen	Beachte
Position des RA/RS: seitlich vom Patienten.	Information des Patienten.
Halbsitzende Position des Patienten (z.B. Kissen unterlegen).	
Auf der Trage:	
Anheben des Kopfteiles (25°–30°),	Bewußtseinslage (Gehirndurchblutung) beobachten.
flache Position der Beine.	

2.4 Lagerung beim Lungenödem

- Bei Patienten mit akuter Linksherzinsuffizienz.
- Demonstration: am Probanden (Rückenlage).

Sinnvolles Vorgehen	Beachte
Position des RA/RS: seitlich vom Patienten.	Information des Patienten.
Aufrichten des Oberkörpers (80°-90°).	
Unterpolsterung (z. B. Kissen).	
Auf der Trage: Kopfteil maximal anheben.	
Beine herunterhängen lassen oder auf dem Tragentisch Beintiefstellung durchführen.	Vorsicht: Durch Verminderung des venösen Rückflusses ggf. Minderdurchblutung des Gehirns.

3 Freimachen der Atemwege

3.1 Überstrecken des Kopfes

- Bei bewußtlosen Patienten mit zurücksinkender Zunge.
- Demonstration: am Probanden oder am Phantom.

Sinnvolles Vorgehen	Beachte
Position des RA/RS: seitlich vom Patienten.	
Eine Hand an der Stirn-Haar-Grenze, zweite Hand am Kinn des Patienten.	
Gefühlvolles Überstrecken des Kopfes.	
Anheben des Unterkiefers.	
	Bei Patienten mit (Verdacht auf) Halswirbelverletzung, z. B. bewußtloser Autoinsasse nach Verkehrsunfall, sollte das Freimachen der Atemwege vor allem durch Anheben und Vorziehen des Unterkiefers erfolgen, wobei ein kontinuierlicher Zug am Kopf in Längsachse des Patienten oder ein sicheres Fixieren mit einer Halsmanschette erforderlich ist, um (zusätzliche) Schäden am Rückenmark zu vermeiden.

Freimachen der Atemwege

3.2 Esmarch-Handgriff

- Bei bewußtseinsgestörten Patienten zum Öffnen des Munds.
- Demonstration: am Probanden oder am Phantom.

Sinnvolles Vorgehen	Beachte
Position des RA/RS a: seitlich vom Patienten, ihm zugewandt.	Information des Patienten.
Finger beider Hände am Kieferwinkel.	
Beide Daumen in Kinnähe auf den Unterkiefer.	
Position des RA/RS b: am Kopf des Patienten.	
Finger beider Hände in Kinnhöhe.	
Beide Daumen am Kieferwinkel.	
Öffnen des Mundes.	
Evtl. Säubern der Mundhöhle (auswischen, absaugen).	Zum Eigenschutz der Finger vor Bißverletzungen: während des Ausräumens des Mund-Rachen-Raums immer die Wangenschleimhaut von außen mit einem Finger zwischen die Zähne drücken.

3.3 Absaugen

- Zur Entfernung von Schleim, Blut etc. aus den oberen Atemwegen.
- Demonstration: am Phantom.

Sinnvolles Vorgehen	Beachte
Position des RA/RS: seitlich oder am Kopfende des Patienten.	Information des Patienten.
oraler Zugang:	
Abmessen des Katheters.	Empfohlene Einführlänge = Abstand Mundwinkel – Ohrläppchen.
Öffnen des Mundes.	
Einführen ohne Sog.	Einführen des Katheters niemals unter Sog: Festsaugen des Katheters und Verletzung der Schleimhaut – Blutung.
Langsames Zurückziehen unter Sog.	
Ggf. wiederholen.	
nasaler Zugang:	
	Vorsicht: Auslösen von Nasenbluten vermeiden.
Abmessen des Katheters.	Empfohlene Einführlänge = Abstand Nasenspitze – Ohrläppchen.
Anheben der Nasenspitze.	
Vorschieben parallel zur Schädelbasis ohne Sog.	Im Gegensatz zur allgemeinen Annahme verlaufen die Nasengänge (hier wichtig: der untere Nasengang) nicht in gleicher Richtung wie der Nasenrücken, sondern von der Nasenöffnung senkrecht nach hinten. Läßt sich der Katheter nicht zwanglos durch das Nasenloch einführen, evtl. Versuch am anderen Nasenloch. Eine schiefe Nasenscheidewand (häufig) führt zu verschieden großen Nasengängen.
Langsames Zurückziehen unter Sog.	
Ggf. wiederholen.	

3.4 Bronchialtoilette

- Zur Entfernung von Schleim etc. aus den unteren Atemwegen (bei endotracheal intubierten Patienten).
- Demonstration: am Phantom.

Sinnvolles Vorgehen	Beachte
Position des RA/RS: seitlich oder am Kopfende des Patienten.	Information des Patienten.
	Steril arbeiten!
Material vorbereiten.	Helfer einsetzen.
- Absauggerät - zwei sterile Absaugkatheter - sterile Einmalhandschuhe.	
Patient mit 100% Sauerstoff hyperventilieren.	
Lagerung des Patientenkopfes.	Durch Seitwärtsdrehen des Kopfes wird versucht, den Katheter in den Hauptbronchus der Gegenseite zu dirigieren.
Rechte Hand: steriler Handschuh.	
Sterile Entnahme des Absaugkatheters, mit dem unsterilen Y-Stück des Absaugschlauches verbinden.	
Dekonnektieren des Beatmungsbeutels vom Tubus mit linker Hand.	Nicht am Tubus ziehen.
Einführen des Absaugkatheters ohne Sog.	Nicht herumstochern: Pendelbewegungen sind zu unterlassen: Schädigung des Flimmerepithels.
Langsames Herausziehen des Absaugkatheters unter Sog und drehenden Bewegungen.	
Beatmungsbeutel wieder anschließen und beatmen (100% Sauerstoff).	Hierbei den größtmöglichen Sauerstofffluß (z.B. 10–15 l/min) einstellen.
	Zur Vermeidung eines Sauerstoffmangels zwischen zwei Absaugvorgängen mindestens 1 min mit 100% Sauerstoff beatmen.
Bei Bedarf evtl. nochmals absaugen.	
	Hinweis: Auf (zunehmende) Zyanose achten, ggf. abbrechen.
	Am Monitor-EKG auf Tachykardie oder Bradykardie achten, ggf. abbrechen.

3.5 Bronchiallavage

- Nach Aspiration von Mageninhalt.
- Nur auf Anweisung des Notarztes.
- Demonstration: am Phantom.

Sinnvolles Vorgehen	Beachte
Position des RA/RS: am Kopf des Patienten.	Information des Patienten.
	Steril arbeiten!
Patient mit 100% Sauerstoff beatmen.	
Schnelles Einspritzen von 5-10 ml NaCl 0,9% in den Tubus.	Helfer einsetzen.
Mehrmals schnell und kräftig beatmen (überblähen).	
Kopf des Patienten zur Seite drehen, Absaugen der Trachea und eines Hauptbronchus.	Durch Drehen des Kopfes wird versucht, den Katheter in den Hauptbronchus der Gegenseite zu dirigieren.
Ca. 60 s beatmen (100% Sauerstoff).	
Nochmaliges Einspritzen von 5-10 ml NaCl 0,9%.	
Mehrmals schnell und kräftig beatmen (überblähen).	
Kopf zur anderen Seite drehen, absaugen der Trachea und des anderen Hauptbronchus.	
Fortsetzen der Beatmung mit 100% Sauerstoff.	
	Vor, zwischen und nach dem Absaugen muß zur Vermeidung einer Hypoxie stets mit 100% Sauerstoff beatmet werden.
Ggf. nach einigen Minuten wiederholen.	
Sauerstoffkonzentration den Notwendigkeiten wieder anpassen.	
	Hinweis: Patienten mit Aspiration sollten im Bereich der Notfallmedizin mit 100% Sauerstoff und PEEP (ca. 5 cm H_2O ≙ 0,49 kPa) beatmet werden.

3.6 Heimlich-Handgriff

- Zur Entfernung von großen, die Atemwege verlegenden Fremdkörpern (Bolusgeschehen).
- Demonstration: am Probanden (sitzend oder stehend).

Sinnvolles Vorgehen	Beachte
	Bolusgeschehen muß gesichert sein, da die Gefahr von Organverletzungen (insbesondere Milz- und Leberrupturen) durch Anwendung des Heimlich-Handgriffs sehr groß ist.
Position des RA/RS: hinter dem sitzenden oder stehenden Patienten.	Information des Patienten.
Umfassen des Patienten von hinten.	
Beide Hände auf den Oberbauch des Patienten zwischen Bauchnabel und Rippenbogen auflegen.	
Kräftige Druckstöße in Richtung Zwerchfell mehrfach hintereinander ausführen.	
	Hinweis: Wegen des hohen Risikos dieser Maßnahmen sollte sie in seltenen Ausnahmesituationen angewendet werden, und zwar nur dann, wenn die Entfernung eines Fremdkörpers aus den oberen Atemwegen durch festes Klopfen zwischen den Schulterblättern und/oder Versuch, diesen mit den Fingern oder Hilfsmittel (z.B. Magill-Zange) zu fassen, nicht gelingt.

4 Freihalten der Atemwege

4.1 Einlegen eines Guedel-Tubus

- Zum Freihalten der Atemwege beim bewußtlosen Patienten mit Spontanatmung bzw. zur Erleichterung einer assistierten bzw. kontrollierten Masken-Beutel-Beatmung.
- Zur Sicherung eines Endotrachealtubus (Beißschutz) nach endotrachealer Intubation.
- Demonstration: am Phantom.

Sinnvolles Vorgehen	Beachte
Auswählen der richtigen Tubusgröße.	Geeignet sind im allgemeinen folgende Größen: Frühgeborene: Größe 000 Säuglinge: Größe 00 Kleinkinder: Größe 0 Kinder: Größe 1 Jugendliche: Größe 2 Frauen: Größe 3 Männer: Größe 4 Große Erwachsene: Größe 5
Position des RA/RS: am Kopf des Patienten.	Information des Patienten.
Öffnen des Mundes z. B. mittels Esmarch-Handgriff.	
Einführen des Tubus in die Mundhöhle mit der Rachenöffnung nach oben.	
Etwa nach Einführen der Hälfte Drehung um 180° (Öffnung nach unten).	
Vorschieben bis Gummiplatte den Lippen aufliegt.	Gefahr: Auslösen von Würgereizen bei oberflächlicher Bewußtlosigkeit. Bei zu großem Guedel-Tubus: Druck auf Kehldeckel → Verlegung der Atemwege. Bei zu kleinem Guedel-Tubus: Aufliegen der Tubusöffnung auf der Zunge und Druck des Zungengrundes gegen die

Freihalten der Atemwege

Fortsetzung 4.1 Einlegen eines Guedel-Tubus

Sinnvolles Vorgehen	Beachte
Überprüfung des Atemgeräusches und des Atemstoßes.	Rachenhinterwand → Verlegung der Atemwege.
	Bei oral intubierten Patienten ist der Guedel-Tubus besonders geeignet, einerseits ein Zubeißen des Patienten mit Verlegung des Tubuslumens zu verhindern und eventuell das Entweichen von Luft aus dem Magen (Magenblähung nach Maskenbeatmung) zu erleichtern.

4.2 Einlegen eines Wendl-Tubus

- Zum Freihalten der Atemwege beim bewußtlosen Patienten mit Spontanatmung bzw. zur Erleichterung einer assistierten bzw. kontrollierten Masken-Beutel-Beatmung.
- Demonstration: am Phantom.

Sinnvolles Vorgehen	Beachte
Auswählen der richtigen Tubusgröße.	Geeignet sind im allgemeinen folgende Größen: Kinder: Größe 20–24 Erwachsene: Größe 28–32 Entscheidend ist jeweils die individuelle Weite der Nasengänge.
Position des RA/RS: am Kopf des Patienten.	Information des Patienten.
Tubus mit Lokalanästhetikumgel bestreichen.	
Anheben der Nasenspitze. Beim Einführen soll die vordere Tubusöffnung von der Nasenscheidewand wegweisen.	
Vorsichtiges Vorschieben in den unteren Nasengang entlang der Schädelbasis unter ständigem „tastendem" Drehen zwischen den Fingern.	
Überprüfen des Atemgeräusches und des Atemstoßes.	Die Gefahr des Auslösens von Würgereflexen ist geringer als beim Guedel-Tubus. Gefahr: Verletzung der Nasenschleimhaut mit nachfolgender Blutung.

4.3 Assistenz bei der endotrachealen Intubation

– Demonstration: am Phantom, mit „Notarzt".

Sinnvolles Vorgehen	Beachte
Vorbereitung und Überprüfen der Instrumente: Laryngoskop, Blockerspritze, Blockerklemme, geeigneter Tubus.	Laryngoskop funktionstüchtig? Tubus steril verpackt? Tubusmanschette in Ordnung? Richtwerte für richtige Tubusgröße:

	Innendurchmesser [mm]	Außendurchmesser [Charr]
Frühgeborene	2,5	12
Neugeborene	3,0	14
6 Monate	3,5	16
12 Monate	4,0	18
(Klein)Kinder = Alter + 18 = Tubusgröße [Charr.]		
Frauen	7,0	30–34
Männer	8,5–9,0	36–38

Hinweis: Im Rettungsdienst wird man mit einer beschränkten Auswahl an Endotrachealtuben (z. B. Charr. 12, 16, 20, 24, 28, 32, 36) im allgemeinen auskommen können.

Sinnvolles Vorgehen	Beachte
Position des RA/RS: seitlich vom Patienten.	Helfer „Notarzt" einsetzen.
Anreichen des Laryngoskopgriffs in die linke Hand des Intubierenden.	Spatel in Richtung zum Patienten.
Anreichen des Tubus in die rechte Hand des Intubierenden.	
Anreichen des Beatmungsbeutels (ohne Maske).	
Blocken des Tubus.	
Injektion von Luft in Tubusmanschette bis glucksendes Geräusch bei Beatmung (Luftaustritt aus noch nicht völlig geblockter Trachea) verschwindet.	Luftmenge zum Blocken ist individuell verschieden.
Lagekontrolle durch Auskultation beider Lungen.	Ggf. wieder entblocken und Lage korrigieren.
Einlegen eines Guedel-Tubus.	Siehe 4.1.

Freihalten der Atemwege 239

Fortsetzung 4.3 Assistenz bei der endotrachealen Intubation

Sinnvolles Vorgehen	Beachte
Fixation des Tubus (z. B. mit Pflasterstreifen).	Während Fixation auf konstante, korrekte Tubuslage achten: *nicht* herausziehen, *nicht* vorschieben.
Abschließend nochmals Lagekontrolle durch Auskultation beider Lungen.	Faustregel: Bei Erwachsenen sollte die Markierung 22 am Tubus (Abstand von der Tubusspitze in cm) im Mundwinkel gerade sichtbar sein.

4.4 Durchführung der endotrachealen Intubation

– Demonstration: am Phantom, mit „Rettungssanitäter".

Sinnvolles Vorgehen	Beachte
	Grundsätzlich gibt es nur wenige Indikationen für eine endotracheale Intubation durch Rettungssanitäter, z. B. Unmöglichkeit einer Masken-Beutel-Beatmung.
Vorbereiten und Überprüfen der Instrumente: Laryngoskop, Blockerspritze, Blockerklemme, geeigneter Tubus.	Siehe 4.3.
Position des RA/RS: am Kopfende des Patienten	Information des Patienten.
Patienten auf Rücken lagern.	Helfer (zweiter RS) einsetzen.
Kopf leicht überstrecken.	Häufig lassen sich Intubationsschwierigkeiten auf eine nicht optimale Lagerung zurückführen.
Unterpolstern des Kopfes (ca. 10 cm).	Grundsätzlich sollte eine ausreichende Oxygenierung mit einem Masken-Beutel-System vorausgehen (maximale Sauerstoffzufuhr).
Öffnen des Munds mit der rechten Hand.	Gegebenenfalls Mundhöhle absaugen und Fremdkörper entfernen (Zahnprothese).
Linke Hand führt Laryngoskop im rechten Mundwinkel ein.	
Zunge wird aufgeladen, angehoben und etwas nach links verdrängt.	

Fortsetzung 4.4 Durchführung der endotrachealen Intubation

Sinnvolles Vorgehen	Beachte
Spatelspitze wird bis zum Zungengrund und Epiglottis vorgeschoben.	
Zunge und Unterkiefer durch leichten Zug anheben.	Die Intubation ist ohne Gewalt und Hebelbewegung auszuführen, Schneidezähne des Patienten schonen.
Stimmritze wird sichtbar.	
Geprüften Endotrachealtubus erst unmittelbar vor Intubation aus steriler Verpackung entnehmen.	
Tubus vorsichtig vom rechten Mundwinkel aus unter Sicht zwischen den Stimmbändern hindurch in die Luftröhre vorschieben.	
	Der Versuch, den Tubus blind in die Luftröhre einzuführen, schlägt fast immer fehl und sollte unbedingt unterbleiben. Durch Abgleiten des Tubus in die Speiseröhre: verlängerte Hypoxiezeit und Magenblähung mit Aspirationsgefahr.
Blocken des Tubus, Lagekontrolle, Fixation etc.	Siehe 4.3.

4.5 Extubation

- Wenn eine primär notwendige Intubation durch Besserung des Zustandes des Patienten rückgängig zu machen ist.
- Demonstration: am Phantom.

Sinnvolles Vorgehen	Beachte
Position des RA/RS: am Kopf des Patienten.	Information des Patienten.
Material bereitlegen: - sterile Handschuhe, - zwei Absaugkatheter.	
Material für eine erneute Intubation bereithalten, falls Eigenatmung gefährdet, nicht ausreichend ist oder ein Laryngospasmus einsetzt.	
Gründliches Absaugen des Mund-(Nasen)-Rachen-Raums mit erstem Katheter.	

Fortsetzung 4.5 Extubation

Sinnvolles Vorgehen	Beachte
Tubusbefestigung lösen.	
Absaugen der Trachea über den Endotrachealtubus mit zweitem Katheter.	
Lösen der Blockung.	
Endotrachealtubus in der Exspirationsphase unter kontinuierlicher Absaugung herausziehen.	
Guedel-Tubus entfernen.	
Lagerung des Patienten mit erhöhtem Oberkörper.	
O_2-Nasensonde bzw. -Maske.	

5 Beatmung

5.1 Atemspende bei Erwachsenen

- Nach Feststellung einer schweren Hypoventilation oder eines Atemstillstands und Fehlen von Hilfsmitteln.
- Demonstration: am Phantom.

Sinnvolles Vorgehen	Beachte
Position: seitlich vom Patienten.	
Überprüfen der Atmung.	Zyanose? Blässe? Atemgeräusche? Atembewegungen? Atemstoß?
Rückenlagerung des Patienten.	
Freimachen der Atemwege.	Kopf überstrecken, entfernen von Fremdkörpern, Zahnprothesen etc.
Kontrolle: Atemstillstand bzw. Hypoventilation andauernd?	Indikation zur Beatmung bei jedem Patienten, der nach Freimachen der Atemwege keine (ausreichende) Spontanatmung besitzt.
	Korrektes Überstrecken des Kopfes: eine Hand am Haaransatz, andere Hand am Kinn, Nachvorneziehen des Unterkiefers.
Zweimal langsam beatmen.	Mund-zu-Nase-Beatmung ist der Mund-zu-Mund-Beatmung vorzuziehen (bessere Abdichtung, sicheres Freihalten der Atemwege, Vermeidung von Beatmungsdruckspitzen etc.)
	Ausatmung abwarten.
	Ausreichendes Beatmungsvolumen (Thorax hebt sich deutlich, Zyanose rückläufig?).

Fortsetzung 5.1 Atemspende bei Erwachsenen

Sinnvolles Vorgehen	Beachte
	Atemfrequenz einhalten (10–16/min).
	In den Beatmungspausen Kopf zur Brustkorbseite drehen:
	Absinken des Thorax?
	Hörbares Ausströmen von Luft aus Mund und Nase?
	Einatmen von „frischer" Luft.
Überprüfen: Karotispuls.	
Ggf. Herzdruckmassage (s. 6.11).	
Atemspende fortsetzen.	

5.2 Atemspende bei Neugeborenen und Kindern

- Nach Feststellung einer Ateminsuffizienz oder eines Atemstillstandes und Fehlen von Hilfsmitteln.
- Demonstration: am Babyphantom.

Sinnvolles Vorgehen	Beachte
Position des RA/RS: seitlich vom Neugeborenen oder Kind. Überprüfung der Atmung.	Zyanose? Blässe? Atemgeräusche? Atembewegungen? Atemstoß?
Rückenlagerung.	Flach (auf dem Tisch), Helfer am Kopfende oder auf dem Unterarm des Helfers.
Freimachen der Atemwege. Kontrolle: Atemstillstand andauernd? Zweimal beatmen.	Kopf nicht zu weit überstrecken, sonst Verlegung der Atemwege (kindliche Anatomie!). Mund-zu-Mund/Nase-Beatmung. Nicht zu große Beatmungsvolumina. Beatmungsfrequenz einhalten (s. auch 5.4). Während der Beatmung können die Finger einer Hand locker auf dem Thorax liegen und das Heben des Brustkorbs fühlen.
Überprüfen: Puls an der Oberarmschlagader (oder Karotispuls). Ggf. Herzdruckmassage (s. 6.11). Atemspende fortsetzen.	Während beim Erwachsenen ein Atemstillstand meist erst sekundär bei einer kardiozirkulatorischen Störung (Herzrhythmusstörung, Herzinsuffizienz etc.) auftritt, ist insbesondere bei Neugeborenen und bei Kindern ein primärer Atemstillstand (Unreife des Atemzentrums, Verlegung der Atemwege) viel häufiger.

5.3 Masken-Beutel-Beatmung: Erwachsene

- Zur Überbrückung einer Ateminsuffizienz bzw. eines Atemstillstands
- Demonstration: am Phantom.

Sinnvolles Vorgehen	Beachte
Position des RA/RS: am Kopfende des Patienten.	
Material bereitlegen: - Beatmungsbeutel - geeignete Maske - Sauerstoffzufuhr - ggf. Guedel- bzw. Wendl-Tubus.	Beatmungsbeutel, Ventile funktionsfähig? Maske in Ordnung? Wulst? Sauerstoff an Beatmungsbeutel anschließen, bei Reanimation möglichst 100% Sauerstoffkonzentration (größtmöglichen Sauerstoffluß, z. B. 10–15 l/min und Reservoirbeutel).
Überprüfen der Atmung.	Zyanose? Blässe? Atemgeräusche? Atembewegungen? Atemstoß?
Rückenlagerung des Patienten.	
Freimachen der Atemwege.	Entfernen von Fremdkörpern, Zahnprothesen etc.
Kontrolle: Ateminsuffizienz andauernd?	
Zweimal langsam beatmen.	Aufsetzen der Maske: von der Nasenwurzel zum Kinn. Korrektur C-Griff. Ausreichendes Beatmungsvolumen entsprechend dem Körpergewicht (ca. 120 ml/kg KG und min).

(Richtwerte:)	Beatmungsfrequenz [pro min]	Atemzugvolumen [ml]
Jugendliche	16–20	300–500
Erwachsene	10–16	500–1000

	Beatmungsdruck nicht über 15 cm H_2O (1,47 kPa) ansteigen lassen, sonst Eindringen von Luft in Speiseröhre und Magen. Blähung des Magens – Aspirationsgefahr und Zwerchfellverdrängung nach oben mit Atembehinderung.
Karotispulskontrolle.	
Ggf. Herzdruckmassage (s. 6.11).	
Beatmung fortsetzen	Jeweils Ausatmung abwarten.

5.4 Masken-Beutel-Beatmung: Neugeborene und Kinder

- Zur Überbrückung einer Ateminsuffizienz bzw. eines Atemstillstands.
- Demonstration: am Babyphantom.

Sinnvolles Vorgehen	Beachte
Position des RA/RS: am Kopfende des Patienten	
Material bereitlegen: - Kinderbeatmungsbeutel - geeignete Maske - Sauerstoffzufuhr. Ggf. Guedel- bzw. Wendl-Tubus	Beatmungsbeutel, Ventile funktionsfähig? Maske richtige Größe? Wulst?
	Sauerstoff an Beatmungsbeutel anschließen, bei Reanimation möglichst 100% Sauerstoffkonzentration (Sauerstofffluß ca. 4 l/min und Reservoirschlauch).
Überprüfen der Atmung.	Zyanose? Blässe? Atemgeräusche? Atembewegungen? Atemstoß?
Rückenlagerung.	Schulter-Nacken-Polster.
Freimachen der Atemwege.	Kopf nicht zu weit überstrecken, sonst Verlegung der Atemwege (kindliche Anatomie!).
Kontrolle: Ateminsuffizienz andauernd?	
Zweimal langsam beatmen.	Aufsetzen der Maske von der Nasenwurzel zum Kinn. Korrekter C-Griff.

(Richtwerte:)	Beatmungsfrequenz [pro min]	Atemzugvolumen [ml]
Früh- Neugeborene	40–60	20– 35 ml
Kleinkinder	25–30	100–200 ml
Schulkinder	20–25	300–400 ml

Überprüfen: Puls an der Oberarmschlagader (oder Karotispuls). Ggf. Herzdruckmassage (s. 6.12). Beatmung fortsetzen.	

5.5 Beatmung mit Narkosekreisteil

- Zur optimalen Beatmung mit Sauerstoffkonzentrationen bis 100%.
- Demonstration: am Narkosegerät und Phantom.

Sinnvolles Vorgehen	Beachte
Überprüfen des Narkosekreisteils.	Vollständiger, richtiger Zusammenbau, Gaszufuhr, Dichtigkeit, Ventilfunktion?
Einstellen des maximalen Beatmungsdrucks am Ausatemventil.	Einstellhebel am Überdruckventil muß nach oben zeigen = halbgeschlossenes System. Bei Maskenbeatmung Beatmungsdruck nicht über 15 cm H_2O (1,47 kPa) ansteigen lassen, sonst Eindringen von Luft in Speiseröhre und Magen: Blähung des Magens - Aspirationsgefahr. Bei Beatmung über Endotrachealtubus können ggf. höhere Drucke erreicht werden.
Einstellen der O_2-Zufuhr am Meßröhrenblock.	Zwischen 2 und 4 l/min, je nach Situation (Narkose, Reanimation, Beatmung während eines Sekundärtransports, etc.).
Ggf. Zumischen von Lachgas.	Zum Beispiel im Verhältnis $O_2 : N_2O = 1 : 2$ (entspricht 33% Sauerstoffkonzentration).
Anschluß des Y-Stücks an Maske oder Tubus.	
Beatmung durch Kompression des Beatmungsbeutels.	Bei ruckartiger Kompression des Beatmungsbeutels können kurzzeitig höhere Drucke erreicht werden, als am Überdruckventil eingestellt sind - Magenblähung bei Maskenbeatmung, Gefahr einer Lungenverletzung bei Beatmung über Endotrachealtubus.
Beobachten des Beatmungsdruckmessers bei der Beatmung.	
Überwachung des Beatmungsvolumens mit dem Volumeter.	Sowohl kontinuierliche Messung des ausgeatmeten Atemzugvolumens (rechter Druckknopf am Volumeter) als auch des Atemminutenvolumens (linker Druckknopf) ist möglich. Richtwerte s. 5.3 und 5.4.

5.6 Beatmung mit Respirator (hier Oxylog)

- Patient intubiert.
- Kontrollierte Beatmung.
- Demonstration: am Gerät.

Sinnvolles Vorgehen	Beachte			
Betriebsbereitschaft bei jedem Dienstbeginn überprüfen (s. 9.4): - Sauerstoffvorrat ausreichend? - Flaschenventil offenlassen - Betriebsbereitschaft vorhanden?				
Atemfrequenz und Atemminutenvolumen (AMV) patientenspezifisch einstellen				
	(Richtwerte:)	Beatmungs- frequenz [pro/min]	Atem- minuten- volumen [l/min]	Bereich
	Kleinkinder 5–20 kg KG	28–35	2–3,5	grün
	Kinder 20–40 kg KG	18–28	3,5–7	blau
	Erwachsene ab 40 kg KG	10–18	7–20	braun
Je nach Erfordernissen des Patienten „Air Mix" oder „No Air Mix" einstellen.	Einstellung „Air Mix": AMV < 7 l/min → O_2-Konz. ca. 80% AMV > 7 l/min → O_2-Konz. ca. 50% Einstellung „No Air Mix": O_2-Konzentration ca. 100%			
Gerät einschalten.				
Beatmungsventil mit Tubus konnektieren.				
Erfolgskontrolle: - Beatmungsdruck > 20 mbar? - Seitengleiche, regelmäßige Thoraxexkursionen? - Auskultation: beidseitig gut belüftet?				

6 Maßnahmen bei Herz-Kreislauf-Störungen

6.1 Blutstillungsmaßnahmen

- Bei starker Blutung an Kopf, Rumpf und/oder Extremitäten.
- Demonstration: am Probanden (mit Wundattrappe).

Sinnvolles Vorgehen	Beachte
Position des RA/RS: z. B. seitlich vom Patienten.	Information des Patienten.
Patienten flach hinlegen (lassen).	
Gegebenenfalls Hochhalten bzw. Hochlagerung der Extremität.	Günstig bei Weichteilverletzungen, nicht bei Frakturen der Extremitäten.
Abdrücken der zuführenden Arterie.	Arm: am Oberarm A. brachialis; Bein: in der Leistenbeuge A. femoralis.
Druckverband: Beginn mit normalem Bindenverband, Aufsetzen eines Druckpolsters, Umwickeln mit leichtem Zug (bis zu drei Druckpolster übereinander) in „Achtertouren".	
	Durch Anlegen eines Druckverbands darf keine venöse Stauung entstehen, sonst verstärkte Blutung durch behinderten venösen Abfluß bei erhaltenem arteriellen Blutzustrom.
Abbinden: Nur in Ausnahmefällen! Wenn notwendig, dann mit Blutdruckmanschette oder evtl. mit Dreiecktuchkrawatte.	Abbinden nur in folgenden absoluten Ausnahmefällen: (wenn vorübergehendes Abdrücken der Arterie ohne Erfolg): 1. wenn mindestens drei einwandfreie Druckverbände ohne Erfolg; 2. bei großflächigen, stark blutenden Wunden; 3. bei stark blutender Fremdkörperverletzung;

Fortsetzung 6.1 Blutstillungsmaßnahmen

Sinnvolles Vorgehen	Beachte
	4. bei Abriß/Teilabriß einer Extremität; 5. bei offenem, stark blutendem Knochenbruch. Öffnen der Abbindung erst im Krankenhaus.
In den Fällen, in denen weder Druckverband noch Abbinden möglich sind – Aufpressen von sterilen Kompressen.	

6.2 Unblutiger Aderlaß

– Zur Verminderung des venösen Blutrückstroms zum Herzen beim Lungenödem.
– Demonstration: am Probanden.

Sinnvolles Vorgehen	Beachte
Position des RA/RS: jeweils seitlich vom Patienten.	Information des Patienten.
Halbsitzende Lagerung.	
Anlegen von Blutdruckmanschetten an beiden Armen und Beinen.	Keine Abbindung erzeugen.
Jeweils drei Extremitäten gleichzeitig stauen.	
Alle 10 min Wechsel im Uhrzeigersinn.	
	Bei bestehender Stauung keine Medikamente in den venösen Zugang an dieser Extremität spritzen

6.3 Punktion peripherer Venen

- Zur Schaffung eines Zugangs zum Gefäßsystem.
- Demonstration: am Phantomarm.

Sinnvolles Vorgehen	Beachte
Position des RA/RS: seitlich vom Patienten.	Information des Patienten. Steril arbeiten.
vorbereiten des Materials: - Blutdruckmanschette oder Staubinde - Desinfektionsspray - Tupfer, - Venenverweilkanüle, - Pflasterstreifen, - Vorbereitete Infusion.	
Auswahl einer geeigneten Vene.	Zur Schonung der großen, rumpfnahen Gefäße sollte immer so herzfern wie möglich punktiert werden, z. B. an Handrücken und Unterarm
Darstellen der Vene durch leichtes Beklopfen (und „Faust machen lassen").	
Desinfektion der Punktionsstelle.	
Spannen der Haut.	
Durchstechen der Haut unmittelbar neben der Vene.	
Punktion der Vene; sobald Blut austritt, Stahlmandrin zurückziehen und Plastikhohlnadel vorschieben.	Nach Punktion schlecht gefüllter Venen kann die Plastikhohlnadel, wenn sie sicher im Gefäß liegt, oft erfolgreich unter laufender Infusion vorgeschoben werden.
Stauung lösen.	
Ertasten des Hohlnadelendes, kurze Kompression der Vene zur unblutigen Entfernung des Stahlmandrins, Anschluß der Infusionsleitung.	
Fixieren der Plastikhohlnadel mit Pflasterstreifen.	

6.4 Assistenz bei der Punktion zentraler Venen
(V. subclavia, V. jugularis)

- Zum Einführen eines Katheters in die obere Hohlvene.
- Vorgehen: z.T. abhängig von der Art des verwendeten Katheters.
  - Hohlnadeltechnik
  - Seldinger Technik
- Demonstration: am Phantom, mit Hilfsmitteln und „Notarzt".

Sinnvolles Vorgehen	Beachte
Vorbereiten des Materials: - Desinfektionsspray, - Venenkatheter, - 10 ml-Spritze mit NaCl 0,9%, - vorbereitete Infusion, - sterile Kompressen, - sterile Handschuhe, - Pflaster. Kopftieflagerung des Patienten.	Information des Patienten. Steril arbeiten.
	Vorsicht bei Patienten mit Herzerkrankungen, die eine solche Lagerung oft schlecht tolerieren.
Desinfektion der Einstichstelle. Punktion der zentralen Vene.	
	Vorsicht bei Patienten mit Herzschrittmacher: Risiko der Verletzung der Schrittmachersonde bzw. Gefahr der Knotenbildung von Schrittmachersonde und Venenkatheter. (Ggf. Notarzt auf Schrittmacher hinweisen.)
Anreichen der 10-ml-Spritze. Anreichen des Hohlvenenkatheters. Anschluß der Infusion. Fixieren des Hohlvenenkatheters.	Zur Vermeidung einer Luftembolie, insbesondere bei Patienten im Volumenmangelschock (niedriger zentraler Venendruck) darf die Infusion niemals leerlaufen!

Maßnahmen bei Herz-Kreislauf-Störungen

6.5 Vorbereiten einer Infusion „Plastikbeutel"

- Zur Durchführung einer Infusion mit Volumenersatzmitteln.
- Zur kontinuierlichen Zufuhr von Medikamenten (Trägerlösung).
- Zum Offenhalten eines Venenzugangs.
- Demonstration der Hilfsmittel: Infusionsbeutel, Infusionssystem.

Sinnvolles Vorgehen	Beachte
Überprüfen von Beutel und Lösung auf Verwendbarkeit.	Einwandfreie Identifizierung, klare Lösung, Beutel unversehrt, Verfallsdatum nicht erreicht?
Infusionssystem ohne Belüftung bereitlegen.	
Schutzkappe entfernen.	Steril arbeiten.
Gegebenenfalls Medikamente der Trägerlösung durch (steriles) Injizieren durch den Verschlußstopfen beifügen.	Bei Medikamentenzugabe Beutel beschriften.
Rollenklemme des Infusionsbestecks schließen, Schutzkappe des Einstichteils entfernen.	
	Hinweis: Medikamente nie durch die Wand einer Plastikflasche oder eines Plastikbeutels einspritzen (Sterilität, Dichtigkeit nicht mehr gegeben!).
Infusionsbesteck unter Drehung einstechen.	
Beutel aufhängen, Tropfkammer zur Hälfte füllen.	
Rollenklemme kurz öffnen und Infusionsschlauch entlüften.	Korrektes, vollständiges Entlüften des Systems.
Infusion anschließen.	Beim Anschließen an die Venenverweilkanüle steril vorgehen (Schutzkappe des Anschlußstückes erst vor Anschließen entfernen, Spitze nicht berühren).
Rollenklemme öffnen. Gewünschte Tropfenzahl einstellen.	
Druckinfusion: - Infusionsbeutel in Druckinfusionsbeutel stecken (ggf. Blutdruckmanschette verwenden). - Druck aufbauen.	

6.6 Vorbereiten einer Infusion „Glasflasche"

- Zur Durchführung einer Infusion, Volumenersatz.
- Zur kontinuierlichen Zufuhr von Medikamenten (Trägerlösung).
- Zum Offenhalten eines Venenzugangs.
- Demonstration der Hilfsmittel: Infusionsflasche, Infusionssystem.

Sinnvolles Vorgehen	Beachte
Überprüfen von Flasche und Lösung auf Verwendbarkeit.	Einwandfreie Identifizierung, klare Lösung, Flasche unversehrt, Verfallsdatum nicht erreicht?
Infusionssystem mit Belüftung bereitlegen.	
Schutzkappe entfernen, Einstichstelle der Flasche desinfizieren.	Steril arbeiten.
Ggf. Medikamente der Trägerlösung durch (steriles) Injizieren durch den Verschlußstopfen beifügen.	
Rollenklemme des Infusionsbestecks schließen, Schutzkappe des Einstechteils entfernen.	
Infusionsbesteck unter Drehung einstechen.	
Flasche aufhängen, Tropfkammer zur Hälfte füllen.	Belüftungsteil muß geöffnet sein, ggf. kleinen Verschlußstopfen aus Belüftungsventil am Einstechteil öffnen.
Rollenklemme kurz öffnen und Infusionsschlauch entlüften.	Korrektes, vollständiges Entlüften des Systems.
Infusion anschließen.	Beim Anschließen an die Venenkanüle steril vorgehen (Schutzkappe des Anschlußstückes erst vor Anschließen entfernen, Spitze nicht berühren).
Rollenklemme öffnen. Belüftung öffnen.	

6.7 Druckinfusion „Glasflasche"

– Zur Durchführung einer Schnellinfusion bei ausgeprägtem Volumenmangel.
– Demonstration der Hilfsmittel: Infusionsflasche, Infusionssystem, Drucksystem.

Sinnvolles Vorgehen	Beachte
Überprüfen von Flasche und Lösung auf Verwendbarkeit.	Einwandfreie Identifizierung, klare Lösung, Flasche unversehrt, Verfallsdatum nicht erreicht?
Zubehör bereitlegen: – Druckinfusionsnadel, – Doppelgebläse, – Infusionssystem ohne Belüftung.	
Schutzkappe entfernen, Einstichstelle desinfizieren.	Steril arbeiten.
Druckinfusionsnadel einstechen.	
Rollenklemme des Infusionsbestecks schließen, Schutzkappe des Einstechteils entfernen.	
Infusionsbesteck unter Drehung einstechen.	
Flasche aufhängen und Tropfkammer zur Hälfte füllen.	
Rollenklemme kurz öffnen und Infusionsschlauch entlüften.	Korrektes, vollständiges Entlüften des Systems.
Infusion anschließen.	Beim Anschließen an die Venenverweilkanüle steril vorgehen (Schutzkappe des Anschlußstückes erst vor Anschließen entfernen, Spitze nicht berühren).
Rollenklemme öffnen.	
Doppelgebläse an die Druckinfusionsnadel anschließen.	
Mit dem Daumen das Belüftungsloch des Ballongebläses verschließen.	
Aufblasen des Doppelgebläses.	
Druckinfusion durchführen.	Gegen Infusionsende Belüftungsloch am Doppelgebläse freigeben, den Rest als „Normalinfusion" unter ständiger Kontrolle einlaufen lassen.
Wegen des hohen Risikos sollte eine Druckinfusion mit einer Glasflasche nur in Ausnahmefällen angewendet werden (erhöhter Überwachungsbedarf, hohes Risiko einer Luftembolie). Besser	ist die Verwendung von Infusionslösungen in Plastikbeuteln (s. 6.6) bzw. die Anlage von mehreren, großlumigen, venösen Zugängen, über die „normal" infundiert werden kann.

6.8 Vorbereiten von Injektionslösungen
(einschließlich ggf. notwendiger Verdünnung)

- Zur Injektion eines Medikaments direkt intravenös bzw. über einen bestehenden venösen Zugang oder endotracheal.
- Demonstration der Hilfsmittel: Ampulle, Ampullensäge usw.

Sinnvolles Vorgehen	Beachte
	Jede Injektionslösung muß dreimal kontrolliert werden: - beim Bereitlegen - vor dem Aufziehen - vor dem Verabreichen.
Überprüfen der Injektionslösung auf Verwendbarkeit.	Einwandfreie Identifizierung, klare Lösung, Verfallsdatum nicht erreicht?
Vorbereiten des Zubehörs: - Ampulle - Einmalspritze und zwei -Kanülen - Ampullensäge - Tupfer - Desinfektionsspray - Pflaster und Schere - ggf. Lösung zur Verdünnung (meist NaCl 0,9%).	
Ampullenhals beklopfen.	
Anfeilen des Ampullenhalses.	
Ampulle aufbrechen.	Finger mit Tupfer vor Verletzungen schützen
Kanüle auf passende Einmalspritze aufsetzen.	Steril arbeiten.
Ampulleninhalt mit Kanüle aufziehen.	Zur Erleichterung des Aufziehens aus Stechampullen kann vorher etwas Luft in die Ampulle gespritzt werden.
Ggf. zusätzlich Verdünnungslösung aufziehen.	
Spritze mit Kanüle nach oben halten, Luft entfernen.	
Leere Ampulle an die Spritze kleben.	Bei sofortigem Verbrauch kann die leere Ampulle auch über die Kanüle gestülpt werden.
Vor i.v.-Punktion neue, sterile Kanüle auf Spritze aufsetzen.	
Endotracheale Medikamentengabe (Adrenalin, Atropin, Lidocain, Naloxon) nur nach vorhergehender Verdünnung (z.B. mit 10 ml Aqua ad inj.)	

Maßnahmen bei Herz-Kreislauf-Störungen

6.9 EKG-Überwachung

- Zu empfehlen bei allen Notfallpatienten, insbesondere bei solchen mit Störungen der Vitalfunktionen (insbesondere der Herzfunktion).
- Demonstration: am Probanden, Phantom mit EKG-Gerät und Hilfsmitteln.

Sinnvolles Vorgehen	Beachte
Möglichkeiten der Ableitung: - Defi-Paddels - Klebeelektroden - Dreibeinelektroden - Stichelektroden - Plattenelektroden - Saugelektroden.	Genaue Bedienungsanleitung des EKG-Geräts beachten (Farben der Elektroden).

Beispiel: Klebeelektroden
- Brustkorb entkleiden
- evtl. Rasur der Klebestellen
- ggf. Elektroden mit Gel versehen
Typische Zuordnung:
  1. rote (positive) Elektrode: unterhalb des rechten Schlüsselbeins;
  2. schwarze (neutrale) Elektrode: unterhalb des linken Schlüsselbeins;
  3. gelbe (negative) Elektrode: im Bereich der Herzspitze aufkleben.
	Information der Patienten

EKG-Gerät einschalten.	Wenn Wahlmöglichkeiten bestehen: Grundsätzlich Ableitung I wählen.
Bild kontrollieren.	Typische Störmöglichkeiten: - vertauschte, falsche Position der Elektroden - schlecht sitzende Elektroden - Muskelzittern - Wechselstromeinflüsse - falsche Amplitudeneinstellung - Störungen des Überleitungskabels - EKG-Gerät defekt.

6.10 Präkordialer Schlag

- Nur bei beobachtetem Kreislaufstillstand, z. B. während des Transports unter Monitorüberwachung, innerhalb der ersten Minute, nicht bei Kindern (Verletzungsgefahr).
- Demonstration: am Phantom.

Sinnvolles Vorgehen	Beachte
Position des RA/RS: seitlich vom Patienten.	
	Nicht bei Kreislaufstillstand durch O_2-Mangel.
Diagnose: Kreislaufstillstand (Asystolie oder Kammerflimmern).	
Freimachen des Brustkorbs.	
Kräftiger Schlag mit der Faust aus ca. 20–30 cm Entfernung auf die Brustbeinmitte.	
Evtl. wiederholen.	
Bei Mißerfolg unmittelbar mit Reanimationsmaßnahmen beginnen.	Siehe 3.1, 5.1, 5.3, 6.11.

Maßnahmen bei Herz-Kreislauf-Störungen 259

6.11 Externe Herzdruckmassage Erwachsene

- Siehe auch: 5.1 Atemspende und 5.3 Masken-Beutel-Beatmung.
- Demonstration: am Phantom.

Sinnvolles Vorgehen	Beachte
Position des RA/RS: seitlich vom Patienten.	Bei gleichzeitigem Atemstillstand: vor Beginn der Herzdruckmassage: zweimal langsam beatmen (Atemspende oder Masken-Beutel-Beatmung), Sauerstoffzufuhr.
Lagerung auf harter Unterlage.	
Brustkorb freimachen.	
Bestimmen des Druckpunkts.	Drei Querfinger breit oberhalb der Schwertfortsatzspitze.
Aufsetzen eines Handballens.	Fingerspitzen vom Thorax abheben.
Zweiten Handballen auf den ersten aufsetzen.	
Arme durchstrecken.	
Schultern über den Druckpunkt bringen.	
Durch Gewichtsverlagerung des Oberkörpers Brustbein ca. 4 cm nach unten drücken.	
Arbeitsfrequenz: 80–100/min	
	Nicht durch Kraftausübung (aus den Armen heraus) Herzdruckmassage durchführen.
	Keine abrupte Drucktechnik (Frakturgefahr).
	Druck- und Entlastungsphase sollen gleich lang sein.
	In der Entlastungsphase Handballen nicht abheben.

6.12 Externe Herzmassage bei Neugeborenen und Kleinkindern

- Siehe auch 5.2 Atemspende und 5.4 Masken-Beutel-Beatmung.
- Demonstration: am Babyphantom.

Sinnvolles Vorgehen	Beachte
Diagnose: Kreislaufstillstand bzw. Pulsfrequenz <60/min. Atemwege freimachen. Beatmung durchführen.	Bei gleichzeitigem Atemstillstand: vor Beginn der Herzdruckmassage zweimal langsam beatmen (Atemspende oder Masken-Beutel-Beatmung), Sauerstoffzufuhr.

Methode 1 (sog. Thaler-Technik):
- Umfassen des Brustkorbs mit zwei Händen,
- beide Daumen neben- (oder über)einander auf mittleres Brustbein aufsetzen.
oder Methode 2 (Konventionelle Technik):
  - Lagerung auf dem Tisch.
  bzw.
  - Lagerung rücklings auf dem Unterarm des Helfers, den Kopf des Kindes in dessen Hand.
	Schulter- und Nackenpolster.

- Bestimmung des Druckpunkts.	Mitte des Brustbeins.
- Kompression mit zwei Fingern.	Brustbein muß ca. 1–2 cm eingedrückt werden. Keine ruckartige Drucktechnik. Druck- und Entlastungsphase sollen gleich lang sein.
Arbeitsfrequenz ca. 100–120/min.	Hinweis: Da bei Kindern die Ursache eines Kreislaufstillstands praktisch immer durch eine Atemstörung verursacht wird, hat die ausreichende Ventilation und Sauerstoffversorgung absoluten Vorrang vor der Herzdruckmassage.

6.13 Kardiopulmonale Reanimation: Einhelfer-Methode bei Erwachsenen

- Demonstration: am Phantom.

Sinnvolles Vorgehen	Beachte
Position des RA/RS: seitlich vom Patienten bzw. am Kopf.	
Überprüfen der Atemwege.	Zyanose? Blässe? Atembewegungen?
Freimachen der Atemwege.	Überstrecken des Kopfes, Vorziehen des Unterkiefers.
	Atemgeräusch? Atemstoß?
	Lagerung auf harter Unterlage.
Zweimal langsam beatmen.	Ausatmung nach der ersten Beatmung abwarten.
Kontrolle: Karotispuls, beidseits.	
Diagnose: Kreislaufstillstand.	
Lokalisation des Druckpunkts.	Drei Querfinger oberhalb der Schwertfortsatzspitze.
Im Wechsel: 15mal Herzdruckmassage und zweimal beatmen.	Arbeitsfrequenz der Herzdruckmassage 80–100/min.
	Druck- und Entlastungsphase sollen gleich lang sein.
	Schneller Wechsel zwischen Herzdruckmassage und Beatmung.
	Nach jedem Wechsel Druckpunkt genau lokalisieren.
Etwa alle 2–3 min Wirkungskontrolle.	Zyanose rückläufig? Thoraxbewegungen in der Ausatemphase? Karotispuls spontan tastbar?
	Die Ein-Helfer-Methode ist in ihrer Wirksamkeit deutlich der Zwei-Helfer-Methode unterlegen. Sie ist nur in solchen Fällen gerechtfertigt, in denen tatsächlich nur eine Person eingreifen kann. Es sollte so früh wie möglich zu einer Reanimation durch zwei Helfer übergegangen werden.

6.14 Kardiopulmonale Reanimation: Zweihelfer-Methode bei Erwachsenen

- Übliches Vorgehen im Rettungsdienst bei der Situation: Kreislaufstillstand.
- Demonstration: am Phantom mit „Rettungssanitäter".

Sinnvolles Vorgehen	Beachte
Position der RA/RS (Helfer, H): H 1: am Kopf des Patienten, H 2: seitlich vom Patienten.	Helfer einsetzen.
Überprüfen der Atmung.	Zyanose? Blässe? Atembewegungen?
Freimachen der Atemwege.	Überstrecken des Kopfes, Vorziehen des Unterkiefers. Atemgeräusche? Atemstoß?
Diagnose: Atemstillstand.	Atemspende bzw. Verwendung eines Masken-Beutel-Systems (Sauerstoffzufuhr!).
H 1: zweimal langsam beatmen.	Paralleler Ablauf der Maßnahmen von beiden Helfern.
H 2: Kontrolle Karotispuls (beidseits). Diagnose: Kreislaufstillstand. Lagerung auf harter Unterlage. H 1: Beatmung nach jeder 5. Kompression. H 2: Lokalisation des Druckpunkts.	Drei Querfinger oberhalb der Schwertfortsatzspitze. Arbeitsfrequenz der Herzdruckmassage 80–100/min. Herzdruckmassage mit Unterbrechung zur Beatmung von ca. 1 s. Druck- und Entlastungsphase sollen gleich lang sein (nicht „stoßen").
Alle 2–3 min Wirkungskontrolle.	Zyanose rückläufig? Thoraxbewegungen in der Ausatemphase? Pupillen enger? Karotispuls tastbar? Hinweis: 2. Helfer sollte laut mitzählen, um den „Fünferrhythmus" festzulegen (z. B.: 21-22-23-24-25).

6.15 Kardiopulmonale Reanimation: Ein-Helfer- bzw. Zwei-Helfer-Methode bei Neugeborenen und Kleinkindern

- Demonstration: am Babyphantom mit „Rettungssanitäter".

Sinnvolles Vorgehen	Beachte
Überprüfen der Atmung.	Zyanose? Blässe? Atembewegungen?
Freimachen der Atemwege.	Vorsichtiges, mäßiges Überstrecken des Kopfes, Vorziehen des Unterkiefers.
	Atemgeräusche? Atemstoß?
Diagnose: Atemstillstand.	Atemspende bzw. Verwendung eines Masken-Beutel-Systems (Sauerstoffzufuhr).
Zweimal langsam beatmen.	Kontrolle: Oberarm- oder Karotispuls.
Diagnose: Kreislaufstillstand.	
Methode 1 (sog. Thaler-Technik): - Umfassen des Brustkorbs mit zwei Händen, - beide Daumen auf Druckpunkt.	
Methode 2 (konventionelle Technik): - Lagerung auf dem Tisch	Schulter- und Nackenpolster.
Bestimmung des Druckpunkts.	Mitte des Brustbeins.
Fünfmal Herzdruckmassage.	
Einmal beatmen (im Wechsel).	Arbeitsfrequenz der Herzdruckmassage 100–120/min.
	Arbeitsfrequenz der Beatmung ca. 30/min.
	Brustbein ca. 1–2 cm tief eindrücken.
	Nach Möglichkeit auch bei der Ein-Helfer-Methode die Herzdruckmassage ohne Unterbrechung durchführen.
Etwa alle 2–3 min Wirkungskontrolle.	Zyanose rückläufig? Thoraxbewegungen in der Ausatemphase? Pupillen enger? Karotispuls tastbar?

6.16 Defibrillation

- Zur Behandlung des Kreislaufstillstands durch Kammerflimmern oder Kammerflattern (ärztliche Maßnahme!).
- Demonstration: am Phantom, mit Defibrillator und „Notarzt".

Sinnvolles Vorgehen	Beachte
Position des Notarztes (ggf. des RA/RS): seitlich vom Patienten.	
	Defibrillation bei Asystolie sinnlos, verzögert notwendige Maßnahmen.
	Defibrillation nur auf ärztliche Anweisung.
Diagnose: Kreislaufstillstand.	Helfer einsetzen.
Reanimationsmaßnahmen einleiten.	Beatmung, Herzdruckmassage.
EKG-Bild: Kammerflattern Kammerflimmern.	
Elektroden spätestens jetzt ausreichend mit Gel versehen.	
Laden des Geräts nach Anweisung des Notarztes.	Initial in der Regel ca. 200 Joule (= Ws).
Elektroden in der Herzachse ganzflächig aufsetzen.	Eine Elektrode unterhalb des rechten Schlüsselbeins, rechts vom Brustbein, zweite Elektrode über der Herzspitze.
Kurzzeitig Wiederbelebungsmaßnahmen unterbrechen.	
Alle Helfer vom Patienten wegtreten.	*Vorsicht:* Defibrillation!
Auslösen des Stromstoßes.	
Erfolgskontrolle.	Karotispuls tastbar? Sinusrhythmus im EKG?
Kammerflattern bzw. -flimmern hält an: erneut defibrillieren. Ggf. nach vorübergehender Wiederaufnahme der Reanimationsmaßnahmen. Gabe von Suprarenin (0,5–1,0 mg), evtl. alle 3–5 min wiederholen. Später Gabe von Xylocain bzw. Natriumhydrogenkarbonat.	

7 Maßnahmen bei Verletzungen

7.1 Ruhigstellen von Frakturen

- Durch korrekte Lagerung auf der Vakuummatratze, meist der Verwendung von Luftkammerschienen überlegen.
- Demonstration: am Probanden, mit Hilfsmitteln.

Sinnvolles Vorgehen	Beachte
	Information des Patienten.
Vakuummatratze auf Trage legen, mit einem Laken überziehen.	
Ventil öffnen, Matratze körpergerecht, insbesondere im Bereich, in dem die Fraktur zu liegen kommt, vorformen.	
Absauggerät am Ventil anschließen.	
Verletzten Patienten vorsichtig auf Matratze lagern.	Helfer einsetzen.
Zweiter Helfer fixiert Lagerung.	
Absaugen und ständig nachmodellieren.	
Ventil schließen, wenn Matratze ausreichend fest ist.	
Patient und Vakuummatratze auf der Trage fixieren.	
	Keine spitzen Gegenstände auf Matratze legen.

7.2 Ruhigstellen einer Fraktur mit Luftkammerschienen

– Demonstration: am Probanden, mit Hilfsmitteln.

Sinnvolles Vorgehen	Beachte
	Information des Patienten.
Armschiene:	Nur bei Unterarm- und Handgelenkfrakturen sinnvoll.
	Nicht bei offenen Frakturen anwenden.
Entfernen bzw. Abpolstern von scharfkantigen Gegenständen an der Kleidung.	Helfer einsetzen.
Reißverschluß öffnen.	
Mit einer Hand die Unterarmöffnung der Schiene durchfahren.	Dabei Handgelenk und Unterarm des Patienten stützen.
Schiene vorsichtig über den Arm breiten. Reißverschluß vorsichtig schließen. Arm in eine für den Patienten angenehme Lagerung bringen.	Reißverschluß nach unten.
Schiene langsam aufblasen.	
Ventil schließen.	Gefahr: Stauung bei zu starkem Aufblasen.
Beinschiene:	Information des Patienten.
	Nicht bei offenen Frakturen anwenden.
Paßgerechtes Verschnüren der Schiene nach Abmessen am unverletzten Bein.	Helfer einsetzen.
Reißverschluß öffnen.	
Mit einer Hand durch Fersenöffnung der Schiene fahren, das verletzte Bein an der Ferse fassen, mit der anderen Hand die Fußspitze ergreifen.	
Bein unter leichtem Zug vorsichtig anheben.	Fußspitze leicht kopfwärts drücken.
Zweiter Helfer zieht die Schiene vorsichtig unter das Bein und schließt den Reißverschluß.	
Bein in eine für den Patienten angenehme Lagerung bringen.	
Schiene langsam aufblasen.	
Ventil schließen.	Gefahr: Stauung bei zu starkem Aufblasen.

7.3 Umlagern eines Verletzten

- Grundsätzlich Patienten mit Verletzungen so wenig wie möglich umlagern (Verschieben von Frakturen, Schmerzen), stets mit mehreren Helfern.
- Demonstration: am Probanden mit (drei) „Rettungssanitätern".

Sinnvolles Vorgehen	Beachte
Position des RA/RS: seitlich vom Patienten.	Information des Patienten.
Drei Helfer (H) treten an unverletzte Seite des Patienten; knien (auf dem zum Kopf des Patienten zeigenden Bein) nieder.	Helfer einsetzen.
H 1: einen Arm unter den Nacken, bis Kopf in der Ellenbeuge liegt, zweiten Arm unter Rücken des Patienten.	Schonendes Vorgehen (Wirbelsäulenachse nicht verschieben).
H 2: einen Arm oberhalb des Gesäßes, anderen Arm unterhalb des Gesäßes.	
H 3: übernimmt Unterschenkel und Füße.	Beim Wirbelsäulenverletzten hält ein 4. Helfer den Kopf unter dosiertem Zug.
Patienten gleichmäßig auf Kommando anheben und auf den Oberschenkel der Helfer absetzen.	
Lagerung des Patienten auf bereitstehender Trage mit Vakuummatratze.	
	Der nicht bewußtlose Patient nimmt meist von selbst die für ihn günstigste, schmerzärmste Stellung ein.
	Extremitäten mit Frakturen sollten beim Umlagern stets unter dosiertem, achsengerechtem Längszug gehalten werden.

7.4 Umlagern eines Verletzten mit der Schaufeltrage

- Patient liegt auf dem Rücken oder auf der Seite.
- Demonstration: am Probanden.

Sinnvolles Vorgehen	Beachte
Schaufeltrage auf Funktion überprüfen.	Verschlüsse etc.
Schaufeltrage neben den Patienten legen und deren Länge auf die Körpergröße abstimmen.	Patienten über die beabsichtigte Maßnahme informieren.
Vakuummatratze zur Aufnahme des Patienten vorbereiten.	Flach formen, Absaugen da sich sonst die Trage nicht mehr komkationsfrei herausziehen läßt.
Schaufeltrage teilen, je 1 Hälfte neben den Patienten legen.	
Die Helfer knien auf einer Seite neben dem Patienten.	
Leichtes achsengerechtes Anheben der Schulter, Flanke und Hüfte.	
Vorsichtiges Unterschieben der Schaufeltragenhälften.	
Verschließen der Trage am Kopfende.	Vorsicht: Patient nicht einklemmen.
Verschließen der Trage am Fußende.	
Gleichmäßiges Anheben der Trage.	Je nach Körpergröße und Gewicht des Patienten hängt die Trage leicht durch.
Gleichmäßiges Absetzen der Trage auf die vorbereitete Vakuummatratze.	
Teilen der Trage.	
Beide Hälften vorsichtig herausziehen.	
Vakuummatratze belüften.	
Vakuummatratze anformen und absaugen.	

7.5 Anlegen einer Halsmanschette (hier Stifneck)

- Patient liegend oder sitzend.
- Verdacht auf HWS-Trauma.
- Demonstration: am Probanden.

Sinnvolles Vorgehen	Beachte
2 Helfer erforderlich (H 1 und H 2).	
H 2: Achsengerechter Längszug.	
H 1: Prüfling.	
Auswahl der richtigen Größe.	Schulter-Kinn-Abstand bestimmen.
Vorbereitung der Halsmanschette.	
Bei sitzenden Patienten Vorderteil der Manschette unter das Kinn schieben, Nackenteil plazieren und Klettverschluß schließen.	Vorsicht: HWS nicht verdrehen!
Bei liegenden Patienten zuerst das Nackenteil unter den Hals schieben, dann das Vorderteil plazieren.	
Bei korrekter Auswahl und richtiger Befestigung sitzt das Kinn gut im Vorderteil und überkreuzt den Befestigungsknopf.	

8 Magensonde – Magenspülung

8.1 Assistenz bei der Durchführung einer Magenspülung

- Die Vorteile einer unmittelbaren Magenspülung wird der Notarzt wegen der erschwerten Bedingungen vor Ort stets kritisch gegen einen frühzeitigen Transport ins Krankenhaus abwägen.
- Demonstration: am Phantom mit „Notarzt" (und „Rettungssanitäter").

Sinnvolles Vorgehen	Beachte
Position: seitlich vom Patienten.	Information des Patienten. Helfer einsetzen.
Venöser Zugang.	
Prämedikation mit Atropin (0,5–1 mg i.v.).	
Linksseitenlagerung mit Kopftieflage (ca. 15°–20°).	Ggf. Zahnprothese o. ä. entfernen.
Gleitfähigmachen des Magenschlauchs (Gel, Spray).	
	Patienten mit Bewußtseinstrübung, zur Sicherung der Atemwege, erst nach endotrachealer Intubation spülen.
Einführen eines ausreichend dicken Magenschlauchs über den Mund.	Abmessen des Magenschlauches (Einführtiefe): Von der Nasenwurzel bis handbreit unterhalb des Schwertfortsatzes.
Lagekontrolle durch Luft einblasen und Auskultation der Magengegend.	
Magenspülung mit mindestens 15–20 l körperwarmem Wasser (möglichst mit Kochsalzzusatz) in Einzelportionen von 300–500 ml.	Aufbewahren (Asservation) der ersten Spülflüssigkeit für gerichtsmedizinische Untersuchung.
	Bei Kindern sollte die Magenspülung möglichst mit physiologischer Kochsalzlösung erfolgen (Wasservergiftungsgefahr).

Magensonde – Magenspülung

Fortsetzung 8.1 Assistenz bei der Durchführung einer Magenspülung

Sinnvolles Vorgehen	Beachte
Nach Beendigung der Spülung, Zufuhr von aufgelöster Aktivkohle (ca. 1 Komprette/kg KG in 50 ml Wasser) zur Absorbtion und evtl. Gabe von Abführmitteln z. B. Glaubersalz (0,5 g/kg KG) über den Magenschlauch.	
Entfernen des Magenschlauchs erst nach Abklemmen.	

8.2 Legen einer Magensonde

- Bei Patienten mit gebläthem Abdomen z. B. nach Atemspende bzw. Masken-Beutel-Beatmung, Abdominaltrauma, Magen-Darm-Blutung, etc.
- Demonstration: am Phantom.

Sinnvolles Vorgehen	Beachte
Position des RS: seitlich oder am Kopfende des Patienten.	Information des Patienten.
Material vorbereiten: – Magensonde	Geeignete Größen: Frauen 14–16 Charr Männer 16–18 Charr
– (sterile) Einmalhandschuhe – Gleitmittel z. B. Xylocain -Gel – Stethoskop – große Spritze – Pflaster – Schere – Absaugung – Auffangbeutel – evtl. Magill-Zange und Laryngoskop.	
Lagerung des Patienten.	Bewußtlose (intubierte) Patienten: Rückenlage; kooperative Patienten: Oberkörperhochlagerung.
Spitze der Magensonde mit Gleitmittel versehen.	
Einführen der Magensonde in den unteren Nasengang.	Anheben der Nasenspitze (s. 3.3 Nasales Absaugen). Keine Gewalt anwenden: Verletzung der Schleimhaut mit nachfolgender Blutung.

Fortsetzung 8.2 Legen einer Magensonde

Sinnvolles Vorgehen	Beachte
	Vorsicht bei Patienten mit Schädel-Hirn-Trauma (Schädelbasis- bzw. Gesichtsfrakturen). Falscher Weg!
	Wache Patienten zum Durchatmen und Schlucken auffordern.
	Bei nicht kooperativen Patienten Kopf etwas anheben.
Bei jedem Schluckakt Sonde vorschieben.	Sondenanschlußstück währenddessen ständig an das eigene Ohr halten um Abgleiten in die Luftröhre (Atemgeräusch!) sofort zu erkennen.
	Abmessen der Magensonde (Einführtiefe): Von der Nasenwurzel bis handbreit unterhalb des Schwertfortsatzes (= ca. 3. Markierung).
Beim bewußtlosen Patienten evtl. unter direkter Sicht (Laryngoskop) und mit Hilfe der Magill-Zange vorschieben.	
	Vorsicht: Aufrollen der Magensonde in der Mundhöhle. Abgleiten der Magensonde in den Kehlkopf: starker Hustenreiz, evtl. Zyanose.
Lagekontrolle.	Sonde im Mund sichtbar, aufgerollt?
	Etwa 10–20 ml Luft einblasen und gleichzeitiges Abhören der Magengegend mit Stethoskop.
Luft wieder entweichen lassen.	
Evtl. Aspiration von Mageninhalt (z. B. Blut?).	
Auffangbeutel anschließen.	
Fixieren der Magensonde am Nasenflügel des Patienten.	

9 Gerätekunde

9.1 Überprüfen des Narkosekreisteils

- Zur druck- und volumenüberwachten Beatmung von Patienten mit Sauerstoffkonzentrationen bis 100% bzw. unter Zugabe von Lachgas und/oder Narkosemitteln.
- Demonstration: am Narkosegerät.

Sinnvolles Vorgehen	Beachte
	Vor jedem Einsatz des Narkosekreisteils muß das Gerät überprüft werden.
Sichtkontrolle: Sauerstoffvorrat ausreichend? Gegebenenfalls Lachgasvorrat ausreichend? Gegebenenfalls Inhalationsanästhetika im Vapor nachfüllen. Schlauchverbindungen fest? Schraubverbindungen fest? Atemkalk unverbraucht? Glimmerscheiben vorhanden? Beatmungsbeutel mit Maske vorhanden?	Berechnung des Flascheninhaltes: Größe der Flasche (Liter) mal aktueller Druck (bar).
Dichtigkeitsprüfung: Absperrhahn am Ventil schließen. Y-Stück mit Daumen verschließen. System mit Sauerstoff füllen bis Beatmungsdruckmesser einen Druck von ca. 40 cm Wassersäule erreicht. Gaszufuhr beenden. Druck von 40 cm H_2O muß über 1 min erhalten bleiben.	Geschlossenes System (Absperrhahn waagrecht).
Prüfen des Überdruckventils: Überdruckventil auf ca. 20 cm H_2O einstellen.	

Fortsetzung 9.1 Überprüfen des Narkosekreisteils

Sinnvolles Vorgehen	Beachte
Absperrhahn auf halbgeschlossenes System einstellen.	Absperrhahn nach oben stellen.
Y-Stück mit Daumen verschließen. System mit Sauerstoff füllen bis Beatmungsdruckmesser einen Druck von 20 cm H_2O erreicht. Gaszufuhr beenden. Druck muß über 1 min erhalten bleiben.	Maximale Toleranz: -5cm H_2O.

9.2 Vorbereiten des Transportinkubators

- Zum Transport von Neugeborenen und Säuglingen.
- Demonstration: am Gerät.

Sinnvolles Vorgehen	Beachte
	Da die Aufheizzeit ca. 40 min beträgt, muß Inkubator immer vorgeheizt sein.
Sauberkeit?	
Temperatur überprüfen ca. 37,6 °C.	Temperatur läßt sich auf Anweisung des Arztes zwischen 35 und 37 °C variieren.
Destilliertes Wasser einfüllen.	Luftbefeuchtung.
Sauerstoffvorrat prüfen.	Nach Öffnen der Sauerstoffflasche wird eine Konzentration von ca. 40% erreicht.
Kabelanschlüsse für Netzstrom 220 V und für Autobatterie 12 V überprüfen.	
Nach Benutzung des Inkubators: Reinigung.	
Inkubator vorgeheizt bereitstellen.	

Gerätekunde

9.3 Vorbereiten einer Spritzenpumpe (hier: Vial medical Spritzenpumpe)

- Zur kontinuierlichen Verabreichung hochpotenter Medikamente (z. B. Dopamin, Dobutamin, Nitroglyzerin).
- Demonstration: am Gerät.

Sinnvolles Vorgehen	Beachte
Überprüfen der Ausrüstung auf Vollständigkeit.	Gerät? Netzkabel? geeignete Spritze und Zuleitung? Medikament, ggf. Verdünnung.
Gerät an Stromkreis anschließen.	
Medikament nach Anweisung des Arztes aufziehen.	
Zuleitung anschließen und entlüften.	
Mechanischen Antrieb zurückziehen, hierbei Entriegelungsknopf betätigen.	
Spritzenkolben in den Antriebsblock einlegen. Spritzenniederhalter anheben.	
Spritze einlegen.	Spritzenzylinder muß richtig eingelegt sein.
Spritzenkolben mit Schraube befestigen.	
Entlastungsknopf eindrücken, um den Mechanismus einrasten zu lassen.	
Netzschalter einschalten.	Lampe leuchtet?
Gerät durch Schalterdruck starten.	
Programmieren von: - Spritzentyp, - Zeit, - Durchflußrate.	
Anschließen an den Patienten.	
Überwachen der Funktion.	

9.4 Vorbereiten eines Respirators (hier: Oxylog)

- Zur kontrollierten Beatmung.
- Demonstration: am Gerät.

Sinnvolles Vorgehen	Beachte
Vorbereitung: Überprüfen des Sauerstoffvorrates.	Reicht die Menge? Flascheninhalt: AMV + 1 = Minuten Betriebsbereitschaft. Bei „Air Mix"-Betrieb verdoppelt sich die Einsatzzeit.
Überprüfung auf Vollständigkeit und Sauberkeit.	Gerät, Sauerstoffzuleitung, Beatmungsschlauch, -ventil.
Prüfen der Betriebsbereitschaft: Prüfen der Beatmungsfrequenz O_2-Zufuhr öffnen. Pneum. Hauptschalter: I = Ein, AMV: 3 l/min; Beatmungsfrequenz: 15/min, Beatmungsschalter: „No Air Mix".	
Beatmungsventil am Patientenanschluß dichthalten. Zyklen einer Minute auszählen. Soll = 13-17/min.	
Prüfen des Sicherheitsventiles. Bei gleicher Geräteeinstellung und dichtgehaltenem Patientenanschluß soll der maximale Beatmungsdruck 45-55 mbar (4,5-5,5 kPa) betragen.	
O_2-Flasche schließen. Arbeitsdruck ablassen. Gerät ausschalten.	

Anhang

Bewertungsschlüssel

Zur Selbsteinschätzung ein allgemein üblicher Bewertungsschlüssel für Prüfungen:

100%–95% richtige Lösungen:	Note 1	
94%–80% richtige Lösungen:	Note 2	Prüfung bestanden
79%–65% richtige Lösungen:	Note 3	
64%–50% richtige Lösungen:	Note 4	
49%–30% richtige Lösungen:	Note 5	Prüfung nicht bestanden
unter 30% richtige Lösungen:	Note 6	

Lösungen

Teil I: Fragen – für die theoretische Prüfung

1.1 d	5.3 n	5.37 e	5.71 e	5.105 d
1.2 d	5.4 p	5.38 c	5.72 g	5.106 f
1.3 b	5.5 o	5.39 d	5.73 i	5.107 b
1.4 e	5.6 f	5.40 b	5.74 b	5.108 c
2.1 c	5.7 k	5.41 c	5.75 f	5.109 e
2.2 c	5.8 m	5.42 a	5.76 i	5.110 d
2.3 e	5.9 i	5.43 e	5.77 f	5.111 f
2.4 d	5.10 d	5.44 b	5.78 e	5.112 h
2.5 c	5.11 a	5.45 c	5.79 h	5.113 g
2.6 c	5.12 q	5.46 d	5.80 d	5.114 a
2.7 d	5.13 c	5.47 e	5.81 l	5.115 e
2.8 e	5.14 l	5.48 b	5.82 k	5.116 c
2.9 e	5.15 g	5.49 d	5.83 a	5.117 d
2.10 b	5.16 h	5.50 c	5.84 b	5.118 a
2.11 a	5.17 c	5.51 e	5.85 g	5.119 a
2.12 a	5.18 e	5.52 b	5.86 c	5.120 b
2.13 c	5.19 f	5.53 a	5.87 c	5.121 a
2.14 c	5.20 d	5.54 g	5.88 m	5.122 a
3.1 b	5.21 a	5.55 c	5.89 g	5.123 f
3.2 c	5.22 g	5.56 d	5.90 a	5.124 b
3.3 a	5.23 b	5.57 e	5.91 e	5.125 e
3.4 d	5.24 c	5.58 b	5.92 i	5.126 a
3.5 b	5.25 c	5.59 f	5.93 b	5.127 c
3.6 e	5.26 d	5.60 c	5.94 l	5.128 d
3.7 e	5.27 c	5.61 d	5.95 d	5.129 d
3.8 e	5.28 d	5.62 e	5.96 f	5.130 e
3.9 d	5.29 a	5.63 g	5.97 k	5.131 a
4.1 c	5.30 d	5.64 b	5.98 h	5.132 b
4.2 e	5.31 d	5.65 a	5.99 a	5.133 c
4.3 d	5.32 b	5.66 f	5.100 c	5.134 e
4.4 b	5.33 a	5.67 d	5.101 g	5.135 c
4.5 a	5.34 c	5.68 c	5.102 h	5.136 d
5.1 b	5.35 d	5.69 a	5.103 b	5.137 a
5.2 e	5.36 a	5.70 h	5.104 e	5.138 b

Lösungen

5.139 e	5.189 e	6.7 g	7.9 c	7.59 e
5.140 d	5.190 b	6.8 f	7.10 f	7.60 c
5.141 g	5.191 d	6.9 h	7.11 k	7.61 d
5.142 b	5.192 d	6.10 e	7.12 i	7.62 d
5.143 a	5.193 d	6.11 c	7.13 p	7.63 b
5.144 c	5.194 b	6.12 a	7.14 o	7.64 b
5.145 h	5.195 e	6.13 d	7.15 n	7.65 c
5.146 f	5.196 d	6.14 b	7.16 d	7.66 b
5.147 f	5.197 d	6.15 c	7.17 c	7.67 c
5.148 h	5.198 a	6.16 a	7.18 c	7.68 e
5.149 d	5.199 d	6.17 b	7.19 d	7.69 a
5.150 b	5.200 a	6.18 c	7.20 d	7.70 d
5.151 i	5.201 a	6.19 a	7.21 c	7.71 b
5.152 c	5.202 b	6.20 b	7.22 c	7.72 d
5.153 g	5.203 c	6.21 e	7.23 c	7.73 b
5.154 a	5.204 b	6.22 d	7.24 c	7.74 d
5.155 e	5.205 a	6.23 b	7.25 c	7.75 b
5.156 b	5.206 d	6.24 d	7.26 a	7.76 b
5.157 e	5.207 c	6.25 e	7.27 c	7.77 d
5.158 c	5.208 d	6.26 c	7.28 e	7.78 e
5.159 e	5.209 b	6.27 a	7.29 a	7.79 d
5.160 d	5.210 d	6.28 b	7.30 b	7.80 e
5.161 c	5.211 d	6.29 e	7.31 g	7.81 c
5.162 a	5.212 d	6.30 c	7.32 f	7.82 c
5.163 b	5.213 d	6.31 e	7.33 m	7.83 c
5.164 e	5.214 a	6.32 a	7.34 i	7.84 d
5.165 c	5.215 e	6.33 e	7.35 c	7.85 b
5.166 c	5.216 a	6.34 c	7.36 k	7.86 a
5.167 c	5.217 b	6.35 a	7.37 d	7.87 c
5.168 a	5.218 b	6.36 d	7.38 f	7.88 b
5.169 d	5.219 d	6.37 c	7.39 h	7.89 e
5.170 a	5.220 d	6.38 c	7.40 d	7.90 a
5.171 d	5.221 d	6.39 b	7.41 b	7.91 d
5.172 c	5.222 a	6.40 c	7.42 b	7.92 d
5.173 e	5.223 b	6.41 c	7.43 d	7.93 d
5.174 b	5.224 a	6.42 d	7.44 c	7.94 c
5.175 a	5.225 e	6.43 e	7.45 d	7.95 c
5.176 b	5.226 b	6.44 a	7.46 d	7.96 b
5.177 a	5.227 c	6.45 d	7.47 b	8.1 b
5.178 c	5.228 d	6.46 b	7.48 e	8.2 e
5.179 c	5.229 c	6.47 c	7.49 d	8.3 c
5.180 a	5.230 c	6.48 c	7.50 b	8.4 d
5.181 c	5.231 e	7.1 b	7.51 c	8.5 b
5.182 c	5.232 c	7.2 a	7.52 a	8.6 c
5.183 e	6.1 k	7.3 m	7.53 e	8.7 c
5.184 c	6.2 d	7.4 g	7.54 e	8.8 e
5.185 a	6.3 c	7.5 h	7.55 e	8.9 b
5.186 b	6.4 i	7.6 l	7.56 b	8.10 a
5.187 c	6.5 a	7.7 d	7.57 e	8.11 b
5.188 a	6.6 b	7.8 e	7.58 e	8.12 a

8.13 c	11.14 d	12.26 c	13.29 e	14.12 d
8.14 c	11.15 e	12.27 e	13.30 c	14.13 e
8.15 c	11.16 c	12.28 d	13.31 e	14.14 b
8.16 d	11.17 c	12.29 c	13.32 c	14.15 e
8.17 a	11.18 a	12.30 a	13.33 e	14.16 b
8.18 d	11.19 c	12.31 c	13.34 e	14.17 e
8.19 d	11.20 e	12.32 e	13.35 e	14.18 e
8.20 a	11.21 a	12.33 b	13.36 e	14.19 d
8.21 c	11.22 c	12.34 e	13.37 c	14.20 c
8.22 a	11.23 d	12.35 c	13.38 c	14.21 e
8.23 d	11.24 c	12.36 e	13.39 d	14.22 c
9.1 d	11.25 b	12.37 d	13.40 e	14.23 e
9.2 a	11.26 b	12.38 c	13.41 e	14.24 b
9.3 c	11.27 c	12.39 e	13.42 a	14.25 b
9.4 d	11.28 e	12.40 d	13.43 e	14.26 b
9.5 e	11.29 d	12.41 e	13.44 b	14.27 c
9.6 e	11.30 e	12.42 d	13.45 d	14.28 c
9.7 e	11.31 e	12.43 b	13.46 e	14.29 d
9.8 c	11.32 e	12.44 b	13.47 e	14.30 e
9.9 d	11.33 e	12.45 e	13.48 e	14.31 e
9.10 d	11.34 b	12.46 c	13.49 d	14.32 e
10.1 e	11.35 e	12.47 c	13.50 e	14.33 a
10.2 b	11.36 e	13.1 d	13.51 e	14.34 b
10.3 e	11.37 a	13.2 c	13.52 e	14.35 d
10.4 e	11.38 e	13.3 a	13.53 e	14.36 c
10.5 b	12.1 c	13.4 b	13.54 e	14.37 d
10.6 a	12.2 d	13.5 a	13.55 d	14.38 b
10.7 e	12.3 a	13.6 e	13.56 e	14.39 d
10.8 a	12.4 c	13.7 a	13.57 e	14.40 a
10.9 d	12.5 e	13.8 c	13.58 c	15.1 d
10.10 b	12.6 c	13.9 d	13.59 e	15.2 e
10.11 d	12.7 d	13.10 c	13.60 d	15.3 a
10.12 a	12.8 a	13.11 c	13.61 e	15.4 e
10.13 c	12.9 b	13.12 b	13.62 b	15.5 d
10.14 b	12.10 e	13.13 e	13.63 c	15.6 d
10.15 e	12.11 a	13.14 e	13.64 b	15.7 e
10.16 c	12.12 e	13.15 e	13.65 a	15.8 e
11.1 e	12.13 d	13.16 a	13.66 c	15.9 c
11.2 e	12.14 c	13.17 e	13.67 d	15.10 b
11.3 b	12.15 b	13.18 d	14.1 i	16.1 c
11.4 c	12.16 b	13.19 d	14.2 h	16.2 a
11.5 d	12.17 c	13.20 c	14.3 k	16.3 b
11.6 a	12.18 b	13.21 c	14.4 d	16.4 d
11.7 c	12.19 b	13.22 e	14.5 a	16.5 e
11.8 b	12.20 e	13.23 b	14.6 f	16.6 e
11.9 c	12.21 c	13.24 d	14.7 g	16.7 a
11.10 a	12.22 a	13.25 d	14.8 b	16.8 d
11.11 b	12.23 c	13.26 b	14.9 c	16.9 b
11.12 c	12.24 e	13.27 b	14.10 e	16.10 b
11.13 b	12.25 d	13.28 e	14.11 e	16.11 e

Lösungen

16.12 d	18.8 c	19.48 a	19.98 b	20.5 d
16.13 c	18.9 a	19.49 e	19.99 e	20.6 b
16.14 e	18.10 b	19.50 e	19.100 a	20.7 c
16.15 b	19.1 e	19.51 d	19.101 d	20.8 d
16.16 b	19.2 f	19.52 d	19.102 f	20.9 c
16.17 e	19.3 b	19.53 e	19.103 m	20.10 d
16.18 e	19.4 a	19.54 c	19.104 k	20.11 b
16.19 e	19.5 c	19.55 d	19.105 l	20.12 b
16.20 d	19.6 d	19.56 c	19.106 g	20.13 c
16.21 d	19.7 k	19.57 b	19.107 o	20.14 d
16.22 a	19.8 h	19.58 d	19.108 e	20.15 c
16.23 d	19.9 i	19.59 d	19.109 b	20.16 e
16.24 a	19.10 g	19.60 d	19.110 c	20.17 e
16.25 e	19.11 d	19.61 e	19.111 h	20.18 a
16.26 d	19.12 e	19.62 b	19.112 d	20.19 d
16.27 e	19.13 c	19.63 e	19.113 n	20.20 a
16.28 e	19.14 b	19.64 d	19.114 a	20.21 b
16.29 a	19.15 a	19.65 e	19.115 i	20.22 e
16.30 b	19.16 f	19.66 c	19.116 f	20.23 c
16.31 d	19.17 h	19.67 c	19.117 m	20.24 d
16.32 a	19.18 g	19.68 c	19.118 k	20.25 e
16.33 b	19.19 d	19.69 c	19.119 l	20.26 d
16.34 a	19.20 b	19.70 b	19.120 g	20.27 b
16.35 b	19.21 e	19.71 c	19.121 o	20.28 e
16.36 c	19.22 c	19.72 d	19.122 b	20.29 a
17.1 b	19.23 a	19.73 e	19.123 c	20.30 g
17.2 a	19.24 b	19.74 e	19.124 h	20.31 d
17.3 d	19.25 a	19.75 e	19.125 d	20.32 c
17.4 d	19.26 c	19.76 e	19.126 n	20.33 f
17.5 b	19.27 b	19.77 a	19.127 a	20.34 h
17.6 c	19.28 e	19.78 e	19.128 i	20.35 c
17.7 e	19.29 a	19.79 e	19.129 b	20.36 d
17.8 e	19.30 a	19.80 e	19.130 b	20.37 a
17.9 e	19.31 a	19.81 e	19.131 c	20.38 a
17.10 e	19.32 b	19.82 e	19.132 d	20.39 e
17.11 e	19.33 d	19.83 e	19.133 d	20.40 c
17.12 e	19.34 e	19.84 e	19.134 d	20.41 d
17.13 e	19.35 a	19.85 d	19.135 c	20.42 b
17.14 d	19.36 a	19.86 e	19.136 d	20.43 d
17.15 e	19.37 c	19.87 c	19.137 d	20.44 d
17.16 c	19.38 c	19.88 e	19.138 a	20.45 e
17.17 c	19.39 e	19.89 e	19.139 c	20.46 d
17.18 c	19.40 c	19.90 e	19.140 e	20.47 b
18.1 b	19.41 d	19.91 e	19.141 b	20.48 a
18.2 b	19.42 a	19.92 c	19.142 e	20.49 e
18.3 a	19.43 e	19.93 e	19.143 e	20.50 c
18.4 c	19.44 a	19.94 e	20.1 d	20.51 e
18.5 a	19.45 b	19.95 e	20.2 e	20.52 e
18.6 d	19.46 b	19.96 e	20.3 b	20.53 e
18.7 a	19.47 c	19.97 e	20.4 b	20.54 e

20.55 d	20.105 e	21.31 c	22.31 a	T.5 i
20.56 c	20.106 c	21.32 e	22.32 b	T.6 e
20.57 e	20.107 d	21.33 e	22.33 g	T.7 d
20.58 e	20.108 e	21.34 c	22.34 h	T.8 c
20.59 c	20.109 e	21.35 d	22.35 c	T.9 a
20.60 c	20.110 c	21.36 e	22.36 f	T.10 b
20.61 b	20.111 d	21.37 d	22.37 c	T.11 d
20.62 c	20.112 d	21.38 e	22.38 b	T.12 c
20.63 c	20.113 e	21.39 e	22.39 e	T.13 e
20.64 d	20.114 e	21.40 b	22.40 e	T.14 b
20.65 b	20.115 c	21.41 e	22.41 d	T.15 a
20.66 d	20.116 b	21.42 e	22.42 b	T.16 f
20.67 d	20.117 c	21.43 e	22.43 c	T.17 g
20.68 e	20.118 a	21.44 e	22.44 d	T.18 k
20.69 e	20.119 d	21.45 d	22.45 b	T.19 l
20.70 c	20.120 c	21.46 b	22.46 e	T.20 e
20.71 b	20.121 d	21.47 e	22.47 c	T.21 c
20.72 a	20.122 b	21.48 d	22.48 e	T.22 d
20.73 a	20.123 a	21.49 d	22.49 d	T.23 a
20.74 b	20.124 e	21.50 b	22.50 d	T.24 b
20.75 c	21.1 c	22.1 e	22.51 d	T.25 f
20.76 e	21.2 d	22.2 d	22.52 c	T.26 g
20.77 e	21.3 b	22.3 a	22.53 a	T.27 h
20.78 d	21.4 b	22.4 b	22.54 c	T.28 i
20.79 c	21.5 d	22.5 c	22.55 d	T.29 d
20.80 a	21.6 e	22.6 a	22.56 c	T.30 a
20.81 a	21.7 e	22.7 c	22.57 e	T.31 f
20.82 d	21.8 e	22.8 e	22.58 b	T.32 b
20.83 f	21.9 e	22.9 b	22.59 d	T.33 e
20.84 d	21.10 b	22.10 d	22.60 c	T.34 l
20.85 a	21.11 d	22.11 f	22.61 a	T.35 n
20.86 b	21.12 c	22.12 b	22.62 b	T.36 g
20.87 c	21.13 e	22.13 h	22.63 d	T.37 c
20.88 g	21.14 a	22.14 c	22.64 b	T.38 i
20.89 i	21.15 c	22.15 i	22.65 d	T.39 m
20.90 h	21.16 d	22.16 d	22.66 d	T.40 h
20.91 k	21.17 d	22.17 a	22.67 c	T.41 k
20.92 e	21.18 d	22.18 g	22.68 a	T.42 c
20.93 c	21.19 e	22.19 k	22.69 c	T.43 b
20.94 d	21.20 e	22.20 e	22.70 b	T.44 e
20.95 e	21.21 a	22.21 f	22.71 d	T.45 g
20.96 d	21.22 e	22.22 h	22.72 b	T.46 d
20.97 e	21.23 a	22.23 b	22.73 b	T.47 a
20.98 e	21.24 d	22.24 e	22.74 a	T.48 f
20.99 c	21.25 c	22.25 a	22.75 c	T.49 g
20.100 e	21.26 c	22.26 c	22.76 d	T.50 h
20.101 e	21.27 d	22.27 d	T.1 g	T.51 f
20.102 a	21.28 b	22.28 g	T.2 f	T.52 e
20.103 b	21.29 a	22.29 e	T.3 k	T.53 a
20.104 d	21.30 e	22.30 d	T.4 h	T.54 d

Lösungen

T.55 b	T.60 f	T.65 h	T.70 b	T.75 h
T.56 i	T.61 c	T.66 k	T.71 d	T.76 a
T.57 c	T.62 g	T.67 a	T.72 c	
T.58 i	T.63 d	T.68 i	T.73 f	
T.59 b	T.64 e	T.69 e	T.74 g	

Teil II: Mündliche Themen

1.1
Rettung, Lagerung.
Aufrechterhaltung bzw. Wiederherstellung der Vitalfunktionen.
Schmerzbekämpfung und Beruhigung.
Verhinderung von Komplikationen.
Erzielung der Transportfähigkeit.

1.2
Laienhelfer   Erste Hilfe, Notruf
Notarzt-Rettungssanitäter   erweiterte Diagnostik, Transport
Ärzte, Pflegepersonal   klinische Maßnahmen, endgültige Behandlung

2.1
Rettung.   Blutstillung.
Lagerung.   Schockbehandlung.
Freimachen-Freihalten der Atemwege.   Wiederbelebung.
Beatmung.   Leitstellendienst.

2.2
Vorbereitung und Assistenz: endotracheale Intubation.
Vorbereitung, Assistenz (und Durchführung): venöser Zugang.
Vorbereitung, Assistenz (und Durchführung): Medikamentenapplikation.
Vorbereitung, Assistenz (und Durchführung): elektrische Defibrillation.

3.1
Rettungsdienstgesetz.   Straßenverkehrsordnung
Feuerwehrgesetze.   Strafgesetzbuch
Arzneimittelgesetz.

4.1
Atmung.   Bewußtsein.
Kreislauf.   Wasser-Elektrolythaushalt.
                Säuren-Basen-Haushalt.
                Wärmehaushalt.
                Stoffwechsel.

4.2
... vorliegt.
... sich anbahnt.
... befürchtet werden muß.

5.1

Äußere Atmung:	Gasaustausch in der Lunge (Alveole-Kapillare).
Innere Atmung:	Gasaustausch im Gewebe (Kapillare-Zelle).
Obere Luftwege:	Mund- bzw. Nasenraum, Rachen, Kehlkopf (oberhalb der Stimmritze).
Untere Luftwege:	Kehlkopf (unterhalb der Stimmritze), Luftröhre, Bronchialsystem.
Gasleitendes System:	Obere und untere Luftwege.
Gasaustauschendes System:	Alveolen.
Anatomischer Totraum:	Teil des Atemtrakts, der nicht am Gasaustausch teilnimmt (= gasleitendes System).
Totraumventilation:	Luftmenge, welche im anatomischen Totraum verbleibt und ohne am Gasaustausch teilgenommen zu haben, wieder ausgeatmet wird.
Alveoläre Diffusion:	Übertritt einerseits des Sauerstoffs von der Alveole (Ort höherer Konzentration) in die Lungenkapillare (Ort niedrigerer Konzentration) und andererseits des Kohlendioxids in umgekehrter Richtung.
Diffusionsstrecke:	Weg, den der Sauerstoff bzw. das Kohlendioxid bei der Diffusion zurückzulegen haben (Alveolarwand, Interstitium, Kapillarwand).

5.2

Nase
Nasen-Rachen-Raum
(Nasopharynx)

Mund
Mund-Rachen-Raum
(Oropharynx)

Kehlkopf (Larynx)
Luftröhre (Trachea)
Luftröhrenäste (Bronchien)
Feinere Verästelungen (Bronchiolen)
Lungenbläschen (Alveolen).

5.3

	Stickstoff	Sauerstoff	Kohlendioxid	Edelgase
Zusammensetzung der Umgebungsluft [%]	78	21	0,03	1
Zusammensetzung der Ausatemluft [%]	78	16	4	1

5.4

Begriff	Definition	Normalwert [ml]
Atemzugvolumen	Die pro Atemzug eingeatmete Luftmenge.	300– 500
Inspiratorisches Reservevolumen	Die Luftmenge, die am Ende einer Einatmung (Inspiration) zusätzlich eingeatmet werden kann.	2000
Exspiratorisches Reservevolumen	Die Luftmenge, die am Ende einer Ausatmung (Exspiration) zusätzlich ausgeatmet werden kann.	1500
Residualvolumen	Die Luftmenge, die am Ende einer maximalen Ausatmung noch in der Lunge verbleibt.	1000
Vitalkapazität	Die Luftmenge, die nach einer maximalen Einatmung maximal ausgeatmet werden kann.	4000– 5000
Totalkapazität	Summe von Vitalkapazität und Residualvolumen.	5000– 6000
Atemminutenvolumen	Die pro Minute eingeatmete Luftmenge.	7000–10000

5.5

a) Meßstellen für O_2, CO_2 und pH liegen im Aortenbogen (Glomus aorticum) und der Halsschlagader (Glomus caroticum).
b) Das Atemzentrum liegt im verlängerten Rückenmark (Medulla oblongata) und wird stimuliert durch CO_2-Anstieg, pH-Abfall und O_2-Abfall.
c) Zusätzliche Informationen über den Dehnungszustand der Lungen und der Atemmuskeln spielen mit hinein.

5.6

Anatomische Strukturen	Funktion
Zwerchfell, Knöcherner Brustkorb, Zwischenrippenmuskulatur, Atemhilfsmuskulatur, Rippenfell, Lungenfell.	(Aktive) Inspiration durch Heben der Rippen und Tiefertreten des Zwerchfells, Übermittlung über den Pleuraspalt (bewegliche Aufhängung der Lunge), Dehnung des Lungengewebes und Entstehung eines Unterdrucks ⟶ Luftansaugung. (Passive) Ausatmung durch Muskelerschlaffung, elastisches Zusammenziehen der Lunge.

5.7

Normalwerte	Atemfrequenz [pro min]	Atemzugvolumen [ml]
Neugeborene	40–50	20– 35
Schulkinder	20–30	300– 400
Erwachsene	14–18	500–1000

Lösungen

5.8

	Atem-frequenz [pro min]	Beurteilung	Atemzug-volumen [ml]	Beurteilung
Neugeborenes	48	Normal	30	Normal
5jähriges Kind	32	Normal	80	Vermindert
18jährige Frau	8	Vermindert	1200	Erhöht
24jähriger Mann	28	Erhöht	420	Vermindert
60jährige Frau	14	Normal	580	Normal

5.9

Störung	Ursache	Beispiel
Veränderte Luftzusammensetzung	Sauerstoffmangel, toxische Gase	CO-Vergiftung, CO_2-Erstickung.
Störung der Atemregulation	Beeinträchtigung des Atemzentrums.	SHT, Intoxikation.
Verlegung der Atemwege	Fremdkörper in oberen oder unteren Atemwegen.	zurückgefallene Zunge, Aspiration. (Bolusgeschehen)
Störung der Lungenmechanik	Thoraxverletzung, behinderte In- oder Exspiration.	Pneumothorax, Einklemmung.
Störung des Gasaustausches	Verminderte Durchblutung, gestörte Diffusion in der Lunge.	Lungenembolie, Lungenentzündung, Lungenödem.
Störung der inneren Atmung	Behinderter O_2-Transport, Zellgifteinwirkung.	CO-Vergiftung, Blausäurevergiftung.

5.10

Atemtyp	Beschreibung	Beispiel
Cheyne-Stokes-Atmung	Periodisches An- und Abschwellen der Atemtiefe mit Atempausen.	Störung des Atemzentrums, z. B. Apoplexie, Intoxikation.
Biot-Atmung	Tiefe, regelmäßige Atemzüge, unterbrochen von Atempausen.	Störungen des Atemzentrums, z. B. Meningitis.
Kußmaul-Atmung	Tiefe, verlangsamte, regelmäßige Atemzüge.	Azidoseatmung, z. B. bei Coma diabeticum.

5.11

Störung	Beschreibung	Beispiel
Inverse Atmung	Ruckartige Thoraxbewegungen ohne nachweisbaren Atemstoß.	Vollständige Verlegung der (oberen) Atemwege.
Paradoxe Atmung	Inspiratorisches Vorwölben und exspiratorisches Einziehen einer Thoraxseite.	Rippenserienfraktur, instabiler Thorax.

5.12

Atemgeräusch	Beschreibung	Beispiel
Spastische Atemgeräusche	Gepreßtes Atmen, mit Pfeifen und Giemen, v. a. in der verlängerten Ausatemphase hörbar.	Chronische Bronchitis, Asthma bronchiale.
Grobblasige Rasselgeräusche	Durch Ansammlung von Schleim etc. in den Luftwegen bedingtes, lautes brodelndes Atemgeräusch.	Bronchitis, Lungenentzündung, Aspiration.
Feinblasige Rasselgeräusche	Durch Austritt von Flüssigkeit in den Alveolen und feinsten Bronchiolen bedingtes leises, feuchtes, feinblasiges Atemgeräusch.	Lungenödem.
Schnarchende Atemgeräusche	Durch unvollständige Verlegung der Atemwege bedingtes Atemgeräusch.	Bewußtlosigkeit, mit zurückgefallener Zunge.
Stridoröse Atemgeräusche	Durch (Kehlkopf-)Enge bedingtes ziehend, pfeifendes Atemgeräusch, v. a. in der Einatemphase hörbar, meist bei Kindern.	Kruppsyndrom, Epiglottitis.

5.13

Kriterien	Störungen (Beispiele)
Sichtbare Symptome - Farbe von Haut und Schleimhaut - Atembewegungen - Atemrhythmus - Atemfrequenz	 Zyanose, Blässe. Inverse/paradoxe Atmung. Cheyne-Stokes-Atmung. Tachy-/Bradypnoe.
Hörbare Symptome - Atemgeräusch	 Spastik, Stridor.
Fühlbare Symptome - Atemstoß	 Schwacher, fehlender Atemstoß.

5.14

Patient mit	Lagerung	Ziel
Atemnot	Erhöhter Oberkörper.	Verbesserte Belüftung der Lunge, erleichterter Einsatz der Atemhilfsmuskulatur.
Thoraxtrauma	Erhöhter Oberkörper, möglichst auf verletzter Seite.	Ruhigstellung und Schmerzlinderung.
Atemstillstand	Flachlagerung, Rücken.	Erleichterte Durchführung der Beatmung.

5.15

Maßnahmen	Ansatzpunkt
Überstrecken des Kopfes, Vorziehen des Unterkiefers	Aufhebung der Atemwegsverlegung (zurückgefallene Zunge).
Ausräumen von Fremdkörpern aus Mund und Rachen	Entfernung großer Fremdkörper (Zahnprothese etc.).
Absaugen	Entfernung von Schleim, Blut etc. aus den oberen (unteren) Atemwegen.
Schlag zwischen die Schulterblätter und Heimlich-Handgriff	Entfernung von Fremdkörper aus Rachen- und Kehlkopfbereich.
Koniotomie	Absolute Ausnahmemaßnahme des Arztes bei Versagen aller sonstigen Möglichkeiten, zum Freimachen der Atemwege, bei Verlegung im Rachen- oder Kehlkopfbereich.

5.16

Maßnahmen	Anwendungsbereich
1. Stabile Seitenlage	Lagerung des bewußtlosen, spontan atmenden Patienten.
2. Guedel-, Wendl-Tubus	Bei (tief-)bewußtlosen, spontan atmenden Patienten, ggf. auch zur Erleichterung der Beatmung.
3. Endotracheale Intubation	Sicherste Methode, zur Erleichterung der Beatmung.

5.17

Kriterien	Symptome
Sichtbare Symptome – Reaktion auf Ansprache oder Berührung – Zyanose – keine Atembewegungen	Bewußtseinsstörung. Blauverfärbung von Haut und Schleimhaut. Fehlende Thorax-Abdomen-Bewegung.
Hörbare Symptome – kein Atemgeräusch	Weder normales, noch pathologisches Atemgeräusch hörbar.
Fühlbare Symptome – kein Atemstoß	Fehlen von ausströmender Luft aus Mund oder Nase als Nachweis der alveolären Ventilation.

5.18

Verfahren	Vorteile bzw. Indikation
Ohne Hilfsmittel: Atemspende: Mund-zu-Nase-Beatmung Mund-zu-Mund-Beatmung Mund-zu-Mund/Nase-Beatmung Mit Hilfsmitteln: Masken-Beutel-Beatmung Beatmung über Endotrachealtubus	 Günstigste Form der Atemspende. Wenn Mund-zu-Nase-Beatmung nicht möglich ist. Querfingerbreit geöffneter Mund. Bei Säuglingen und Kleinkindern. Wenn endotracheale Intubation (noch) nicht durchgeführt wurde. Günstigste Form der Beatmung.

5.19
Ateminsuffizienz mit Schwierigkeiten bei der Beatmung.
Atemstillstand.
Verletzungen im Gesichtsschädelbereich.
Gezielte endotracheale Absaugung nach Aspiration.

5.20
Intubation des Ösophagus.
Einseitige Intubation (meist rechts).
Verletzungen (Schleimhaut, Zähne, Kehlkopf).

5.21
Magill-Tubus.
Kuhn-Tubus.
Oxford-Tubus.
Woodbridge-Tubus.

Lösungen

5.22

Patientengruppe	Richtwerte	
	[Charr]	[mm]
Frühgeborenes	12	2,5
Neugeborenes	14	3,0
1-Jahr-altes Kind	18	4,0
6-Jahre-altes Kind	24	5,5
Jugendlicher	28–30	6,5–7,0
Weiblicher Erwachsener	30–32	7,0–7,5
Männlicher Erwachsener	34–38	8,0–9,0

Faustregel: Geeignete Tubusdicke = Kleinfingerdicke des Patienten

5.23

Weg	Anwendung
Oraler Zugang	Notfallsituationen, kurzzeitige Beatmung z. B. während Operationen.
Nasaler Zugang	Typischerweise zur Langzeitbeatmung in der Intensivmedizin.

5.24

Substanz	Handelsname	Wirkung	Geeignete Spritze [ml]	Dosis (Erwachsener) [mg]
Atropin	Atropin	Vagusdämpfung	2	0,5–1
Succinylbischolin	z. B. Pantolax	Muskelerschlaffung	5	50–100
Kurarepräparate	z. B. Alloferin		10	5–10
Barbiturat	z. B. Trapanal	Einschlafmittel	20	250–500
Etomidat	Hypnomidate		10	10–20
Ketamin	Ketanest		10	50–100
Benzodiazepin	z. B. Valium		2	5–20

5.25

Begriff	Erklärung	Indikation
O_2-Insufflation	Anreicherung der Atemluft mit O_2.	Vital gefährdeter mechanisch ausreichend spontan atmender Patient.
Assistierende Beatmung	Unterstützung der ungenügenden Eigenatmung des Patienten.	Ateminsuffizienz.
Kontrollierende Beatmung	Atemtiefe und Atemfrequenz werden vom Beatmendem bestimmt.	Atemstillstand.

5.26

Ursachen:	Erlöschen oder Versagen der Schutzreflexe mit Erbrechen und Regurgitation bei SHT, Intoxikation etc.
Symptome:	Sehen = Atemnot, evtl. Zyanose, evtl. inverse Atmung, evtl. Atemstillstand (Atemwegsverlegung), evtl. Blutung aus dem Mund.
	Merke: Erbrechen ist sichtbar, Regurgitation nicht.
	Hören = grobblasige, klingende Rasselgeräusche im Rachen, evtl. Husten.
	Fühlen = Tachykardie.
	(Messen = evtl. Blutdruckabfall.)
Maßnahmen RA/RS:	Lagerung mit erhöhtem Oberkörper oder in stabiler Seitenlage.
	Freimachen der Atemwege durch Absaugen und Kopf überstrecken.
	Freihalten der Atemwege bei Bewußtlosigkeit durch stabile Seitenlage.
	Beatmung mit Atemspende oder Hilfsmitteln.
Maßnahmen NA:	Intubation, (PEEP)-Beatmung, evtl. Bronchiallavage, Magensonde, Medikamente z. B.: Euphyllin, Auxilosonspray, Fortecortin.
Überwachung:	Atemtätigkeit, Puls und Blutdruck.

5.27

Ursachen:	Überempfindlichkeit auf bestimmte Substanzen, z. B. Blütenstaub, chronische Erkrankung, evtl. psychisch überlagert.
Symptome:	Atemnot, Unruhe, Zyanose, aufrechter Oberkörper, Einsatz der Atemhilfsmuskulatur, Ausatemphase verlängert, keuchend/pfeifendes Atemgeräusch, Husten, Tachykardie, gestaute Halsvenen.
Maßnahmen RA/RS:	Beruhigung, Lagerung mit erhöhtem Oberkörper, Sauerstoffzufuhr durch O_2-Insufflation unter fortlaufender Kontrolle der Atemtätigkeit.
Maßnahmen NA:	Medikamente z. B. Euphyllin, Fortecortin, Valium, Berotecspray, Auxilosonspray.
Überwachung:	Atemtätigkeit, Puls und Blutdruck.

5.28

Ursachen:	Psychische Belastung (meist jüngere Patientinnen).
Symptome:	Atemnot, Kribbeln in Händen und Füßen, tiefes, besonders schnelles Atmen, Pfötchenstellung der Hände.
Maßnahmen RA/RS:	Beruhigung, psychische Betreuung (informierendes Gespräch), evtl. Rückatmung in Plastiktüte.
Maßnahmen NA:	evtl. Medikamente (Valium).

5.29

Rettung:	Mit Wasserrettungsgriff, Kopf des Patienten über dem Wasserspiegel, Mund und Atemwege müssen frei sein.
Maßnahmen RA/RS:	Lagerung (Rückenlage bzw. stabile Seitenlage), Freimachen und Freihalten der Atemwege, Sauerstoffgabe, ggf. Beatmung, ggf. Reanimation, Wärmeerhaltung (nasse Kleidung entfernen).
Maßnahmen NA:	Intubation und Überdruckbeatmung (PEEP), Medikamentengabe: Lasix, Fortecortin, ggf. Bronchiallavage, Magensonde.
Komplikationen:	Aspirationsgefahr (Entleerung des geblähten, wassergefüllten Magens), sekundäres Ertrinken (Lungenödem).
Behandlung:	Intubation, Beatmung (PEEP), Intensivstation.
Transport:	Ständige Atem-, Puls-, RR- und EKG-Überwachung.

Lösungen

5.30

Größe: Geballte Faust des betreffenden Menschen, Anpassung an leistungsbedingte Anforderungen.

Form: Vereinfacht dargestellt als Kegel, Spitze zeigt nach links unten, Basis hinter dem oberen Brustbeindrittel zeigt nach rechts oben.

Lage: Im Mediastinum hinter der unteren Hälfte des Brustbeins, ein Drittel reicht in die rechte Brustkorbhälfte, zwei Drittel liegen in der linken Brustkorbseite.

5.31

Sauerstoff	Kohlendioxid
Alveole: Gasaustausch (äußere Atmung), Lungenkapillare, Lungenvenole, Lungenvene, linker Herzvorhof, Mitralklappe, linke Herzkammer, Aortenklappe, Aorta, Arterie, Arteriole, Kapillare, Zelle: Gasaustausch (innere Atmung)	Zelle: Gasaustausch (innere Atmung), Kapillare, Venole, Vene, untere oder obere Hohlvene, rechter Herzvorhof, Trikuspidalklappe, rechte Herzkammer, Pulmonalklappe, Lungenarterie, Lungenarteriole, Lungenkapillare, Alveole: Gasaustausch (äußere Atmung)

5.32

Reizbildungssystem: Zur spontanen Reizerzeugung befähigte Zellen (Sinusknoten, AV-Knoten, HIS-Bündel).

Reizleitungssystem: Zur Weiterleitung des elektrischen Impulses befähigte Zellen (HIS-Bündel, Tawara-Schenkel, Purkinje-Fasern).

Herzkranzgefäße: Zur Versorgung des Herzmuskels unmittelbar aus der Aorta abgehende Blutgefäße.

Vorhofsystole: Kontraktions-(Auswurf-)phase des Vorhofs.

Vorhofdiastole: Erschlaffungs-(Füllungs-)phase des Vorhofs.

Kammersystole: Kontraktions-(Auswurf-)phase der Kammer.

Kammerdiastole: Erschlaffungs-(Füllungs-)phase der Kammer.

5.33

Aufbau: Sinusknoten, AV-Knoten, HIS-Bündel, Tawara-Schenkel, Purkinje-Fasern. Es besteht aus spezialisierten Herzmuskelzellen.

Funktion: Der elektrische Reiz entsteht im Sinusknoten, wird über die genannten Zwischenstationen weitergeleitet. Erreicht der Reiz die Arbeitsmuskulatur, kommt es zur Kontraktion der Herzkammer und damit zum Blutauswurf in die Aorta und die Pulmonalarterie. Für die Entstehung und Fortleitung des Reizes sind die Elektrolyte, Natrium und Kalium wichtig, die durch die unterschiedlichen Durchlässigkeiten an der Zelle elektrische Potentiale entstehen lassen. (Depolarisation = Erregungsphase, Repolarisation = Rückbildung der Erregung.)

5.34

Rechtes Herz: Pumpt Blut durch die Lunge zum linken Herzen, Pumpe des Niederdrucksystems, Pumpleistung ca. 70 ml Blut je Schlag, Druck ca. 25 mmHg. Zunächst wird der rechte Vorhof erregt und Blut in die rechte Kammer gepreßt, die dieses Blut durch nachfolgende Kammerkontraktion in den Lungenkreislauf auswirft.

Linkes Herz: Pumpt Blut in den Körperkreislauf, Pumpe des Hochdrucksystems, Pumpleistung ca. 70 ml Blut je Schlag, Druck ca. 120 mmHg. Zunächst wird der Vorhof erregt und Blut in die Kammer gepreßt, die dieses Blut durch nachfolgende Kammerkontraktion in den Körperkreislauf auswirft.

5.35

Lymphgefäße: Gewebeflüssigkeit führende Gefäße, parallel zum Venensystem.
Arterien: Schlagadern (führen vom Herzen weg).
Venen: Blutadern (führen zum Herzen hin).
Arterielles Blut: O_2-reiches und CO_2-armes Blut.
Venöses Blut: O_2-armes und CO_2-reiches Blut.
Kleiner Kreislauf: Vom rechten Herzen über die Lunge zum linken Herzen (Lungenkreislauf).
Großer Kreislauf: Vom linken Herzen in den Körper zum rechten Herzen zurück (Körperkreislauf).

5.36

	Erythrozyten	Leuko-, Thrombozyten	Plasma
Blutzusammensetzung [%]	45	5	50
Aufgabe	O_2/CO_2-Transport	Abwehr von Krankheitserregern, Blutgerinnung	Wasser-, Nährstoff-, Salz-, Eiweiß-, Hormon-, Stoffwechselendproduktetransport, Blutgerinnung (Serum, Fibrinogen)

5.37

Arterien zur Pulstastung	Informationen
A. temporalis (Schläfenarterie)	Frequenz
A. brachialis (Oberarmarterie)	Rhythmus
A. radialis (Speichenarterie)	Qualität (Unterdrückbarkeit)
A. carotis (Halsarterie)	
A. femoralis (Oberschenkelarterie)	
A. poplitea (Kniearterie)	
A. dorsalis pedis (Fußrückenarterie)	

5.38

Aussagen	Beispiele
Herzrhythmus	Rhythmisch, arrhythmisch
Herzfrequenz	Tachykardie, Bradykardie
Elektrische Aktivität: -Vorhof -Kammer	 Vorhofflattern, -flimmern, -extrasystolen Kammerflattern, -flimmern, -extrasystolen
Störungen der Erregungs- -entstehung -leitung -ausbreitung	 Vorhofbradykardie AV-Block Schenkelblock

5.39

Körperregion: Arm oder Bein (Oberarm- und Beinmanschette).
Verfahren: a) Blutdruckmessung nur mit Blutdruckmanschette (palpatorische Messung Ermittlung des systolischen Blutdrucks);
b) Blutdruckmessung mit Blutdruckmanschette und Stethoskop (systolischer und diastolischer Blutdruck).
Aussagefähigkeit: Abhängigkeit des Blutdrucks von Herzkraft, Elastizität der Gefäße und zirkulierendem Blutvolumen.
Normalwert (120/80 mmHg)
Bluthochdruck > (160/95 mmHg) = Hypertonie
Blutniederdruck < (100/60 mmHg) = Hypotonie.

5.40

Lokalisation	Bezeichnung
Rechter Herzvorhof/rechte Herzkammer	Trikuspidalklappe (3zipflige Segelklappe)
Rechte Herzkammer/Lungenarterie	Pulmonalklappe (Taschenklappe)
Linker Herzvorhof/linke Herzkammer	Mitralklappe (2zipflige Segelklappe)
Linke Herzkammer/Aorta	Aortenklappe (Taschenklappe)
Venöses Gefäßsystem	Venenklappen

5.41

Schockform	Differenzierung
Verminderte Pumpleistung des Herzens: (kardiogener Schock)	Herzleistung vermindert: - Herzkraft herabgesetzt - Herzfrequenz zu hoch, zu niedrig - Herzrhythmus gestört
Volumenmangel (Hypovolämischer Schock	Volumenmangel: - Vollblutverlust - Blutplasmaverlust - Wasser/Elektrolyt-Verlust
Mißverhältnis zwischen vorhandener Blutmenge und Gefäßweite (Septischer, anaphylaktischer, neurogener Schock)	Gefäßtonus vermindert: - schleichender Beginn bei Einschwemmung von bakteriellen Giftstoffen in den Kreislauf - plötzlicher Beginn bei Überempfindlichkeitsreaktion - plötzlicher Beginn bei Schädigung des zentralen oder peripheren Nervensystems.

5.42
Tachykardie: Pulsfrequenz über 100/min in Ruhe.
Bradykardie: Pulsfrequenz unter 60/min.
Hypotonie: Blutdruckwert unter 100/60 mmHg.
Hypertonie: Blutdruckwert über 160/95 mmHg.
Hypoxie: Sauerstoffmangel im Gewebe.
Arrhythmie: unregelmäßige Herzschlagfolge.

5.43

Prüfung	Beurteilung
Sehen	Haut- bzw. Schleimhautdurchblutung; Reaktion auf Ansprache oder Berührung; Pupillenreaktion auf Licht.
Hören	Blutdruck.
Fühlen	Pulsqualität; Hauttemperatur, -feuchte, -beschaffenheit (Flüssigkeitseinlagerung).
Messen	Puls; Blutdruck.

Lösungen

5.44
Phase I:
Schockursache ⟶ Verminderung des venösen Rückflusses ⟶ Verminderung des Stromzeitvolumens ⟶ Hypotonie ⟶ Gegenmaßnahmen des Körpers: Gefäßverengung ⟶ (scheinbare) Stabilisierung.

Phase II:
Verminderte Gewebe- und Organdurchblutung ⟶ Hypoxidose ⟶ Anhäufung von sauren Stoffwechselendprodukten: metabolische Azidose ⟶ Blutstase ⟶ Organschäden (Schockniere, Schocklunge).

Ziel der Behandlung	Maßnahmen
Sicherstellung der Sauerstoffversorgung des Gewebes	Blutstillung, Sauerstoffgabe, ggf. Beatmung
Sicherstellung des Blutvolumens und der Herzfunktion	Blutstillung, Lagerung, Infusionstherapie, Medikamente
Sedierung und Schmerzbekämpfung	Beruhigung, schonende Lagerung, Gabe von Schmerzmitteln, Sedativa, ggf. Narkoseeinleitung

5.45
Definition: Ein im Verlauf des Schocks besonders gefährdetes, lebensnotwendiges Organ.

Schockorgan	Zeichen der Schädigung
Niere	Versiegen der Urinproduktion bei Abfall des Blutdrucks unter 60 mmHg.
Lunge	Zunehmendes, durch komplizierte Vorgänge (Veränderung von Belüftung und Durchblutung) verursachtes Lungenversagen mit Sauerstoffabfall und Kohlendioxidanstieg im Blut.

5.46
Definition:

$$\text{Schockindex} = \frac{\text{Pulsfrequenz}}{\text{syst. Blutdruck}}$$

Normalwert $= \dfrac{60}{120} = 0{,}5$

Drohender Schock $= \dfrac{100}{100} = 1{,}0$

Manifester Schock $= \dfrac{120}{80} = 1{,}5$

Interpretationsprobleme:
Der Schockindex soll als Verhältniszahl eine Orientierung zur Abschätzung des Ausmaßes einer Herz-Kreislauf-Störung und somit der Gefährdung des Patienten erlauben.
Probleme: z. B. jüngere Patienten können relativ lange einen massiven Volumenmangel anscheinend kompensieren (Schockindex 1,0), bevor sie innerhalb kurzer Zeit völlig dekompensieren.

5.47

Schweregrad	Symptome	Maßnahmen RS	Maßnahmen NA
I	Hautreaktionen – Ödeme – Quaddeln	Infusionswechsel (falls Ursache) Beruhigung Sauerstoffgabe	Antihistaminika z. B. Tavegil
II	Tachykardie Blutdruckabfall Übelkeit, Erbrechen	Schocklagerung Hilfe beim Erbrechen	Antihistaminika z. B. Tavegil Kortikosteroide z. B. Fortecortin
III	Schock Bronchospasmus	Beatmung	Adrenalin (Suprarenin)
IV	Atem- und Kreislaufstillstand	Herzmassage Vorbereiten der Medikamente ggf. Intubation	Intubation Kortikosteroide, z. B. Fortecortin Bronchialerweiterung, z. B. Euphyllin Infusion, z. B. Ringer-Laktat-Lösung

5.48

Entstehung:	Austritt von Flüssigkeit aus Gefäßen mit anschließendem Eindringen in die Alveolen.
Ursache:	Kardial (Linksherzinsuffizienz) oder toxisch (durch Reizgase) bedingt.
Symptome:	Atemnot, erhöhter Oberkörper, Zyanose, Haut schweißnaß, kalt, dumpfes Brodeln/Rasseln bei Ein- und Ausatmung, evtl. fleischwasserfarbener Schaum aus dem Mund.
Maßnahmen RA/RS:	Lagerung, Sauerstoffgabe, ggf. Beatmung, Puls- und Blutdruckmessung, Wärmeerhaltung.
Weitere Maßnahmen RA/RS:	Unblutiger Aderlaß.
Maßnahmen NA:	Evtl. Intubation und PEEP-Beatmung, Medikamente zur Herzentlastung, Sedierung, Ausschwemmung, Blutdrucksteigerung, Entzündungshemmung.
Komplikationen (Behandlung):	Rhythmusstörungen (Antiarrhythmika), kardiogener Schock (Medikamente), Kreislaufstillstand (Reanimation).
Transport:	Ruhig, EKG-Monitor, ständige Puls- und Blutdrucküberwachung, Intensivstation.

5.49

Ursachen:	a) respiratorisch – z. B. Verlegung der Atemwege, Aspiration, zentrale Atemstörung, neuromuskuläre Paralyse, Vergiftungen.
	b) kardial – z. B. Myokardinfarkt, Rhythmusstörungen, Elektrounfall, Elektrolytstörungen, Überdosierung von Medikamenten, Perikardtamponade (selten).
	c) zirkulatorisch – z. B. Volumenmangelschock, Lungenembolie, Überempfindlichkeitsreaktionen, Ertrinken, Überdosis von Medikamenten.
Symptome:	Bewußtlosigkeit, Zyanose, Atemstillstand, Pulslosigkeit, weite, reaktionslose Pupillen.
Behandlungsschritte RS:	Herz-Lungen-Wiederbelebung (Ein-Helfer-Methode, Zwei-Helfer-Methode, mit und ohne Hilfsmittel).
Behandlungsschritte NA:	Intubation, venöser Zugang, EKG-Ableitung, ggf. Defibrillation, Medikamente: Suprarenin, Atropin, Xylocain, Natriumbikarbonat.

5.50

Klinischer Tod:	Kreislaufstillstand (Bewußtlosigkeit, Atemstillstand, Zyanose, Pulslosigkeit, weite, reaktionslose Pupillen). Schäden an den Organen sind reversibel, deshalb *Durchführung der Herz-Lungen-Wiederbelebung.*
Biologischer Tod:	Kreislaufstillstand (s. oben). Die Schäden an den lebensnotwendigen Organen sind bereits irreversibel. Sichere Zeichen sind Totenflecke, Totenstarre, Auskühlung, Fäulnisgeruch. Keine Durchführung der Herz-Lungen-Wiederbelebung.

5.51

Risiken	Entstehung durch	Möglichkeiten zur Verhütung
Rippenfrakturen Brustbeinfrakturen Hämato-/Pneumothorax Leber-/Milzruptur Herzbeuteltamponade Weichteilverletzungen	Falscher Druckpunkt, falsche Drucktechnik	Korrektes Suchen des Druckpunkts, Üben der Drucktechnik am Übungsphantom
Erbrechen und Aspiration	Falsche Beatmungstechnik, falscher Druckpunkt	Kopf richtig überstrecken, Anheben des Unterkiefers, korrektes Abdichten der Beatmungsbeutelmaske (C-Griff), kein zu hoher Beatmungsdruck (nicht über 15 cm H_2O), korrekter Druckpunkt

5.52

Definition: Abgabe eines elektrischen Stromstoßes, der den Herzmuskel durchströmt.

Indikation: Kammerflimmern, -flattern.

Technik: Reanimationsmaßnahmen durchführen (Beatmung und Herzdruckmassage), Elektroden ausreichend mit Gel versehen, Laden des Geräts nach Anweisung des Notarztes, Elektroden in der Herzachse ganzflächig aufsetzen, kurzzeitig Wiederbelebungsmaßnahmen unterbrechen, kein elektrisch leitender Kontakt zum Patienten, Auslösen des Stromstoßes, Erfolgskontrolle (Puls, EKG).

5.53

Formen	Asystolie	Elektromechanische Entkopplung, Hyposystolie	Kammerflimmern
EKG-Diagnostik	Null-Linie	Breite, deformierte Kammerkomplexe	Feine „Zitter"-Wellen
Behandlung	Suprarenin, Natriumbikarbonat, evtl. Schrittmacher	Suprarenin, Natriumbikarbonat, evtl. Schrittmacher	Defibrillation Xylocain, evtl. Suprarenin, evtl. Kalium, evtl. β-blocker

Nach erfolgreicher Reanimation:
a) evtl. Katecholamine (Dopamin/Dobutrex)-Kreislaufstabilisierung,
b) evtl. Steroide (z. B. Fortecortin)-Hirnödemprophylaxe.

5.54

	Ein-Helfer-Methode	Zwei-Helfer-Methode
Beatmung	4mal beatmen	4mal beatmen
Herzdruckmassage	15 Herzdruckmassagen	5 Herzdruckmassagen
Beatmung	2 Beatmungen	1 Beatmung
Arbeitsfrequenz Herzdruckmassage	80mal/min	80mal/min

Lösungen

5.55
Fachausdruck: Myokardinfarkt
Ursache: Durchblutungsstörung in den Herzkranzgefäßen, Minderversorgung des Herzmuskels mit O_2, anschließender Gewebsuntergang.
Symptome: Starke Brustschmerzen, (evtl. in Arm, Schulter, Hals und Bauch ausstrahlend), Engegefühl, Atemnot, Unruhe, Todesangst, Übelkeit, Erbrechen.
Maßnahmen RA/RS: Lagerung, Sauerstoffgabe, Puls- und Blutdruckmessung.
Maßnahmen NA: Sedierung, Schmerzbekämpfung.
Komplikationen (Behandlung): Rhythmusstörungen (Antiarrhythmika), kardiogener Schock (Medikamente), Kreislaufstillstand (Reanimation).
Transport: Ruhig, EKG-Monitor, ständige Atem-, Puls- und Blutdrucküberwachung, Intensivstation.

5.56
Ursache: Vagusreizung führt zur Weitstellung der Gefäße und zur Bradykardie, Folge davon ist die Abnahme des Herzminutenvolumens ⟶ „Ohnmacht".
Symptome: Schwarzwerden vor den Augen, Bradykardie, Hypotonie, Blässe, Diagnosemöglichkeiten durch Befragung (Schrecken, Schmerzen, langes Stehen etc.), meist jüngere Frauen betroffen.
Maßnahmen RA/RS: Lagerung (evtl. stabile Seitenlage, Schocklage), Sauerstoffgabe.
Maßnahmen NA: Evtl. venöser Zugang, weitere Abklärung, selten Medikamente (z.B. Atropin, Akrinor).
Transport: Falls erforderlich, ruhig, ständige Puls- und RR-Überwachung.

5.57
Ursache: Plötzlicher Blutdruckanstieg über 250/140 mmHg z.B. bei bestimmten Tumoren (Nierenerkrankungen).
Symptome: Kopfschmerzen, Sehstörungen, Schwindelanfälle, Bewußtseinsstörungen, evtl. Bild der Apoplexie, Herzklopfen, Herzinfarktsymptome.
Maßnahmen RA/RS: Lagerung (erhöhter Oberkörper, evtl. stabile Seitenlage), Sauerstoffgabe.
Maßnahmen NA: Medikamente zur Blutdrucksenkung, Sedierung, Hirnödemprophylaxe, Ausschwemmung, Herzkraftsteigerung.
Komplikationen (Behandlung): Herz/Kreislauf: Angina pectoris, Herzinfarkt, kardiales Lungenödem (schonende Blutdrucksenkung, Herzentlastung)
Gehirn: Bewußtseinstrübung, Hirnödem, Apoplexie (Hirnödemprophylaxe).
Transport: Ruhig, EKG-Monitor, ständige Atem-, Puls- und Blutdruckkontrolle.

5.58

Krankheitsbild	Lagerung	Ziel
Volumenmangelschock	Anheben der Beine, Kopftieflagerung	Verbesserung des venösen Rückflusses, ausreichende Durchblutung der lebenswichtigen Organe
Kardiogener Schock	Oberkörper erhöht	Verminderung des venösen Rückflusses zum insuffizienten Herzen
Lungenödem	Aufrecht sitzend, herunterhängende Beine	Erleichterung der Atmung, Entlastung des Lungenkreislaufs durch verminderten venösen Rückfluß
Vena-cava-Kompressionssyndrom	Linkshalbseitenlagerung	Schwangerer Uterus kann die untere Hohlvene (und die Aorta) nicht mehr abdrücken, dadurch unbehinderter venöser Rückfluß aus der unteren Körperhälfte
Kreislaufstillstand	Flachlagerung (Rücken) auf harter Unterlage	Erleichterte Durchführung der Herzdruckmassage und der Beatmung bei erleichterter Durchblutung des Gehirns

6.1

Stadium	Zeichen
Koma I:	Bewußtlosigkeit, prompte Schmerzreaktion, Pupillen unauffällig
Koma II:	Bewußtlosigkeit, neurologische Störungen, z. B. Lähmungen, Pupillenstörungen etc.
Koma III:	Bewußtlosigkeit, Streck- und/oder Beugekrämpfe spontan oder auf Schmerzreize
Koma IV:	Bewußtlosigkeit, schlaffe Lähmungen, weite, lichtstarre Pupillen

6.2

Ursachen	Beispiele
Erkrankungen	Apoplexie Hypoglykämie Hyperglykämie Kreislaufstillstand Krampfleiden
Äußere Einwirkungen	Schädel-Hirn-Trauma Stromunfall Unterkühlung Hitzschlag
Vergiftungen	Alkohol Schlafmittel Rauschdrogen Kontaktgifte (z. B. E 605)

6.3

Bei ausreichender Spontanatmung	Stabile Seitenlage, Sauerstoffzufuhr
Bei insuffizienter Spontanatmung und Atemstillstand	Freimachen der Atemwege, Beatmung
Bei Kreislaufstillstand	Herz-Lungen-Wiederbelebung

6.4

Kriterium	Beurteilung
Reaktion auf Ansprache bzw. Berührung	Normal, verlangsamt, fehlt
Reaktion auf Schmerzreize	Gezielt, ungezielt, fehlt
Krämpfe	Keine, seitenbetont, generalisiert
Reflexe (z. B. Pupillen)	Normal, seitenungleich, gestört, fehlen
Lähmungen	Keine, einseitig, beidseitig
Vorgeschichte	Z. B. Unfall, Erkrankungen, Medikamente etc.
Unmittelbarer Verlauf	Angaben von Anwesenden, sonstige Umstände, äußere Verletzungen, Vorerkrankungen
Einfache Untersuchungen	Z. B. Blutzuckerteststreifen, Puls- und Blutdruckmessung, Geruch der Atemluft

6.5

Aussage	Größe	Größenverhältnisse	Reaktionsfähigkeit
Normal	Eng bis mittelweit	Beide Pupillen gleich	Reaktion prompt auf Lichteinfall, Mitreaktion bei Beleuchtung des anderen Auges
Störung	Weite Pupillen: totaler Durchblutungsstop, Kreislaufstillstand. Enge Pupillen: Vergiftung z. B. Heroin, Morphin, E 605	Pupillen unterschiedlich groß: ansteigender Hirndruck durch Gehirnblutung, Schädel-Hirn-Trauma	Reaktion träge auf Lichteinfall: akute, lebensbedrohliche Durchblutungsminderung des Gehirns, Schädel-Hirn-Trauma. Keine Reaktion auf Lichteinfall: Kreislaufstillstand, schwere Hirnschädigung
Fehldeutungen	Glasauge. Behandlung mit Augentropfen (z. B. bei grünem Star) Adrenalin	Glasauge. Behandlung mit Augentropfen (z. B. bei grünem Star)	Keine Pupillenreaktion. Weite, reaktionslose Pupillen. Enge, reaktionslose Pupillen

6.6

Ursachen:	Durchblutungsstörung des Gehirns, hervorgerufen durch Gefäßverengung, Gefäßzerreißung, Blutgerinnsel, Kalkablagerungen, Herzrhythmusstörungen, starker Blutdruckabfall.
Symptome:	Kopfschmerzen, einseitige Bewegungseinschränkung, Sprachstörungen, hängender Mundwinkel, evtl. Bewußtseinsverlust.
Maßnahmen RA/RS:	Lagerung (Anpassung an den Blutdruck), ggf. stabile Seitenlage, Sauerstoffgabe, Wärmeerhaltung.
Maßnahmen NA:	Evtl. Intubation und Beatmung, ggf. Medikamente zur Sedierung, Blutdrucksenkung, Blutdrucksteigerung, Hirnödemprophylaxe.
Komplikationen:	Lähmungen, Atemstörung, Aspiration, Atemstillstand.
Behandlung:	Freimachen der Atemwege, Beatmung.
Transport:	Ständige Atem-, Puls- und Blutdrucküberwachung.

6.7

Ursachen:	Erbliche oder erworbene Hirnerkrankung, Intoxikation, Infekt- oder Fieberkrämpfe, akuter Sauerstoffmangel des Gehirns und Stoffwechselstörungen.
Symptome:	Tonische und/oder klonische Krämpfe, Zyanose, Schaum vor dem Mund, Bewußtlosigkeit, weite, lichtstarre Pupillen, kurzzeitige Atemstörung bzw. Atemstillstand, Nachschlaf.
Maßnahmen RA/RS:	Evtl. Freimachen der Atemwege (Absaugen), Schutz vor Verletzungen, Lagerung, Sauerstoffgabe, selten Beatmung, Wärmeerhaltung.
Maßnahmen NA:	Medikamente zur Krampfdurchbrechung.
Komplikationen:	Status epilepticus, Sturzverletzungen.
Behandlung:	Medikamente zur Narkoseeinleitung, Hirnödemprophylaxe, Beatmung, Lagerung, Wundversorgung.
Transport:	Ständige Atem-, Puls- und Blutdrucküberwachung.

6.8

Zusammensetzung des Körpers [%]	Erwachsener	Kind
H_2O	60	70
Feste Bestandteile	40	30

Wasserverteilung im Körper [%]	Erwachsener	Kind
Intrazellulärraum	40	45
Interstitieller Raum	15	20
Intravasalraum	5	5

Lösungen 307

6.9

Störung	Ursachen	Krankheitsbilder	Behandlung
Säureüberschuß (Azidose)	Respiratorisch	Ateminsuffizienz	Atemvolumen steigern
	Metabolisch	Coma diabeticum, Schock, Kreislaufstillstand	Klinik: Gabe von $NaHCO_3$
Basenüberschuß (Alkalose)	Respiratorisch	Hyperventilationstetanie	Atemvolumen senken
	Metabolisch	Erbrechen	Chlorhaltige Infusion

6.10

Ursachen:	Abfall des Blutzuckerspiegels (häufig bei bekanntem Diabetes mellitus), starke körperliche Belastung, Insulinüberdosierung, ggf. auch durch blutzuckersenkende Medikamente oder zu geringe Nahrungszufuhr führt zum Brennstoffmangel, z. B. der Gehirnzellen.
Symptome:	Hungergefühl, Schwitzen, Zittern, Tachykardie, Unruhe, später Somnolenz bis Koma, Krämpfe.
Maßnahmen RA/RS:	Wenn ansprechbar: orale Zuckerzufuhr, Wärmeerhaltung, Lagerung (ggf. stabile Seitenlage), Sauerstoffgabe.
Maßnahmen NA:	Zuckerzufuhr (Glukose 40%).
Komplikationen:	Gefahr der Hirnschädigung, Bild der Apoplexie.
Behandlung:	Frühestmögliche Zuckerzufuhr.
Transport:	Ruhig, in jedem Fall anschließende klinische Abklärung, ständige Atem-, Puls- und Blutdrucküberwachung.

6.11

Ursachen:	Meist bei bekanntem Diabetes mellitus, Anstieg des Blutzuckerspiegels durch unzureichende Insulinzufuhr, Infektionskrankheiten und Streßsituationen. Durch hohe Flüssigkeitsverluste (osmotische Diurese) verarmt der Körper an Wasser und Elektrolyten.
Symptome:	Trockene Haut und Schleimhaut, Hautturgor herabgesetzt, Tachykardie, Azidoseatmung, Azetongeruch in der Ausatemluft, Somnolenz bis Koma, anfangs vermehrte Urinproduktion.
Maßnahmen RA/RS:	Lagerung, Sauerstoffgabe, Wärmeerhaltung.
Maßnahmen NA:	Ausreichende Kreislaufauffüllung.
Komplikationen	Volumenmangelschock, Gefahr des Hirnödems bei elektrolytarmen Infusionen.
Behandlung:	Vollelektrolytlösung (ggf. in Verbindung mit Plasmaersatzmitteln).
Transport:	Kontinuierliche Überwachung der Bewußtseinslage (Krämpfe?), ständige Atem-, Puls- und RR-Messung.

8.1
DIN 75080.
DIN 13230.

8.2

KTW	RTW
Warn-, Rettungs- und Bergeausrüstung	Warn-, Rettungs- und Bergeausrüstung
Krankentrage einschl. Zubehör	Krankentrage einschl. Zubehör
Tragesessel	Hilfsmittel Atmung-Beatmung
Hilfsmittel Atmung-Beatmung	Hilfsmittel Kreislauf
Hilfsmittel Kreislauf	Arztausrüstung
Verbandsmaterial	Venae-sectio-Tracheotomiebesteck
Pflegegeräte	Notintubationsbesteck
	Notamputationsbesteck
	Punktion großer Körperhöhlen
	Verbandsmaterial
	Pflegegerät

9.1
Einsatz nur bei Licht und entsprechenden Wetterbedingungen.
Enge Raumverhältnisse.
Hoher Lärmpegel.
Veränderungen des Luftdrucks.

9.2 Hubschrauberstandorte

- Bayreuth
- Bielefeld
- Bremen
- Duisburg
- Eutin
- Frankfurt
- Friedrichshafen
- Fulda
- Göttingen
- Hamburg
- Hannover
- Karlsruhe
- Kassel
- Kempten
- Koblenz
- Lörrach-Basel
- Ludwigshafen
- Lünen
- München
- Nürnberg
- Ochsenfurt
- Rendsburg
- Rheine
- Saarbrücken
- Sande
- Siegen
- Straßburg
- Stuttgart
- Traunstein
- Uelzen
- Ulm
- Villingen-Schwenningen
- Wittlich
- Würselen
- Glücksburg
- Goch

Lösungen

10.1
Akute Bewußtseinsstörung.
Krampfanfall.
Ausgeprägte Atemstörung.
Störung der Herz-Kreislauffunktion.
Schwerverletzter oder mehrere Leichtverletzte.
Eingeklemmter, verschütteter oder anderer Patient.
Starke Blutung, Schock.
Ertrinkungsunfall, Stromunfall.
Intoxikation.
Großflächige Verbrennung, Verätzung.
Unklare Situation, in der die Entwicklung einer akuten vital Gefährdung nicht ausgeschlossen werden kann.

19.1

	Prellung oder Stauchung	Zerrung
Fachausdruck	Kontusion	Distorsion
Ursachen	Gewalteinwirkung auf Knochen und Muskel, Gelenke	Bänder- bzw. Muskelüberbeanspruchung
Symptome	Schmerzen, Bluterguß, Schwellung, Bewegungseinschränkung	Bewegungsunfähigkeit, Schmerzen
Maßnahmen RA/RS	Lagerung, Ruhigstellung, (Kältetherapie)	Lagerung, Ruhigstellung in vorgefundener Lage, evtl. Kältetherapie
Komplikationen	In Kombination mit Gelenkbruch: Blutung	Evtl. Muskelfaserriß etc.
Behandlung	Schockbekämpfung	Nicht aktiv und passiv bewegen
Transport	Schonende Fahrweise	Schonende Fahrweise

19.2

	Geschlossener Knochenbruch	Offener Knochenbruch
Fachausdruck	Unkomplizierte Fraktur	Komplizierte Fraktur
Ursachen	Gewalteinwirkung auf den Knochen, Erkrankungen	Gewalteinwirkung auf den Knochen
Symptome	Sichere Zeichen (abnorme Lage, abnorme Beweglichkeit, Knochenreiben) und unsichere Zeichen (Schmerz, Schwellung, Gebrauchsunfähigkeit)	Sichere Zeichen (sichtbare Knochenbruchstücke, abnorme Lage, abnorme Beweglichkeit, Knochenreiben) und unsichere Zeichen (Schmerz, Schwellung, Gebrauchsunfähigkeit,)
Maßnahmen RA/RS	Lagerung, Sauerstoffgabe, Ruhigstellung, Wärmeerhaltung	Lagerung, Blutstillung, Sauerstoffgabe, Ruhigstellung, sterile Wundabdeckung, Wärmeerhaltung

	Geschlossener Knochenbruch	Offener Knochenbruch
Maßnahmen NA	Volumenersatz, Schmerzbekämpfung, Sedierung, evtl. Reposition	Volumenersatz, Schmerzbekämpfung, Sedierung, evtl. Reposition
Komplikationen	Großer Blutverlust, Gefäß-, Nervenverletzungen	Großer Blutverlust, Gefäß-, Nervenverletzungen, Infektionsgefahr
Behandlung	Schockbekämpfung, Bewegungen vermeiden	Schockbekämpfung, Bewegungen vermeiden
Transport	Ruhig, schonende Fahrweise	Ruhig, schonende Fahrweise

19.3

Fachausdruck:	Schädel-Hirn-Trauma.
Ursachen:	Aufprall, Schlag oder Stoß im Kopfbereich.
Einteilung der Bewußtseinslage:	Voll ansprechbar, Koma I: verlangsamt, Koma II: verminderte Schmerzreaktion, Koma III: aufgehobene Schmerzreaktion, Koma IV: Erlöschen der Vitalfunktionen.
Symptome:	Bluterguß, Kopfplatzwunde, Kopfschmerzen, Übelkeit, Erbrechen, Bewußtseinsstörung, Erinnerungslücke, evtl. Atemstörung, Pupillendifferenz, Pupillenstarre, evtl. Krämpfe, evtl. Austritt von Hirnmasse.
Maßnahmen RA/RS:	Lagerung, ggf. stabile Seitenlage, Freimachen der Atemwege, Sauerstoffgabe, evtl. Beatmung, Wärmeerhaltung, sterile Wundabdeckung.
Maßnahmen NA:	Intubation, Beatmung (Hyperventilation), Medikamente zur Schmerzbekämpfung, Sedierung, Hirnödemprophylaxe, Krampfdurchbrechung, ggf. Narkoseeinleitung.
Komplikationen:	Hirnblutung mit ansteigendem Hirndruck, Hirnödem.
Behandlung:	Hirnödemprophylaxe, (Hyperventilation, Medikamente), schneller Transport in eine (Neuro-)Chirurgische Klinik.
Transport:	Ruhig, kontinuierliche Überwachung der Bewußtseinslage, ständige Atem-, Puls- und RR-Überwachung.

Lösungen 311

19.4

Ursachen:	Schleudertrauma oder Wirbelzertrümmerung durch Aufprall, herabfallende Lasten, Sturz aus großer Höhe.
Symptome:	Unvollständiges oder vollständiges Querschnittssyndrom, Rückenschmerzen, Bewegungsunfähigkeit der Beine (und Arme), Mißempfindungen oder Gefühllosigkeit in Beinen (und Armen), Fehlen von Abwehrreaktionen auf (starke) Schmerzreize.
Erstmaßnahmen RA/RS:	Keine unnötige Umlagerung, evtl. Freimachen der Atemwege (keine Kopfüberstreckung, sondern Vorziehen des Unterkiefers), evtl. Beatmung, Sauerstoffgabe, Wärmeerhaltung.
Weitere Maßnahmen RA/RS:	Umlagerung mit Schaufeltrage oder mindestens fünf Helfern auf vorgeformte Vakuummatratze, Kopf des Patienten unter leichtem Zug halten.
Maßnahmen NA:	Ggf. Intubation und Beatmung, Volumenersatz, Ödemprophylaxe, Schmerzbekämpfung, Sedierung.
Komplikationen:	Bei hohem Querschnitt: Atemstillstand und spinaler Schock.
Behandlung:	Freimachen der Atemwege, Intubation, Beatmung, Volumenzufuhr, Medikamente.
Transport:	Besonders schonend (wenn möglich mit Hubschrauber), Beachtung der Fahrzeugkräftewirkungen, ständige Atem-, Puls- und RR-Überwachung.

19.5

Fachausdruck:	Thoraxtrauma.
Ursachen:	Durch Aufprall, Schlag, Schuß, Stich, Pfählung, stumpfe oder perforierende Wandverletzung.
Einteilung:	Offene und geschlossene Brustkorbverletzungen, Hämatothorax, Pneumothorax, Spannungs- bzw. Ventilpneumothorax, Herzbeuteltamponade.
Symptome:	Prellmarken, Thoraxschmerzen, Atemnot, Zyanose, Schonatmung, evtl. paradoxe Atmung, evtl. Schocksymptome.
Maßnahmen RA/RS:	Lagerung (mit erhöhtem Oberkörper auf verletzte Brustkorbseite, stabile Seitenlage), Sauerstoffgabe, Thoraxwunde locker steril abdecken, Wärmeerhaltung, eingedrungene Fremdkörper belassen und fixieren.
Maßnahmen NA:	Intubation und Beatmung, Volumenersatz, Schmerzbekämpfung, Sedierung.
Komplikationen:	Pneumothorax, Spannungspneumothorax, Hämatothorax, Herzbeuteltamponade.
Behandlung:	Entlastung (Punktion) des Spannungspneumothorax, Entlastung des Herzbeutels (Punktion), Volumenersatz.
Transport:	Ruhig, schonende Fahrweise, ständige Atem-, Puls- und RR-Überwachung.

19.6

Fachausdruck:	Abdominaltrauma.
Ursachen:	Durch Aufprall, Schlag, Schuß, Stich und Pfählung verursachte Bauchverletzung.
Einteilung:	Stumpfes (geschlossenes) und perforierendes (offenes) Bauchtrauma.
Symptome:	Prellmarken, Fremdkörper, Verletzung, Bauchschmerzen, gekrümmte Körperhaltung, Schockzeichen, Abwehrspannung.
Maßnahmen RA/RS:	Lagerung (Knierolle, Schocklage, stabile Seitenlage), Sauerstoffgabe, Wundabdeckung (mit Ringpolster), Wärmeerhaltung.
Maßnahmen NA:	Ggf. Intubation und Beatmung, Volumenersatz (ggf. Druckinfusion), Schmerzbekämpfung (nach genauer Befunderhebung), Sedierung, ggf. Narkoseeinleitung, Kreuzblutabnahme.
Komplikationen:	Große, schwer abschätzbare Blutverluste innerhalb kurzer Zeit in die freie Bauchhöhle, akutes Abdomen.
Behandlung:	Schockbekämpfung (Druckinfusion).
Transport:	Schnell, ggf. mit Sondersignal, Vorabinformation der Klinik, ständige Atem-, Puls- und RR-Überwachung.

19.7

Fachausdruck:	Akutes Abdomen.
Ursachen:	Verletzung oder plötzlich einsetzende Erkrankung im Bauchraum (Perforation, Verschluß, Entzündung im Darmbereich, Harnleiter; Thrombose, Embolie, Ruptur von Gefäßen usw.).
Begleitsymptome:	Bauchschmerzen, Übelkeit, Erbrechen, harte Bauchdecke, Druckschmerz, Schockanzeichen, evtl. Fieber.
Maßnahmen RA/RS:	Lagerung (Knierolle, Schocklage), Sauerstoffgabe, Wärmeerhaltung, Eß-, Trink- und Rauchverbot.
Maßnahmen NA:	Volumenersatz, medikamentöse Kolikunterbrechung, Schmerzbekämpfung, Sedierung, Magensonde.
Komplikationen:	Akut eintretende Blutung mit Volumenmangelschock.
Behandlung:	Schockbekämpfung.
Transport:	Ruhig, ständige Atem-, Puls- und RR-Überwachung.

19.8

Verletzung	Lagerung	Ziel
Schädel-Hirn-Trauma	Rückenlage, leicht erhöhter Oberkörper (15° oder 30°) wenn RR > 100 systolisch	Verminderung des Hirndrucks
Wirbelsäulenverletzung	Umlagern mit 4–5 Helfern, flach auf vorgeformter Vakuummatratze	Ruhigstellung, Vermeidung weiterer Schäden
Brustkorbverletzung	Oberkörper erhöht, möglichst auf verletzte Seite	Ruhigstellung, Schmerzlinderung, bessere Belüftung des unverletzten Lungenflügels
Bauchverletzung	Rückenlage, angezogene Beine mit Knierolle, Kopfpolster	Entspannung der Bauchdecke, Schmerzlinderung
Verletzung Arm bzw. Bein	Rückenlage, Ruhigstellung evtl. Luftkammerschienen, Vakuummatratze, ggf. Schocklagerung	Blutstillung, Schmerzlinderung, Vermeidung weiterer Schäden
Bei zusätzlicher Bewußtlosigkeit	Zusätzlich: stabile Seitenlage	Freihalten der Atemwege, Vermeidung der Aspiration

20.1

Dauer der Schwangerschaft:	40 Wochen, 9 Monate, 10 Mondmonate.
Komplikationen:	Fehlgeburt, Frühgeburt, Fehllagen, Nabelschnurvorfall, Placenta praevia, Präeklampsie, Eklampsie.
Informationen aus dem Mutterpaß:	Erst- oder Mehrgebärende, voraussichtlicher Geburtstermin, Schwangerschaftsverlauf, zu erwartende Komplikationen, evtl. Mehrlinge.
Phasen der Geburt:	Eröffnungsperiode, Austreibungsperiode, Nachgeburtsperiode.
Möglichkeiten der Wehenhemmung:	Hechelatmung, Berotecspray, Partusisten.
Grenzen der Wehenhemmung:	Kindlicher Kopf in der Scheide sichtbar und Geburt unmittelbar bevorstehend.
Notgeburtbesteck:	Sterile Unterlage, sterile Handschuhe, sterile Kompressen, sterile Schere, sterile Nabelklemmen, dünne Einmalabsauger, Alufolie.
Durchführung der Notgeburt:	Beruhigung (aller Anwesenden), wenn möglich Verständigung eines Geburtshelfers, Lagerung, auf steriler Unterlage, zur Unterstützung beim Pressen Kopf anheben, Kinn auf die Brust, Dammschutz, erst obere, dann untere Schulter entwickeln, Kind seitlich auf den Bauch der Mutter legen, Absaugen, Sauerstoffgabe, Abnabeln, Kind abtrocknen, Vitalfunktionen beurteilen (Apgar), Wärmeschutz (Alufolie), Mutter in Fritsche-Lagerung bringen, Nachgeburt mit in die Klinik bringen, schonender Transport.

APGAR-Schema:

Punkte:	0	1	2
A = Atmung	Keine	Unregelmäßig	Regelmäßig, kräftig
P = Puls	Kein	Unter 100/min	Über 100/min
G = Grundtonus	Schlaff	Träge Bewegungen	Spontanbewegungen
A = Aussehen	Blau oder blaß	Stamm rosig, Extremitäten blau	Ganz rosig
R = Reflexe	Keine	Grimassen	Schreien, Husten, Niesen

Beurteilung: 10-7 Punkte = (sehr) gut (lebensfrisch) →Überwachung; 6-4 Punkte = (mittel-)schwere Störung →Sauerstoff, ggf. Beatmung; unter 4 Punkte = schwerste Störung →Reanimation

20.2

Ursachen:	Plazentastörung (z. B. vorzeitige Lösung), Fehlgeburt (Abort), Tumor, Verletzung (kriminelles Delikt, Fremdkörper).
Maßnahmen RA/RS:	Lagerung (Schocklage bzw. nach Fritsche), Sauerstoffgabe, Wärmeerhaltung.
Maßnahmen NA:	Volumenersatz, Sedierung, Schmerzbekämpfung.
Komplikationen:	Großer Blutverlust (Volumenmangelschock), Gefahr für die Frucht.
Behandlung:	Schockbekämpfung, weitere klinische Untersuchung notwendig.
Transport:	Ruhig, schonende Fahrweise, Sondersignal nur bei ausgeprägtem Volumenmangelschock z. B. durch Blutung in die Bauchhöhle, evtl. ausgestoßene Teile mit in die Klinik bringen.

20.3

Alter [Jahre]	Atemfrequenz [pro min]	Atemminutenvolumen [ml]	Pulsfrequenz [pro min]
0	40	1000	140
1	35	2000	120
2	30	2500	110
4	25	3000	100
6	25	3500	95

20.4

Ursachen:	Infektion der oberen Luftwege, z. B. (Pseudo-)Kruppsyndrom, Epiglottitis, Laryngitis, Bronchitis; Fremdkörper.
Symptome:	Zyanose, schnelle, flache Atmung, Husten, Heiserkeit, ziehendes Einatemgeräusch (Stridor), evtl. Fieber, Schwäche.
Erstmaßnahmen RA/RS:	Beruhigung, Sauerstoffgabe, offenes Fenster, kühle Luft.
Maßnahmen NA:	Venöser Zugang, Medikamente zur Sedierung, Bronchialerweiterung, Entzündungshemmung, ggf. Intubation (nach Fremdkörperentfernung).
Komplikationen:	Schwerster Sauerstoffmangel, Atemstillstand bei Atemwegsverlegung.
Behandlung:	Gegebenenfalls Beatmung (Kindermaske), Intubation (kleiner Tubus), Sauerstoffzufuhr.
Transport:	Ruhig, mit Notarzt, in eine Kinderklinik.

Lösungen

20.5

Ursachen:	Vieldeutiges Krankheitszeichen bei Fieber, Flüssigkeitsmangel, Entzündung (Hirnhaut, Gehirn), Vergiftung, Stoffwechselstörung, Epilepsie und Tumor.
Symptome:	Tonisch-klonische Krämpfe, Bewußtseinsstörung bis Bewußtlosigkeit, evtl. Zyanose, Puls tachykard, evtl. Hautturgor herabgesetzt, evtl. Fieber, evtl. Hypoglykämie.
Erstmaßnahmen RA/RS:	Beruhigung, Lagerung (stabile Seitenlage), Sauerstoffgabe, Schutz vor Verletzung, Wärmeerhaltung.
Weitere Maßnahmen RA/RS:	Infusion vorbereiten.
Maßnahmen NA:	Venöser Zugang, Blutzuckerteststreifen, Medikamente zur Krampfdurchbrechung, z.B. Valium, bei Hypoglykämie: Glukosezufuhr, bei Exsikkose: Flüssigkeitszufuhr.
Komplikationen:	Immer an Vergiftung denken.
Behandlung:	Entgiftungsmaßnahmen einleiten.
Transport:	Ruhig, schonende Fahrweise, in eine Kinderklinik, ggf. unter Begleitung der Eltern.

21.1

Orale Giftaufnahme.
Inhalation.
Giftaufnahme über die Haut.
Giftaufnahme durch intravenöse, intramuskuläre und subkutane Injektion.

21.2

Sicherung der Vitalfunktionen.
Unterbrechung der Giftaufnahme.
Hemmung der Giftwirkung.
Beschleunigung der Giftausscheidung.
Asservierung von Tablettenschachteln, Erbrochenem etc.

21.3

Alkohol.
Medikamente.
Haushaltschemikalien.
Tierische-Pflanzliche Gifte.
Drogen.
Inhalationsgifte.